Gut essen bei Bluthochdruck

Stiftung Warentest

Inhaltsverzeichnis

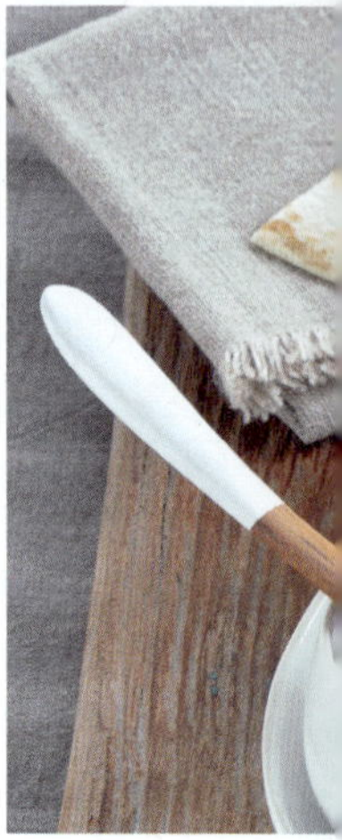

48
Mit einem Rauchstopp den Blutdruck effektiv senken

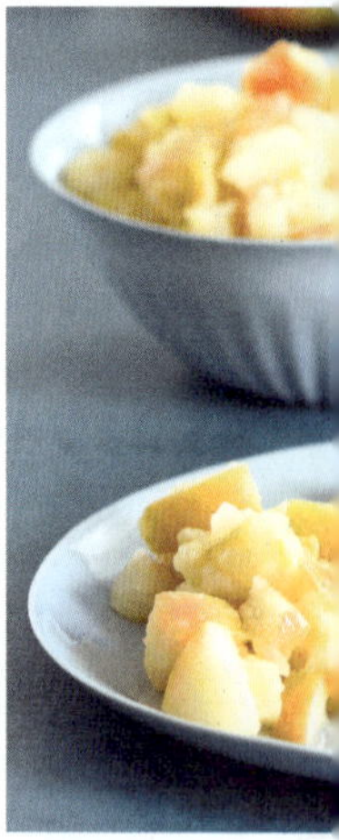

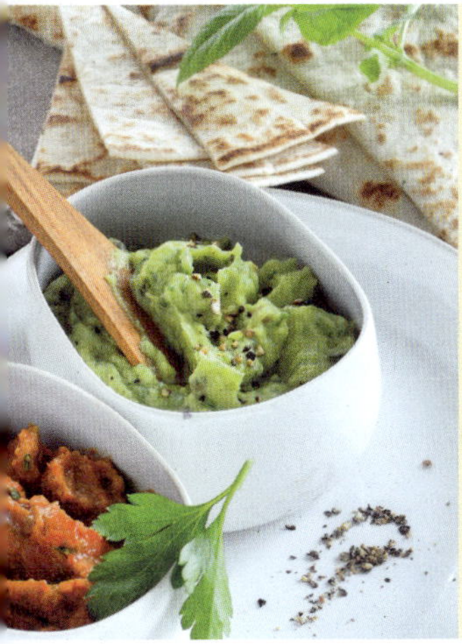

79

Tipps und Tricks, wie Sie Salz ganz einfach reduzieren können

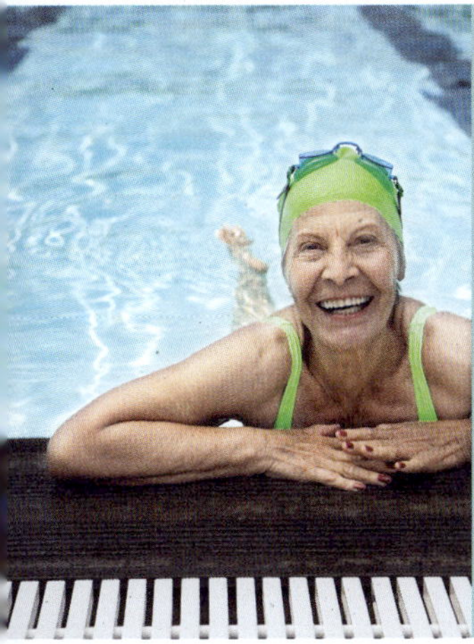

46

Jeder Schritt zählt: Mit mehr Bewegung das Herz stärken

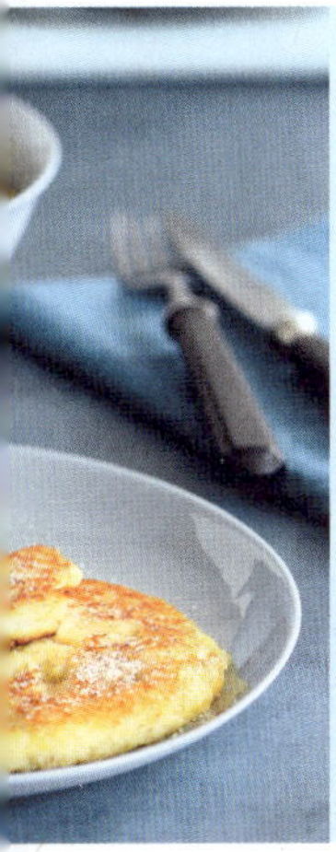

57

Bei Medikamenten besonders wichtig: An die Regeln vom Arzt halten!

Was wollen Sie wissen?

Meine Blutdruckwerte sind zu hoch! Was kann ich tun? Dieser Ratgeber möchte Antworten auf Ihre Fragen geben und Sie dazu motivieren, aktiv zu werden. Kümmern Sie sich um Ihre Blutdruckwerte und damit um sich selbst!

Sollte ich meine Blutdruckwerte zu Hause messen?

Unbedingt! Eine regelmäßige Selbstmessung ist genauso wichtig wie eine Messung in der Arztpraxis. Sie können auf diese Weise kontrollieren, wie sich Ihr Blutdruck im Alltag verhält und auch seine natürlichen Schwankungen kennenlernen. Wenn Sie einen Blutdruck im kritischen Bereich haben, gilt es zu überprüfen, ob die Grenze zum Bluthochdruck überschritten wird. Und wenn der Arzt bei Ihnen schon einen Bluthochdruck, medizinisch Hypertonie, diagnostiziert hat, können Sie verfolgen, was die Behandlung bringt. Kleine Erfolge können dann dazu motivieren weiterzumachen. Mit der häuslichen Messung lässt sich auch eine „Weißkittel-Hypertonie" ausschließen: Bei manchen Menschen sind die Werte in der Arztpraxis zu hoch, zu Hause aber nicht. Deshalb gilt für die Selbstmessung auch ein etwas niedrigerer Grenzwert: 135/85 mmHg statt 140/90 mmHg für die Arztpraxis. Wie Sie richtig messen, erfahren Sie ab S. 15.

Kann ich Bluthochdruck auch mit natürlichen Mitteln behandeln?

Ja! „Natürliche Mittel", das heißt bei hohen Blutdruckwerten: Änderung der Lebensweise. Maßnahmen, wie Abnehmen, sich regelmäßig bewegen, Salz und Alkohol reduzieren, mit dem Rauchen aufhören und Stress eindämmen, spielen bei der Therapie des Bluthochdrucks sogar eine Schlüsselrolle. Sie sind genauso wichtig wie blutdrucksenkende Medikamente! Damit können Sie Medikamente einsparen. Oder sie sich sogar ganz ersparen, wenn Sie nur eine leichte Hypertonie haben (Tabelle S. 14) und keine weiteren Risikofaktoren (siehe S. 21). Nehmen Sie sich allerdings nicht zu viel auf einmal vor. Konzentrieren Sie sich am besten auf eine konkrete Änderung, die Sie gut in Ihren Alltag einbauen können. Mehr zu den Lebensstiländerungen ab S. 41.

Lohnen sich Bluthochdruck-Medikamente denn noch im höheren Alter?

Ältere Menschen und auch sehr alte Menschen profitieren in kürzerer Zeit von blutdrucksenkenden Medikamenten sogar mehr als Jüngere! Studien zeigen, dass die Gefahr für einen Schlaganfall, für einen Herzinfarkt oder eine Herzschwäche durch Blutdrucksenker, sogenannte Antihypertensiva, deutlich sinkt. Wenn Sie allerdings über 80 Jahre alt und nicht mehr ganz so fit sind, kann man es etwas lockerer angehen lassen und eine Behandlung mit Medikamenten erst ab einem systolischen Wert von 160 mmHg beginnen. Auch bei der Senkung des Blutdrucks sollte man etwas vorsichtiger sein: Ältere Menschen reagieren nämlich oft empfindlicher auf Medikamente. Übrigens ist eine medikamentöse Therapie auch dann angesagt, wenn nur der obere, also systolische Wert erhöht ist. Ab dem 65. Lebensjahr hat etwa jeder zweite eine solche isolierte systolische Hypertonie. Mehr zur Therapie mit Medikamenten ab S. 53.

Mein Arzt hat mir gleich zwei Wirkstoffe verschrieben. Muss das sein?

Die Autoren der aktuellen europäischen und deutschen Leitlinien empfehlen tatsächlich, bevorzugt gleich zu Beginn einer Hypertonie-Behandlung zwei Blutdrucksenker einzusetzen. Der Vorteil dieser Kombitherapie: Die unterschiedlichen Wirkmechanismen der verschiedenen Medikamente ergänzen sich gegenseitig, sodass die Dosis beider Mittel niedriger gehalten werden kann. In einer Beobachtungsstudie mit 100 000 Bluthochdruckpatienten zeigte sich, dass sich der Blutdruck mit einer Kombination zweier Mittel besser senken ließ als mit nur einem Medikament. Der Blutdruck war noch besser eingestellt, wenn die Patienten eine „Kombi-Pille" bekommen haben: Das heißt, in einer Tablette sind zwei Blutdrucksenker enthalten. In manchen Fällen kann es allerdings auch sinnvoll sein, mit nur einem Wirkstoff zu beginnen. Besprechen Sie das mit Ihrer Ärztin, Ihrem Arzt. Mehr zu Medikamenten ab S. 53.

Gibt es eine spezielle Ernährung für Bluthochdruck-Patienten?

Ja, die gibt es! Nämlich die sogenannte DASH-Diät. DASH steht dabei für Diatary Approaches to Stop Hypertension, also Diättipps, um den Bluthochdruck zu stoppen beziehungsweise zu senken. Glücklicherweise ist DASH keine Diät im engeren Sinne. Sie dürfen schlemmen wie die Menschen in den Mittelmeerländern: Viel frisches Obst und Gemüse, Fisch und pflanzliche Fette. Dazu Vollkornprodukte, fettarme Milchprodukte, Nüsse und Geflügel, dafür weniger anderes Fleisch und tierische Fette. Kombiniert mit einer Salzreduktion, ist diese gesunde Kost besonders blutdrucksenkend, wie Studien zeigen, und das oft bereits nach wenigen Wochen. Die Rezepte in diesem Buch lehnen sich an die DASH-Diät an, mehr dazu im Kapitel „Die angepasste Ernährung" ab S. 75.

Bringt es denn wirklich was, sich salzärmer zu ernähren?

Ja, das bringt was! Der Zusammenhang zwischen Salzkonsum und Bluthochdruck ist schon lange bekannt. Nicht mehr als fünf bis sechs Gramm Kochsalz am Tag sollten wir zu uns nehmen – das entspricht etwa einem Teelöffel. Doch die Bundesbürger konsumieren im Schnitt doppelt so viel. Wenn Sie um die Hälfte Salz reduzieren, sinken die systolischen Werte um etwa 3 bis 8 mmHg, die diastolischen um 1 bis 4 mmHg. Ältere Menschen, Menschen mit Übergewicht, mit einer Diabetes- oder Nierenerkrankung profitieren übrigens besonders von einer Salzrestriktion. Die Salzzufuhr beschränken – das gelingt am besten, wenn Sie selber kochen (Rezepte ab S. 82). Denn in Fertiggerichten und industriell bearbeiteten Lebensmitteln wie Wurst, Brot, Käse und Konserven ist besonders viel Salz versteckt. Auch wenn Sie auswärts essen gehen – das muss gar nicht der Imbiss sein –, sind die Speisen meistens sehr salzhaltig. Mehr zum Salz auf S. 35 und S. 76.

Mit Bluthochdruck gehöre ich zur Corona-Risikogruppe. Was muss ich beachten?

Die Ansteckung mit dem Coronavirus kann mit starken Belastungen für das Herz einhergehen. Deshalb bringen Sie Ihr Herz-Kreislauf-System in einen bestmöglichen Zustand. Nehmen Sie regelmäßig Ihre Medikamente ein, die Präparate können das Herz entlasten. Bewegen Sie sich ausreichend und ernähren Sie sich gesund. Melden Sie sich bei einem Verdacht auf eine Corona-Infektion frühzeitig bei Ihrem Hausarzt, um einen schweren Verlauf möglichst zu verhindern. Setzen Sie keinesfalls Ihre Blutdruck-Medikamente auf eigene Faust ab: Für den Verdacht, dass bestimmte Blutdrucksenker (siehe auch S. 65) zu einer schlechteren Prognose führen könnten, gibt es bisher keine Belege. Wenn Sie verunsichert sind, halten Sie Rücksprache mit Ihrem Arzt.

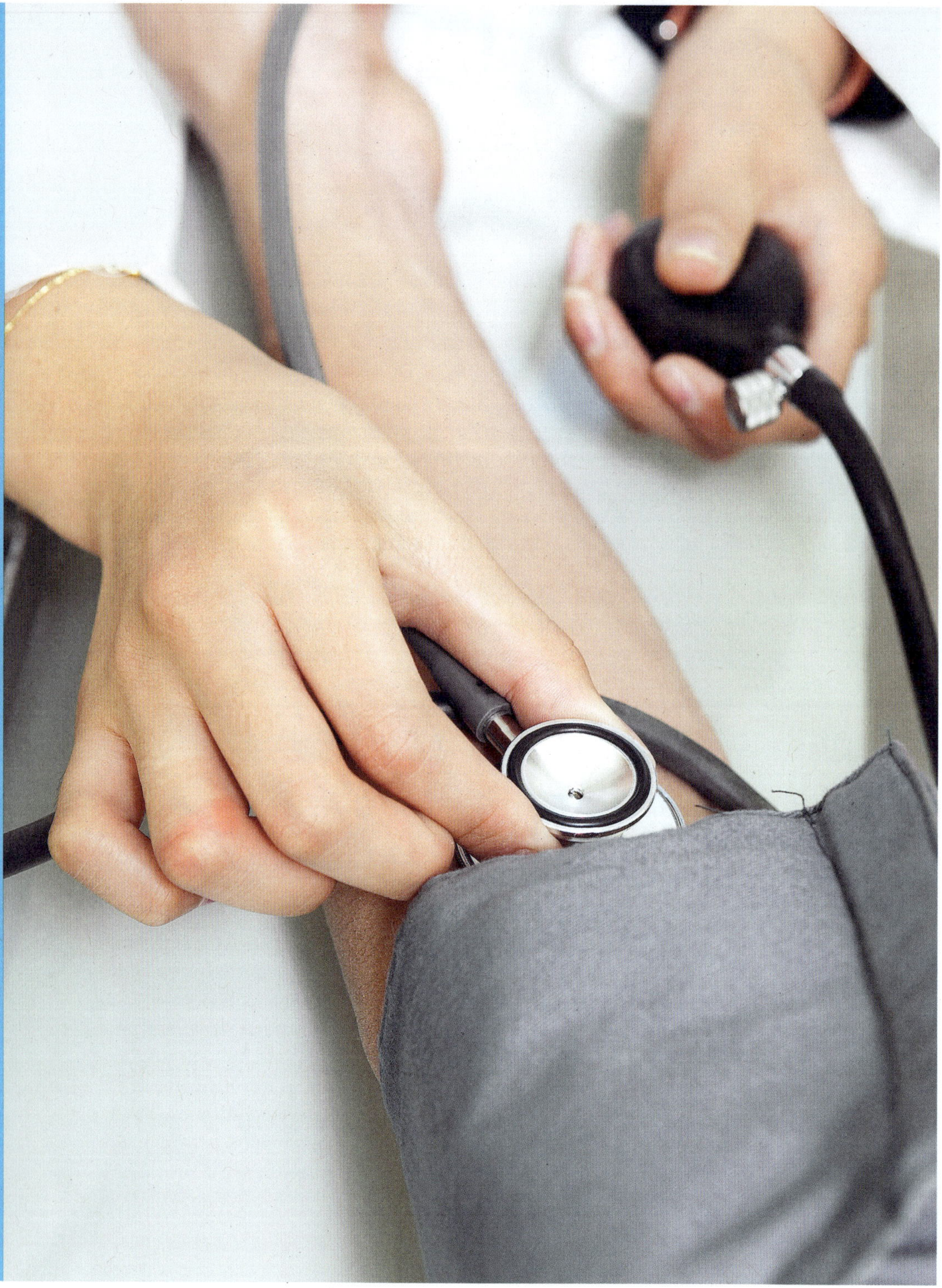

Heimtückischer Druck

Auch wenn man oft nichts davon merkt, Bluthochdruck ist lebensgefährlich. Der hohe Druck in den Adern schädigt auf Dauer lebenswichtige Organe. Das Gute: Kein anderes Volksleiden lässt sich so leicht erkennen und so gut behandeln wie Bluthochdruck.

Oft kommt es per Zufall heraus: Die Werte sind zu hoch! Viele Millionen Menschen haben einen zu hohen Blutdruck, ohne es zu wissen. Die Zahl liegt schätzungsweise bei 20 bis 30 Millionen Menschen in Deutschland. Im Alter über 70 Jahre haben drei von vier Menschen einen Hochdruck. Nicht jeder, der davon weiß, nimmt die zu hohen Werte ausreichend ernst. Denn Bluthochdruck, in der Fachsprache Hypertonie genannt, tut nicht weh. Die Betroffenen haben meist keine Symptome (siehe S. 11), und so fehlt die Motivation, etwas gegen den Bluthochdruck zu tun.

Werden einmal erhöhte Blutdruckwerte gemessen, sollten die Betroffenen zusammen mit ihrem Arzt der Sache konsequent nachgehen. Denn „ein bisschen" Bluthochdruck ist keine Banalität: Der hohe Druck schädigt auf Dauer sämtliche blutversorgenden Gefäße und damit lebenswichtige Organe (siehe S. 24). Die Hypertonie gilt als einer der größten Risikofaktoren für Schlaganfall und Herzinfarkt, für Herzschwäche, Nierenversagen und Gefäßschäden. Auf der anderen Seite lässt sich rund die Hälfte der Schlaganfälle und Herzinfarkte durch eine rechtzeitige Behandlung des Bluthochdrucks verhindern. Eine weitere gute Nachricht: Oft reicht es, gesünder zu leben, um erhöhte Werte in den Griff zu bekommen (siehe S. 41).

Das Blut braucht Druck

Der Blutdruck ist ein Wunderwerk des Körpers: Der Druck wird durch hochkomplexe Mechanismen reguliert und ist sehr anpassungsfähig.

Warum haben Giraffen einen wesentlich höheren Blutdruck als der Mensch? Richtig, weil ihr Hals so lang ist. Denn gegen die Schwerkraft muss das Herz das Blut nach oben pumpen. Ohne Druck könnte das Blut im Körper gar nicht zirkulieren und die Organe, das Gewebe und die Zellen mit lebenswichtigen Substanzen wie Sauerstoff versorgen und Abfallprodukte wie Kohlendioxid entsorgen.

Der Druck, mit dem das Blut durch die Adern fließt, ist aber nicht immer gleich, sondern passt sich den Erfordernissen des Alltags an: Fürs Treppensteigen zum Beispiel brauchen die Beinmuskeln mehr Blut – der Blutdruck steigt und die Durchblutung der Muskeln nimmt zu. Vor einer Prüfung sorgt ein hoher Blutdruck für ein Höchstmaß an Wachheit und Konzentration. Beim Schlafen dagegen sinkt er ab, um gegen Morgen in die Höhe zu klettern, und zwar schon bevor der Wecker klingelt. Bei Kälte ziehen sich die peripheren Blutgefäße zusammen, um den Blutfluss zu verringern und möglichst wenig Wärme über das Blut zu verlieren: Bei gleichbleibender Pumpleistung des Herzens steigt dann der Blutdruck. Bei Wärme kann er sinken, weil sich die Gefäße weiten, um mit dem Blut Wärme abzugeben. Schwankungen des Blutdrucks sind also ganz normal, die Schwingungsfähigkeit des Blutdrucks ist sogar lebenswichtig.

Der Druck braucht Regulation

Der Bluthochdruck ist ein Wunderwerk des Körpers, das er auf zwei Wegen reguliert:

- Zum einen durch die Pumpleistung des Herzens: Je mehr und je häufiger das Herz Blut in den Kreislauf pumpt, desto höher ist der Blutdruck.

Lassen Sie Ihren Blutdruck immer mal wieder beim Arzt überprüfen. Liegen Ihre Werte knapp unter dem Grenzwert von 140/90 mmHg (siehe S. 12), dann sollte der Blutdruck ein- bis zweimal jährlich gemessen werden. Bei einem kritischen Blutdruck ist es auch empfehlenswert, zu Hause regelmäßig zu messen (siehe S. 15).

- Zum anderen durch die Weite der Arterien: Verengen sie sich, erhöht sich der Widerstand, gegen den das Herz das Blut durch die Adern pumpen muss.

Dahinter stehen komplizierte Regelkreise, die genauestens aufeinander abgestimmt sind: Neben dem Herzen und den Gefäßen sind das vegetative Nervensystem, Nieren und zahlreiche Hormone an der Regulation des Drucks beteiligt. Deshalb gibt es auch verschiedene Medikamentengruppen gegen Bluthochdruck (siehe ab S. 53), die an diesen verschiedenen Stellen ansetzen. Das vegetative Nervensystem (Betablocker, siehe S. 60) steuert die Pumpleistung des Herzens und die Weite der Gefäße. Es kann auch die Nebennieren dazu bringen, die Hormone Adrenalin und Noradrenalin auszuschütten (Antisympathotonika, siehe S. 68), die ebenfalls auf Herz und Gefäße wirken.

Die Nieren sind am Blutdruck beteiligt, indem sie Salz und Wasser ausscheiden (Diuretika, siehe S. 58) – der Blutdruck sinkt – oder zurückhalten, sodass der Blutdruck steigt. Außerdem bilden die Nieren das Hormon Renin, unter dessen Einfluss das Hormon Angiotensin entsteht (ACE-Hemmer und Sartane, siehe S. 63 und S. 64). Die Arterien können sich direkt und lokal weiter und enger stellen, wenn Zellen plötzlich mehr oder weniger Blut benötigen (Kalziumantagonisten, siehe S. 61, und gefäßerweiternde Mittel, siehe S. 67).

Checkliste

Mögliche Warnzeichen

Folgende Symptome können mit einem Bluthochdruck zusammenhängen. Sprechen Sie darüber mit Ihrem Arzt:

- ☐ Kopfschmerzen
- ☐ Klopfen an den Schläfen
- ☐ Müdigkeit
- ☐ Schwindel
- ☐ Nasenbluten
- ☐ Ohrensausen
- ☐ Luftnot bei Belastung

Manche fühlen sich unwohl, zum Beispiel unangenehm nervös.
Bei den meisten Hochdruckkranken fehlen jedoch all diese Symptome!

Mehr Informationen rund um die Herzgesundheit finden Sie im Internet bei der Deutschen Hochdruckliga e.V. (DHL) unter www.hochdruckliga.de und bei der Deutschen Herzstiftung unter www.herzstiftung.de.

Hochdruck diagnostizieren

Die Diagnose Bluthochdruck trifft dann zu, wenn der Druck über mehrere Wochen auf hohem Niveau liegt oder immer wieder stark erhöhte Werte auftreten.

Die Maßeinheit für den Blutdruck ist mmHg, eine Abkürzung für „Millimeter Quecksilbersäule". Denn bei älteren Messgeräten wird der Druck anhand der Höhe einer Quecksilbersäule in einem Glasröhrchen abgelesen. 150 mmHg bedeutet also, dass der Blutdruck so stark ist, dass er eine Quecksilbersäule (chemisches Kürzel: Hg) in einem Glasrohr mit einer festgelegten Dicke 150 Millimeter hochtreiben kann. Der Druck wird immer mit zwei Werten angegeben:

- **Der obere Wert** ist der systolische Blutdruck: Dieser Wert steht als Erstes und ist immer der höhere. Er wird gemessen, wenn sich das Herz zusammenzieht und Blut in die Arterien presst.
- **Der untere Wert** ist der diastolische Blutdruck: Dieser Wert ist immer niedriger, weil er in dem Moment gemessen wird, in dem der Herzmuskel erschlafft und sich wieder mit Blut füllt. Der Druck in den Arterien geht zurück.

Wie viel ist zu viel?

Vor vielen Jahren galt für einen Bluthochdruck die Faustformel „100 mmHg plus Lebensalter", um den oberen Grenzwert zu errechnen. Doch für eine 60-jährige Frau oder einen 60-jährigen Mann ist ein systolischer Blutdruck von 160 entschieden zu hoch und sehr gefährlich.

Als Schwelle zum Bluthochdruck gilt daher in Deutschland – auch nach den neuen europäischen Leitlinien von 2018 – der Wert 140/90 mmHg, und das gemessen in der Arztpraxis. Denn jenseits dieser Grenze steigt das Risiko für Organschäden deutlich an. Und das kann durch Behandlung verhindert werden.

Wenn Sie den Blutdruck zu Hause messen, liegt der Grenzwert niedriger (siehe S. 15), nämlich bei 135/85 mmHg. Diese Grenze gilt auch für den Tagesmittelwert bei der 24-Stunden-Messung, die ja ebenfalls im häuslichen Bereich erfolgt.

Bei älteren Menschen ab dem 65. Lebensjahr kommt es häufig vor, dass nur der obere Wert über dem Grenzwert liegt. Diese isolierte systolische Hypertonie (ISH) wird durch eine altersbedingte Arteriosklerose (siehe S. 24) der Hauptschlagader und großen Arterien verursacht. Die isolierte systolische Hypertonie ist unbehandelt ebenso gefährlich wie der „normale" Bluthochdruck.

→ Die Grenze ist fließend

Schon ab einem Blutdruck von 120/80 mmHg steigt langsam die Gefahr, an Herz, Hirn oder Nieren zu erkranken. Für Menschen mit Begleiterkrankungen, wie einer Koronaren Herzerkrankung oder einer Nierenerkrankung (siehe S. 30), kann es deshalb sinnvoll sein, schon ab Werten von 130/80 eine vorsichtige Behandlung mit Medikamenten zu beginnen. In den USA haben die kardiologischen Fachgesellschaften den offiziellen Grenzwert sogar für alle Menschen auf 130/80 mmHg herabgesetzt. Experten in Deutschland dagegen sprechen bei Werten zwischen 130/85 und 140/90 mmHg von „noch normalem" oder „hochnormalem" Blutdruck (siehe Tabelle S. 14). Das bedeutet für Sie: Auch wenn Ihre Werte noch unter dem offiziellen deutschen Grenzwert liegen, aber „hochnormal" sind, sollten Sie sich zu einem blutdrucksenkenden Lebensstil entschließen (siehe S. 41).

Wenn bei Ihnen einmal zu hohe Werte gemessen wurden, heißt das aber noch nicht, dass auf Sie die Diagnose Bluthochdruck zutrifft. Denn ein einzelner Wert ist nur eine Momentaufnahme. Sie sollten in diesem Fall den Blutdruck beim Arzt oder in der Apotheke mehrmals kontrollieren lassen und auch zu Hause selber regelmäßig messen (siehe ab S. 15). Bei der ersten Messung sollte die Ärztin den Blutdruck an beiden Armen erfassen, zukünftig wird immer am Arm mit den höheren Werten gemessen. Der Blutdruck ist zu hoch, wenn bei der ärztlichen Messung mehrmals Blutdruckwerte von 140/90 mmHg oder darüber festgestellt wurden. Messungen sollten an verschiedenen Tagen und möglichst zu verschiedenen Tageszeiten erfolgen.

24 Stunden messen

Der Arzt entscheidet, ob eine 24-Stunden-Blutdruckmessung erforderlich ist. Eine solche Langzeitmessung (auch ABDM genannt: Ambulante Blut-Druck-Messung) bildet die Schwankungen Ihres Blutdrucks (siehe S. 10) am verlässlichsten ab. Denn Sie tragen

Blutdruck bewertet

	systolisch	diastolisch
normaler Blutdruck		
optimal	<120	<80
normal	120–129	80–84
hochnormal	130–139	85–89
Hochdruck		
leicht (Grad 1)	140–159	90–99
mittel (Grad 2)	160–179	100–109
schwer (Grad 3)	>179	>109
isolierte systolische Hypertonie	>=140	<90

dabei einen ganzen Tag und eine Nacht lang ein Blutdruckmessgerät am Körper, das automatisch in regelmäßigen Abständen den Blutdruck misst. Das Gerät ist normalerweise so eingestellt, dass es den Blutdruck in 15–30-minutigen Abständen aufzeichnet.

Es ist besonders aufschlussreich, wie sich der Blutdruck während des Schlafens in der Nacht verhält. Sinkt er nicht, was er normalerweise tun sollte, oder steigt er sogar über die Tageswerte an, kann das ein Hinweis auf einen sekundären Blutdruck sein – also ein Bluthochdruck, der durch andere Krankheiten ausgelöst wurde (siehe S. 38). Auch bereits eingetretene Organschäden an Gehirn, Herz oder Nieren oder auch Schnarchen mit Atemaussetzern (Schlafapnoe, siehe S. 39) verhindern, dass der Blutdruck nachts fällt. Die Langzeitmessung dient auch dazu, einen sogenannten Weißkittel-Hochdruck auszuschließen.

Die Angst vor dem weißen Kittel spielt mit

Es ist einem nicht bewusst, aber oft ist man in der Arztpraxis ein bisschen aufgeregt oder angespannt. Das kann den Blutdruck in die Höhe treiben. Bei etwa zwei von zehn Patienten werden solche erhöhten Werte beim Arzt gemessen – während die Werte zu Hause normal ausfallen. Dies kann eine Warnung sein: Bei einem Teil der Menschen, die diesen „Weißkittel-Hochdruck" zeigen, entwickelt sich mit der Zeit ein richtiger Bluthochdruck. Deshalb sollten Sie in diesen Fällen den Blutdruck im Auge behalten und ein- bis zweimal im Jahr kontrollieren.

Das umgekehrte Phänomen kommt übrigens ebenfalls vor, maskierte Hypertonie genannt: Die Werte sind nur in der Arztpraxis auf normalem Niveau, ansonsten sind sie deutlich erhöht. Vielleicht deshalb, weil die Anwesenheit der Ärztin oder des Arztes beruhigend wirkt, weil man in der Praxis eine kleine Auszeit vom (Arbeits-)Alltag und dem Stress nimmt. Beiden Effekten kann man durch eine Langzeitmessung auf die Spur kommen.

Blutdruck selber messen

Die Selbstmessung zu Hause ist Dreh- und Angelpunkt bei Diagnose und Therapie des Bluthochdrucks. Auf einiges müssen Sie dabei aber achten.

Blutdruck messen ist einfach, preiswert und tut nicht weh: Jeder kann es zu Hause selber machen. Die Selbstmessung kann dabei helfen, einen Verdacht auf Bluthochdruck zu erhärten oder auszuschließen. Nehmen Sie bereits Medikamente gegen die Hypertonie, können Sie mit der Selbstmessung überprüfen, ob Ihr Blutdruck gut eingestellt ist. Sie können außerdem besser verfolgen, was Ihre sonstigen Bemühungen bringen, wie etwa eine salzarme, vollwertige Ernährung (siehe ab S. 73) oder Ihr Bewegungsprogramm (siehe S. 45). Weil die Werte in der Arztpraxis oft etwas höher liegen als zu Hause, liegt für die Selbstmessung die Schwelle zu Bluthochdruck nicht bei 140/90 mmHg, sondern etwas niedriger, nämlich bei 135/85 mmHg.

Das richtige Gerät nutzen

Der Erfinder der heutigen Blutdruckmessung, der italienische Arzt Scipione Riva-Rocci, hat sich einen Fahrradschlauch um den Oberarm gebunden und ihn aufgepumpt, um den Blutdruck zu messen. Die Manschette mit Klettverschluss der modernen Geräte ist da schon wesentlich komfortabler.

Diese Manschette gehört zu jedem Gerät und wird beim Messen so weit aufgepumpt, dass sie die Arterie abklemmt und kein Blut mehr durchfließt. Anschließend lässt man die Luft langsam aus der Manschette entweichen. Wenn das Blut wieder anfängt zu strömen, ist der Druck der Manschette unter den systolischen Druck gesunken und man kann den Puls wieder tasten.

Zunächst fließt es nur stoßweise, was Geräusche erzeugt, die die Ärztin mit einem Stethoskop hören kann (auskultatorische Messung). Lässt man den Druck in der Manschette weiter ab, fällt er schließlich auf den diastolischen Druck (siehe S. 12). Das Blut kann jetzt ungehindert strömen und die Geräusche verschwinden.

Bei den meisten Geräten, die Sie in der Apotheke, im Sanitätshaus, im Supermarkt oder im Internet kaufen können, wird die Messung automatisch auf Knopfdruck gesteuert. Diese Geräte registrieren meist nicht mehr die Strömungsgeräusche, sondern die kleinen Schwingungen (Oszillationen) zwischen systolischem und diastolischem Druck, die das Blut beim Durchfließen an der Gefäßwand auslöst (oszillometrische Messung).

Checkliste

In Ruhe richtig messen

Vor dem Messen:

- ☐ Nicht rauchen, keinen Alkohol oder Kaffee zu sich nehmen.
- ☐ Setzen Sie sich zum Messen bequem hin und stellen Sie die Beine nebeneinander.
- ☐ Messen Sie erst nach mindestens fünf Minuten Ruhepause.

Beim Messen:

- ☐ Immer am selben Arm messen.
- ☐ Führen Sie keine Unterhaltung beim Messen, essen Sie nicht, sehen Sie nicht fern, bewegen Sie sich nicht.
- ☐ Enge Ärmel nicht hochkrempeln, das kann zum Blutstau führen. Besser Pulli oder Hemd gleich ausziehen.
- ☐ Handgelenkgeräte: Beim Messen immer in Herzhöhe halten.
- ☐ Oberarmgeräte: Unteren Rand der Manschette zwei Finger breit oberhalb der Ellenbeuge positionieren, der aufblasbare Teil sollte sich an der Innenseite des Oberarms befinden. Nicht zu stramm ziehen, Sie sollten noch einen Finger unter die verschlossene Manschette schieben können.
- ☐ Wiederholen Sie die Messung nach ein bis zwei Minuten noch einmal. Diese oft niedrigeren Ergebnisse sollten Sie nehmen.

Nach dem Messen:

- ☐ Notieren Sie die Ergebnisse (manche Geräte speichern sie auch), um sie vergleichen und mit Ihrem Arzt besprechen zu können. Dafür eignet sich ein Blutdruckpass, den Sie bei der Krankenkasse oder in der Apotheke bekommen.

Wie oft und wann?

- ☐ Messen Sie möglichst immer zur selben Zeit, ideal ist morgens vor dem Essen und vor der Medikamenteneinnahme. Zusätzlich kann noch einmal vor dem Abendessen gemessen werden, vor allem zu Beginn einer medikamentösen Blutdruckeinstellung.
- ☐ Messen Sie anfangs täglich, bei stabilen und normalen Werten genügt es, einmal die Woche, möglichst an einem normalen Arbeitstag, morgens und abends zu messen.

→ Nicht bei Herzrhythmusstörungen

Bei Herzrhythmusstörungen sind Messautomaten häufig ungeeignet und zeigen „Fehler" oder „Error" an. Es gibt aber auch Geräte, die unregelmäßige Herzschläge oder Vorhofflimmern (siehe S. 28) erkennen können. Klären Sie Hinweise auf Herzrhythmusstörungen bei Ihrem Arzt ab. Bei Vorhofflimmern können mehrfache Messungen mit Stethoskop und anschließende Berechnung der Durchschnittswerte notwendig sein.

Handgelenk oder Oberarm?

Man unterscheidet Geräte, die am Handgelenk angelegt werden, von Geräten für den Oberarm.

- **Vorteil beim Messen am Oberarm:** Die Manschette befindet sich automatisch in Herzhöhe.
- **Vorteil bei den kompakten Handgelenkgeräten:** Sie sind besonders bequem anzuwenden. Allerdings müssen Sie darauf achten, dass Sie es in Herzhöhe halten – sonst sind die gemessenen Werte eher zu hoch (bei Geräteposition unterhalb des Herzens) oder zu niedrig (oberhalb des Herzens). Das gelingt, indem Sie zum Beispiel die Hand des Messarmes auf die gegenüberliegende Schulter legen. Oder Sie deponieren ein Kissen auf dem Tisch.

Vor dem Kauf eines Handgelenkgerätes sollten Sie jedoch checken, ob die Werte am Handgelenk mit den Werten am Oberarm übereinstimmen. Wenn Sie sich für ein Gerät entschieden haben, prüfen Sie am besten, ob die Ergebnisse Ihres Gerätes nicht allzu sehr von denjenigen einer Profi-Messung abweichen. Bitten Sie die Fachkraft des Sanitätshauses, der Apotheke oder in der Arztpraxis um eine Parallelmessung.

Zu beachten ist ebenfalls die Größe der Manschette. Oberarmgeräte geben nur dann die richtigen Blutdruckwerte an, wenn der Umfang des Oberarms nicht mehr als 33 Zentimeter beträgt. Für stärkere Arme gibt es längere und breitere Manschetten, da sonst zu hohe Werte gemessen werden. Auch Handgelenkgeräte gibt es mit verschieden großen Manschetten.

→ Kostenübernahme

Hat der Arzt zum ersten Mal Bluthochdruck bei Ihnen diagnostiziert, übernehmen die meisten Krankenkassen die Anschaffung eines Messgeräts oder zahlen einen Festzuschuss. Dafür brauchen Sie eine ärztliche Bescheinigung.

Einige Messgeräte verfügen über eine Schnittstelle zu einem digitalen Speichermedium. Die Messdaten werden auf dem Computer oder im Handy gespeichert und können dann zum Beispiel an den Arzt geschickt und ausgedruckt werden.

DIE 7 HÄUFIGSTEN FEHLER

Manschette zu schmal, zu locker angelegt: zu hohe Werte.

Manschette zu breit: eher zu niedrige Werte.

Manschette über der Kleidung oder Oberarm durch Kleidung eingeengt: unzuverlässige Werte.

Messpunkt liegt unterhalb der Herzhöhe: zu hohe Werte.

Messpunkt liegt oberhalb der Herzhöhe: zu niedrige Werte.

Sprechen oder Telefonieren während des Messens: zu hohe Werte.

Vorher Alkohol, Kaffee oder Schwarztee getrunken: verfälschte Werte.

Blutdruck-Apps

Immer mehr Menschen nutzen Gesundheits-Apps, die sie auf Tablet oder Smartphone installieren können. Darunter auch Apps, mit deren Hilfe sich die Blutdruckwerte dokumentieren lassen. Doch Gesundheits-Apps werden bisher nicht von offizieller Seite geprüft und zugelassen, wie es bei Medikamenten üblich ist. Deshalb hat es sich die Deutsche Hochdruckliga zur Aufgabe gemacht, die Blutdruck-Apps zu zertifizieren. Dabei testen die Experten zum Beispiel, ob die wissenschaftlichen Leitlinien berücksichtigt werden, der Datenschutz ausreichend beachtet wird und die Nutzer erfahren, wer hinter der App steht. Das „Digitale-Versorgung-Gesetz" sieht vor, dass zukünftig Apps mit Krankheitsbezug vom Bundesinstitut für Arzneimittel und Medizinprodukte (BfArM) überprüft werden. Dann soll es auch möglich werden, dass Ärzte Apps verordnen können.

▶ **Nicht alle Geräte im Handel messen genau. „Bessermesser" können Sie am Prüfsiegel der Deutschen Hochdruckliga erkennen (www.hochdruckliga.de), auch die Stiftung Warentest testet immer wieder Blutdruckmessgeräte (www.test.de).**

Wenn der Blutdruck plötzlich ansteigt

Bei sogenannten hypertensiven Krisen sollten Sie sich zeitnah mit Ihrem Arzt abstimmen. Bei bestimmten Symptomen handelt es sich sogar um einen Notfall.

Wenn die Blutdruckwerte plötzlich in die Höhe schießen, zum Beispiel auf über 200/110 mmHg, ist es wichtig zu unterscheiden, ob Sie dabei eines der unten genannten Symptome haben oder nicht. Mit bestimmten Symptomen gelten entgleiste Blutdruckwerte als Notfall und Sie müssen sofort den Notarzt informieren (Tel. 112) – im Krankenhaus muss der Blutdruck bei Ihnen dann mithilfe von Notfallmedikamenten langsam gesenkt werden.

Haben Sie keine weiteren ernsten Beschwerden, ist es günstig, wenn Sie etwas für Ruhe sorgen. Kontrollieren Sie nach etwa einer halben Stunde, ob die Werte wieder gefallen sind. Gegebenenfalls können Sie eine Medikamentendosis vorziehen. Wenn solche Anstiege häufiger vorkommen, holen Sie sich ärztlichen Rat ein. Die Ärztin oder der Arzt kann Ihnen möglicherweise Medikamente für den Fall solcher krisenhaften Blutdruckanstiege verordnen.

Dem Anstieg auf den Grund gehen

Grundsätzlich sollten Sie herausfinden, warum die Werte entgleist sind. Versuchen Sie gegebenenfalls zusammen mit Ihrer Ärztin oder ihrem Arzt den Grund hierfür herauszufinden. Erste Fragen können Ihnen dabei helfen:

- Haben Sie Ihre Medikamente nicht wie verordnet richtig eingenommen? Vielleicht könnten Art, Dosishöhe oder Dosisverteilung Ihrer Medikamente verbessert werden.
- Oder waren Sie sehr stark erregt, hatten große Angst, Stress oder Panik? Drogen, wie Kokain oder Amphetamine, oder bestimmte Medikamente, wie MAO-Hemmer (gegen Depressionen), können ebenfalls den Blutdruck in die Höhe treiben.

Auch wenn Schwangere Bluthochdruck haben (siehe S. 39) oder die Hypertonie durch Nierenerkrankungen oder Hormonstörungen verursacht ist (sekundäre Hypertonie, siehe S. 38), kann es zu einem krisenhaften Blutdruckanstieg kommen. Oder Sie haben einen bisher noch unerkannten Bluthochdruck, der unbehandelt aus dem Ruder läuft.

So misst der Körper selbst den Blutdruck: Vor allem in der Hauptschlagader, der Halsschlagader und in den Nierenarterien sitzen Messfühler in der Gefäßwand, die die Dehnung der Arterienwand und damit den Druck des Blutes wahrnehmen können. Diese Messstellen sind über Nervenbahnen mit dem vegetativen Nervensystem verbunden. Spüren sie, dass der Druck recht hoch oder niedrig ist, versucht das vegetative Nervensystem, das auszugleichen.

Ab zum Notarzt

Sie sollten umgehend den Notarzt rufen, Tel. 112, wenn Sie zusätzlich zu einem plötzlichen Blutdruckanstieg starke Beschwerden haben wie:

- Luftnot
- Schmerzen in der Brust, zwischen Schulterblättern oder im Bauchraum
- plötzlich starke Kopfschmerzen
- Schwindel
- verschwommenes Sehen, Doppelbilder
- Sprach- oder Sprechstörungen
- Übelkeit
- Lähmungen
- Bewusstseinsstörungen
- Krampfanfälle

Das Gesamtrisiko berechnen

Alter, Geschlecht, Blutfettwerte, schon vorhandene Erkrankungen: Es geht nicht nur um den Blutdruck.

Einzelne Blutdruckwerte reichen selten aus, um eine Diagnose zu stellen und eine Therapie einzuleiten. Hoher Blutdruck ist ein Befund, der im Zusammenhang mit anderen medizinischen Werten, mit Erkrankungen und mit dem Alltag des Patienten zu betrachten ist. So sollte der Arzt Ihre Krankengeschichte kennen und nach weiteren Risikofaktoren für eine Herz-Kreislauf-Erkrankung fahnden.

Denn genau darum geht es eigentlich: um Ihr Risiko, eine Herz-Kreislauf-Erkrankung zu entwickeln. Von diesem Risiko hängt letztlich ab, welche Schritte Sie unternehmen sollten. Allein Ihre Blutdruckwerte sagen dabei noch nicht so viel aus. Denn ein zu hoher Blutdruck ist ein Risikofaktor unter vielen. Ihr Gesamtrisiko setzt sich aus vielen Puzzleteilen zusammen (siehe Checkliste).

Manche können Sie gar nicht beeinflussen, wie Alter, Geschlecht oder Gene. Andere aber sehr wohl, wie zum Beispiel Rauchen, erhöhte Blutzucker- oder Blutfettwerte. Es lohnt sich, an einigen Stellschrauben im Leben zu drehen. Denn wenn sich zu einem Bluthochdruck noch andere Risikofaktoren hinzugesellen, dann addieren sich die Risiken für einen Schlaganfall oder Herzinfarkt nicht nur, sie potenzieren sich.

Ein Beispiel: Zwei Männer gleichen Alters können die gleichen, leicht erhöhten Blutdruckwerte haben. Doch wenn der eine von ihnen einen leichten Typ-2-Diabetes hat und zudem noch ungünstige Cholesterinwerte aufweist und der andere Mann ansonsten gesund ist, unterscheiden sich die Risiken der beiden erheblich. Das hat auch Konsequenzen für die Behandlung: So profitiert der Mann mit dem höheren Risiko mehr von Medikamenten als der Gesündere, der ein niedrigeres Risiko hat und womöglich ohne Medikamente auskommt. Das Risiko kann also sehr unterschiedlich sein, trotz gleicher Blutdruckwerte.

Tragen Sie mit Ihrem Arzt die verschiedenen Puzzleteile Ihres Gesamtrisikos zusammen. Auf dieser Basis können Sie gemeinsam über eine Behandlungsstrategie entscheiden. Bei der Berechnung des persönlichen Risikos helfen Tabellen sowie Computerprogramme und Risikorechner im Internet.

Erhöhte Blutfett- und Blutzuckerwerte sind zwar nicht direkte Folge eines Bluthochdrucks, aber diese Störungen gehen

Checkliste

Risikofaktoren im Überblick

Das Risiko, eine Herz-Kreislauf-Erkrankung zu entwickeln, setzt sich aus vielen Puzzleteilen zusammen.

Nicht beeinflussbar:

- ☐ Alter: Frauen über 55 Jahre, Männer über 65 Jahre
- ☐ Familienanamnese: frühzeitige Herz-Kreislauf- oder Gefäßerkrankungen in der Familie
- ☐ bestimmte Grunderkrankungen

Beeinflussbar:

- ☐ Rauchen
- ☐ hohe Kochsalzzufuhr
- ☐ Übergewicht
- ☐ Bewegungsarmut
- ☐ hoher Alkoholkonsum
- ☐ chronischer Stress

Medizinische Befunde:

- ☐ erhöhte Blutfettwerte
- ☐ erhöhte Blutzuckerwerte
- ☐ erhöhtes Kreatinin im Blut
- ☐ vermehrt Albumin im Urin (Mikroalbuminurie)
- ☐ Arterienwandverdickung oder Plaques bei der Ultraschalluntersuchung der Halsarterien
- ☐ Verdickung der Muskulatur der linken Herzkammer (im EKG oder bei der Echokardiografie)

Erkrankungen:

- ☐ Diabetes
- ☐ Schlaganfall
- ☐ Herzerkrankungen
- ☐ Nierenerkrankung
- ☐ metabolisches Syndrom
- ☐ Durchblutungsstörungen der Beine (periphere arterielle Verschlusskrankheit)
- ☐ spezielle Veränderungen der Netzhaut des Auges

häufig mit einer Hypertonie einher. Deshalb spricht man bei Fettstoffwechselstörungen und Diabetes von Begleiterkrankungen. Um Organschäden zu vermeiden, sollten Sie darauf achten, dass auch Blutfette und Blutzucker in Ordnung sind. Mit gesunder Ernährung, gekoppelt mit täglicher Bewegung und Abnehmen bei Übergewicht schlagen Sie also viele Fliegen mit einer Klappe.

→ Risikorechner

Auf den Seiten der Deutschen Hochdruckliga gibt es einen einfachen Herz-Risiko-Rechner, mit dem Sie Ihr individuelles Risiko berechnen können: www.hochdruckliga.de. Weitere Risikorechner: der PROCAM-Test auf www.assmann-stiftung.de, der Arriba-Test auf www.arriba-hausarzt.de und der ESC HeartScore auf www.heartscore.org/de_DE/access-heartscore. Wichtig: Diese Rechner sind kein Ersatz für ärztlichen Rat. Da die Datenbasen der Rechner verschieden sind und auch unterschiedliche Fakten in die Berechnung eingehen, können sich die Auskünfte zu Ihrem Risiko unterscheiden.

Werden Sie selbst aktiv

Übernehmen Sie Verantwortung für Ihre Gesundheit! Das lässt sich in drei griffigen Slogans, die aus den USA stammen, zusammenfassen:

- **„Know your numbers" –** Kennen Sie Ihre Werte! Als da wären: Blutdruck, Blutfette, Blutzucker, Gewicht.
- **„Talk to your doctor" –** Sprechen Sie mit Ihrem Arzt oder Ihrer Ärztin! Suchen Sie sich eine Arztpraxis, in der Sie sich wohlfühlen. Sprechen Sie mit Ärztin oder Arzt über Ihren Gesundheitszustand und Ihre individuellen Risiken. Besonders wenn Sie das Gefühl haben, dass etwas nicht in Ordnung ist, oder Sie unter Beschwerden leiden, teilen Sie es mit. Lassen Sie sich nicht mit allgemeinen Erklärungen abspeisen, haken Sie nach.
- **„Get to move" –** Kommen Sie in Bewegung! Bewegen Sie sich – körperlich! Damit können Sie viele Fliegen mit einer Klappe schlagen: Bei Übergewicht purzeln die Pfunde – ebenso wie die Blutdruck-, Blutzucker- und Blutfettwerte.

Organe unter Druck

Herz, Gehirn und Nieren reagieren sehr empfindlich, wenn man ihnen „zu viel Druck macht". An den bedrohlichen Folgen zeigt sich, wie wichtig es ist, auf den Blutdruck zu achten.

Viele Erkrankungen der Gefäße, des Herzens und anderer Organe lassen sich durch eine rechtzeitige Behandlung des Bluthochdrucks verhindern. Das heißt, die Hälfte dieser Todesfälle geht auf das Konto von zu hohem Blutdruck. Denn eine Hypertonie lässt die Gefäße vorzeitig altern, sodass Herz, Hirn, Nieren und sogar Augen leiden.

Durch den hohen Druck verkalken die Gefäße, die als dichtes Netz unseren gesamten Körper durchziehen: Das Blut gelangt vom Herzen zunächst über die Hauptschlagader, die Aorta, in die großen Schlagadern. Diese verzweigen sich in die unzähligen kleinen Arterien, die sich wiederum millionenfach verästeln in winzige, feine Haargefäße, die Kapillaren. All diese kleinen und großen Gefäße werden durch eine Hypertonie geschädigt. Und sind die Gefäße ramponiert, versagen auf Dauer die Organe ihren Dienst. Der hohe Druck schädigt das Herz auch direkt, nicht nur über die Schäden an den Herzkranzgefäßen.

Arteriosklerose

Der gemeinsame Nenner fast aller Folgekrankheiten des Bluthochdrucks sind verkalkte Gefäße – im Herzen, im Gehirn, an den Nieren, im Becken, in den Beinen und sogar im Auge. „Arterienverkalkung" ist zwar eine umgangssprachliche Bezeichnung für die Arteriosklerose, beschreibt das Krankheitsbild aber recht zutreffend. Denn bei einer Arteriosklerose haben sich die Arterien verhärtet, weil sich an deren Wand über die Zeit Fett und Kalk eingelagert haben.

Die gesetzlichen Krankenkassen übernehmen für alle Versicherten ab dem 35. Lebensjahr alle zwei Jahre die Kosten für einen „Gesundheits-Check-up", damit Herz-Kreislaufprobleme, Nierenschäden oder ein Typ-2-Diabetes frühzeitig erkannt werden.

Das Auge gilt als Spiegel der Gefäße – denn nur im Auge sind die Blutgefäße direkt sichtbar. Schäden an den kleinen und kleinsten Blutgefäßen der Netzhaut sind ein Signal dafür, dass der Blutdruck nicht gut eingestellt ist. Deshalb sollten Bluthochdruckpatienten ihren Augenhintergrund von Zeit zu Zeit untersuchen lassen, was die Krankenkassen bezahlen.

Die Ablagerungen machen sich erst bemerkbar, wenn die Ader um mindestens die Hälfte eingeengt ist. Die Betroffenen spüren zum Beispiel eine Enge in der Brust (Angina Pectoris, siehe S. 28), wenn die Herzkranzgefäße verkalkt sind, oder sie haben Schmerzen in Beinen oder Füßen beim Gehen, wenn Gefäße im Becken, Ober- oder Unterschenkel betroffen sind (PAVK, siehe rechts).

Lebensgefährlich wird es, wenn ein Plaque einreißt: Der fetthaltige Inhalt quillt heraus und es bildet sich ein Blutgerinnsel (Thrombus). Manchmal löst sich ein solcher Thrombus von selbst auf, manchmal aber auch nicht. Dann besteht die Gefahr, dass er mit dem Blutstrom fortgerissen wird und Gefäße im Herzen oder Gehirn verstopft: Es kommt zu einem Herzinfarkt (siehe S. 28) oder Schlaganfall (siehe S. 29).

→ Plaques bilden sich zurück

Im Frühstadium können sich Plaques durch eine fettarme, ausgewogene Ernährung (Rezepte ab S. 82) und regelmäßiges Ausdauertraining wieder zurückbilden! Dazu den Blutdruck konsequent senken, gegebenenfalls das Rauchen aufgeben und bei Diabetes den Blutzucker gut einstellen – so schützen Sie Ihre Gefäße.

Periphere arterielle Verschlusskrankheit (PAVK)

Es ist immer noch wenig bekannt, dass eine Arterienverkalkung auch Körperteile in der Peripherie schädigen kann. Menschen mit Bluthochdruck haben ein doppelt so hohes Risiko, an einer peripheren arteriellen Verschlusskrankheit, kurz PAVK, zu erkranken. Bei der PAVK verengen Ablagerungen die Bein- oder Beckenarterien, sodass dahinterliegende Gefäß- und Gewebeabschnitte vor allem bei Belastungen nicht mehr ausreichend mit Blut versorgt werden. Sobald Sie gelegentlich Schmerzen in den Beinen verspüren, wenn Sie eine längere oder kürzere Strecke gegangen sind, sollten Sie Ihrem Arzt davon berichten, denn eine PAVK ist nicht zu unterschätzen: In späteren Stadien verschlechtert sich die Durchblutung so stark, dass Geschwüre entstehen (offenes Bein) oder Gewebe abstirbt. Dies gilt vor allem, wenn zusätzlich noch ein Diabetes vorliegt. Dann kann eine Amputation von Zehen, Fuß, Unterschenkel oder Bein notwendig werden. Zudem gilt die PAVK als „Marker-Erkrankung": Sie weist auf eine Gefährdung durch Schlaganfall oder Herzinfarkt hin, denn meistens sind auch die Arterien am Herzen sowie Hals- und Gehirnarterien verengt. Zudem können die Nierenarterien betroffen sein, was den Blutdruck weiter steigen lässt. Neben einer Blutdrucksenkung bringt ein Rauchstopp viel, auch auf Ihre Blutfette und Ihren Blutzucker sollten Sie ein Auge haben. Medikamente können einen Gefäßverschluss verhindern, konsequentes Gehtraining verbessert die Durchblutung.

Aneurysma

Ein Aneurysma ist eine Erkrankung, bei der der Bluthochdruck direkt einen Schaden an der Gefäßwand anrichtet. Dabei handelt es sich um eine spindel- oder sackförmige Ausstülpung einer Schlagader. Ist diese stark ausgeprägt, kann sie platzen und der Betroffene droht innerlich zu verbluten. Meistens ist die Hauptschlagader (Aorta) im Bauch betroffen, man spricht von einem Aortenaneurysma.

Männer über 65 Jahren entwickeln häufiger als Frauen ein Aneurysma der Bauchschlagader. Deshalb wird ihnen eine Früherkennungsuntersuchung mittels Ultraschall angeboten, denn Warnsymptome gibt es meistens nicht. Eine kleinere Ausweitung sollte regelmäßig mittels Ultraschall kontrolliert werden. Der Normwert des Aortendurchmessers liegt bei 2 cm. Ab einem Durchmesser von 5,5 m ist ein operativer Eingriff zu erwägen.

In jedem Fall heißt es: Runter mit dem Blutdruck, bei Rauchern sofortiger Nikotinstopp. Dies verlangsamt das Fortschreiten der Erkrankung.

Herzschwäche

Bluthochdruck ist die häufigste Ursache für eine Herzschwäche. Denn gegen erhöhten Widerstand muss der Herzmuskel beständig anarbeiten. In der Folge vergrößert sich der Herzmuskel, doch im Unterschied zu Arm- und Beinmuskeln, Rücken- und Bauchmuskeln wird er durch das Training nur vorübergehend kräftiger. Im Gegenteil: Im Laufe der Jahre verliert er Kraft, die Herzwände dünnen aus, die Muskeln werden schlaffer und das Herz kann nicht mehr so gut pumpen.

Die Betroffenen fühlen sich erschöpft und müde, nicht mehr so kraftvoll und leistungsfähig. Typisches Symptom ist Atemnot, weil das Blut sich vor dem linken Vorhof bis zur Lunge zurückstaut. Manche Patienten können nur schwer flach liegen. Auch vor dem rechten Vorhof kann sich zu viel Blut ansammeln, nämlich in der großen Hohlvene, die das Blut aus Beinen und Bauchraum heranführt. In der Folge bilden sich an den Fußknöcheln oder am Unterschenkel Wassereinlagerungen (Ödeme). Die Ödeme sind daran zu erkennen, dass durch Druck mit einem Finger kleine Dellen entstehen, die sich erst allmählich wieder glätten. Die Beine werden dick und schwer. Nachts schwellen die Beine ab und Sie müssen häufiger Wasser lassen.

Basis einer jeden Bluthochdruckbehandlung sind folgende nichtmedikamentöse Maßnahmen: abnehmen, sich kochsalzarm ernähren und körperlich trainieren nach Beratung mit Ihrem Arzt. So kann das Herz wieder leistungsfähiger werden. Eine gute Einstellung des Blutdrucks, gegebenenfalls eine Behandlung der koronaren Herzerkrankung, können zusätzlich helfen, den möglichen schweren Verlauf einer Herzschwäche zu verhindern. Häufig verwendete Hochdruckmedikamente sind auch gute Mittel gegen Herzschwäche.

→ Ein neues Risiko: Corona

Die Ansteckung mit dem Corona-Virus kann mit starken Belastungen für das Herz einhergehen. Deshalb sollten Bluthochdruck- und Herzpatienten gut gerüstet sein: Bringen Sie Ihr Herz-Kreislauf-System in einen bestmöglichen Zustand, indem Sie zum einen Ihre Medikamente regelmäßig einnehmen, die Präparate können das Herz entlasten. Zum anderen indem Sie sich ausreichend viel bewegen (siehe S. 45) und sich gesund ernähren (siehe S. 73). Melden Sie sich bei einem Verdacht auf eine Infektion möglichst frühzeitig bei Ihrem Hausarzt. Ein theoretisch begründeter Verdacht, dass bestimmte Hochdruckmittel eine Corona-Erkrankung begünstigen könnten, hat sich nicht bestätigt. Es wird dringend davor gewarnt, diese Mittel abzusetzen.

Koronare Herzkrankheit

Atemnot, Erschöpfung, Leistungsabfall – diese Symptome können sowohl auf eine Herzschwäche als auch auf eine Verengung der Herzkranzgefäße (koronare Herzerkrankung, KHK) hindeuten. Bei einer KHK haben sich infolge des Bluthochdrucks in den Herzkranzgefäßen Ablagerungen gebildet, die den Blutfluss beeinträchtigen. So steht dem Herzmuskel nicht mehr genug Sauerstoff zur Verfügung. Größte Gefahr: ein Herzinfarkt. Doch wenn Sie Ihren Bluthochdruck effektiv behandeln, können Sie diese Gefahr deutlich senken. Mit einer herzgesunden Lebensweise und den richtigen Medikamenten können Koronarpatienten die gleiche Lebensqualität und -erwartung haben wie Gesunde. Eine Erweiterung der Herzkranzgefäße mit einem Katheter, das Einsetzen von Stents oder eine Operation können notwendig sein, vor allem, wenn die Beschwerden rasch zunehmen oder ein Herzinfarkt auftritt.

→ Alarmzeichen: Brustenge

Wichtigstes Alarmzeichen für eine Koronare Herzkrankheit (KHK) ist die Angina Pectoris, was so viel heißt wie „Brustenge". Dabei können Sie nicht mehr richtig durchatmen – es ist, als lege sich ein Panzer um Ihren Oberkörper. Oder es machen sich dumpfe, stechende, brennende oder ziehende Schmerzen bemerkbar, die eventuell in den linken Arm, in Unterkiefer, Oberbauch oder Schulter ausstrahlen. Körperliche oder seelische Belastungen sind häufig Auslöser für einen Angina Pectoris Anfall, der Sekunden bis Minuten anhält. Diese Symptome treten mit einer gewissen Regelmäßigkeit auf, mit der Zeit finden Sie heraus, wann es wieder losgeht. Lebensgefährlich wird es, wenn sich etwas verändert, zum Beispiel die Schmerzen zunehmen. Dann sollten Sie unverzüglich den Notarzt rufen (Telefon 112), denn bei dieser instabilen Angina Pectoris kann es sich um einen Herzinfarkt handeln. Eine instabile Angina Pectoris entwickelt sich zwar meistens aus einer stabilen, kann aber auch ohne vorherige Warnsignale plötzlich auftreten.

Achtung Herzinfarkt!

Bei folgenden typischen Anzeichen sollten Sie oder die Personen in Ihrer Nähe sofort handeln und den Notarzt rufen, Telefon 112:

- starke Schmerzen hinter dem Brustbein, die in Nacken, Hals, Kiefer, Arme oder Oberbauch ausstrahlen
- starkes Engegefühl, heftiger Druck oder Brennen im Brustkorb
- plötzliche Luftnot
- Übelkeit, Brechreiz
- Schwächegefühl, eventuell Bewusstlosigkeit
- blasse, fahle Gesichtsfarbe, kalter Schweiß
- Gefühl von Lebensbedrohung und Todesangst

Bei Frauen sind die Beschwerden häufiger untypisch:

- Schmerzen in der oberen Rückenpartie, Arm, Nacken oder Kiefer
- ungewohnte Erschöpfung
- Atemnot
- Magenverstimmung, Übelkeit, Brechreiz
- Herzklopfen, Schwäche, Angstgefühl

Vorhofflimmern

Manchmal macht sich der Bluthochdruck auch zum ersten Mal durch Vorhofflimmern bemerkbar, der häufigsten Herzrhythmusstörung. Denn der hohe Blutdruck trägt mit dazu bei, dass sich das Herzmuskelgewebe krankhaft verändert. Beim Vorhofflimmern ist der Herzrhythmus gestört, weil ein elektrisches Chaos in der Vorhofmuskulatur des Herzens entstanden ist. Normalerweise erhält das Herz den Impuls, sich zusammenzuziehen, vom Sinusknoten. Beim Vorhofflimmern kreisen in den Herzvorhöfen elektrische Erregungswellen, die den Sinusknoten als Taktgeber in den Hintergrund drängen. Die Folge: Die Vorhöfe können sich nicht mehr richtig zusammenziehen und flimmern nur noch. Das beeinträchtigt insbesondere im Alter die gesamte Herzleistung. Gefürchtet ist das Vorhofflimmern vor allem deshalb, weil sich in den Vorhöfen Thromben bilden können. Reißen sie ab und gelangen über die Herzkammer in die Arterien, so können sie wichtige Strombahnen verschließen. Vorhofflimmern gehört zu den häufigsten Ursachen für einen Schlaganfall.

Häufig tritt Vorhofflimmern zunächst anfallsweise auf, im weiteren Verlauf werden die Anfälle häufiger, bis irgendwann das Herz nicht mehr in den normalen Herzrhythmus zurückspringt, sodass das Vorhofflimmern anhaltend bestehen bleibt. In diesen Fällen kann ein elektrischer Stromstoß dem Herzen wieder dazu verhelfen, in den normalen Rhythmus zurückzufinden (elektrische Kardioversion). Es kommt allerdings häufig zu Rückfällen.

In erster Linie wird das Vorhofflimmern mit Medikamenten behandelt – entweder mit Substanzen, die auch gegen Bluthochdruck eingesetzt werden (siehe S. 53), oder mit klassischen Antiarrythmika. Gegen das Risiko eines Schlaganfalls bekommen besonders gefährdete Patienten ein gerinnungshemmendes oder blutverdünnendes Mittel. Zur Therapie wie auch zur Vorbeugung gehört auch eine Änderung des Lebensstils (siehe S. 41).

Schlaganfall

Schaffen Sie es, Ihren systolischen Blutdruck um 10 mmHg zu senken, sinkt Ihr Risiko für einen Gehirnschlag um 35 Prozent. Bei einem Schlaganfall sterben Nervenzellen ab – entweder durch verkalkte Gefäße oder durch ein Blutgerinnsel, das eine Ader verstopft, oder durch ein geplatztes Gefäß, das dem Druck nicht mehr standhalten konnte. Die Durchblutungsstörung im Gehirn tritt schlagartig ein, entsprechend plötzlich machen sich die Beschwerden bemerkbar. Das Hirngewebe kann zumindest kurzfristig eine Minderdurchblutung überleben. Deshalb sollten Sie bei folgenden Warnzeichen, die plötzlich auftreten, sofort den Rettungswagen (Tel. 112) rufen:

- Lähmung oder Schwäche im Gesicht (hängender Mundwinkel), Arm oder Bein – meistens auf einer Seite des Körpers
- Gestörtes Berührungsempfinden in Gesicht, Arm oder Bein – meistens auf einer Seite des Körpers. Die Stellen fühlen sich taub oder pelzig an.
- Sprechstörungen mit oder ohne Einschränkung des Sprachverständnisses

Auch wenn Sie bereits eine Folgeerkrankung entwickelt haben, können Sie das Ruder noch herumreißen. Die meisten Erkrankungen bessern sich wieder durch passende Medikamente und eine Änderung des Lebensstils. Patientenverbände, Fachgesellschaften und Selbsthilfegruppen können Sie dabei unterstützen.

- Sehstörungen, z. B. kurzes Erblinden, meist auf einem Auge. Oder es fällt die eine Hälfte des Gesichtsfeldes aus. Auch Doppelbilder sind möglich
- Schwindel, Gangunsicherheiten, fehlender Gleichgewichtssinn und Koordinationsschwierigkeiten
- Gedächtnis funktioniert plötzlich nicht.
- Orientierung im Raum ist gestört

→ Was ist eine TIA?

Manchmal gehen diese Beschwerden relativ schnell vorüber – doch dann ist keine Entwarnung angesagt. Es kann sich dabei um eine transitorische (= vorübergehende) ischämische Attacke, kurz TIA, handeln. Eine TIA gilt als Vorbote eines Schlaganfalls. Sie sollten auch dann in jedem Fall sofort ins Krankenhaus, denn in der Anfangsphase kann man eine TIA nicht von einem „richtigen" Schlaganfall unterscheiden. Auch wenn Sie eine solche Attacke gut überstanden haben: Suchen Sie in jedem Fall einen Arzt auf, um zu besprechen, wie Sie einem Schlaganfall vorbeugen können, z. B. durch Medikamente.

Weil die Blutgefäße im Gehirn durch hohen Blutdruck geschädigt werden, ist auch das Risiko für eine Demenz, vor allem für eine vaskuläre Demenz, erhöht. Bei dieser Form der Demenz sind die Hirngefäße verkalkt. Einer vaskulären Demenz kann am besten vorgebeugt werden, wenn Sie gefäßschädigende Faktoren, wie Bluthochdruck, erhöhte Blutzucker- und Blutfettwerte, in den Griff bekommen.

Nierenerkrankungen

Eine Nierenerkrankung kann sowohl Ursache als auch Folge eines zu hohen Blutdrucks sein. Neben den Hirn- und Herzgefäßen reagiert nämlich auch das komplizierte Geflecht der Nierengefäße besonders empfindlich auf den hohen Druck: Es kommt zu Ablagerungen und Verengungen. Etwa ein Viertel der chronischen Nierenversagen geht auf zu hohen Blutdruck zurück.

Wenn eine oder beide Nierenarterien verengt sind, spricht man von Nierenarterienstenose. Bei Älteren ist dies meist Folge einer Arteriosklerose, bei Jüngeren einer angeborenen Fehlbildung. Wenn die feinen Nierengefäße geschädigt sind, spricht man von Nephrosklerose. Bei der Nephrosklerose wuchert Bindegewebe in den kleinen Nierenkörperchen, sie vernarben.

Wichtige Marker für eine Nierenerkrankung durch einen zu hohen Blutdruck sind zu viel Eiweiß im Urin (Proteinurie) – auch in Form von bereits geringer Vermehrung von Albumin im Urin (Mikroalbuminurie) –, oder ein erhöhtes Kreatinin im Blut bei fortgeschrittener Schädigung. Eine Untersuchung dieser Werte gehört bei Bluthochdruckpatienten zu den Routinemaßnahmen. Bei der Behandlung steht die Blutdrucksenkung im Vordergrund, um den Teufelskreis aus erhöhtem Blutdruck und Schäden an Nierengefäßen, die wiederum eine Steigerung des Blutdrucks bewirken, zu durchbrechen.

▶ **Für eine fachgerechte Versorgung bei Schlaganfall setzt sich die Stiftung Deutsche Schlaganfall-Hilfe ein: www.schlaganfall-hilfe.de.**
Ein Netzwerk von Wissenschaftlern, Kliniken und Praxen hat sich zum Kompetenznetz Herzinsuffizienz zusammengeschlossen, siehe www.knhi.de.
Auch im Kompetenznetz Vorhofflimmern arbeiten Ärzte und Wissenschaftler zusammen: www.kompetenznetz-vorhofflimmern.de.
Bei den Kompetenznetzen wie auch bei der Deutschen Herzstiftung e. V. gibt es weitere Informationen, Broschüren und Adressen für Patienten: www.herzstiftung.de.

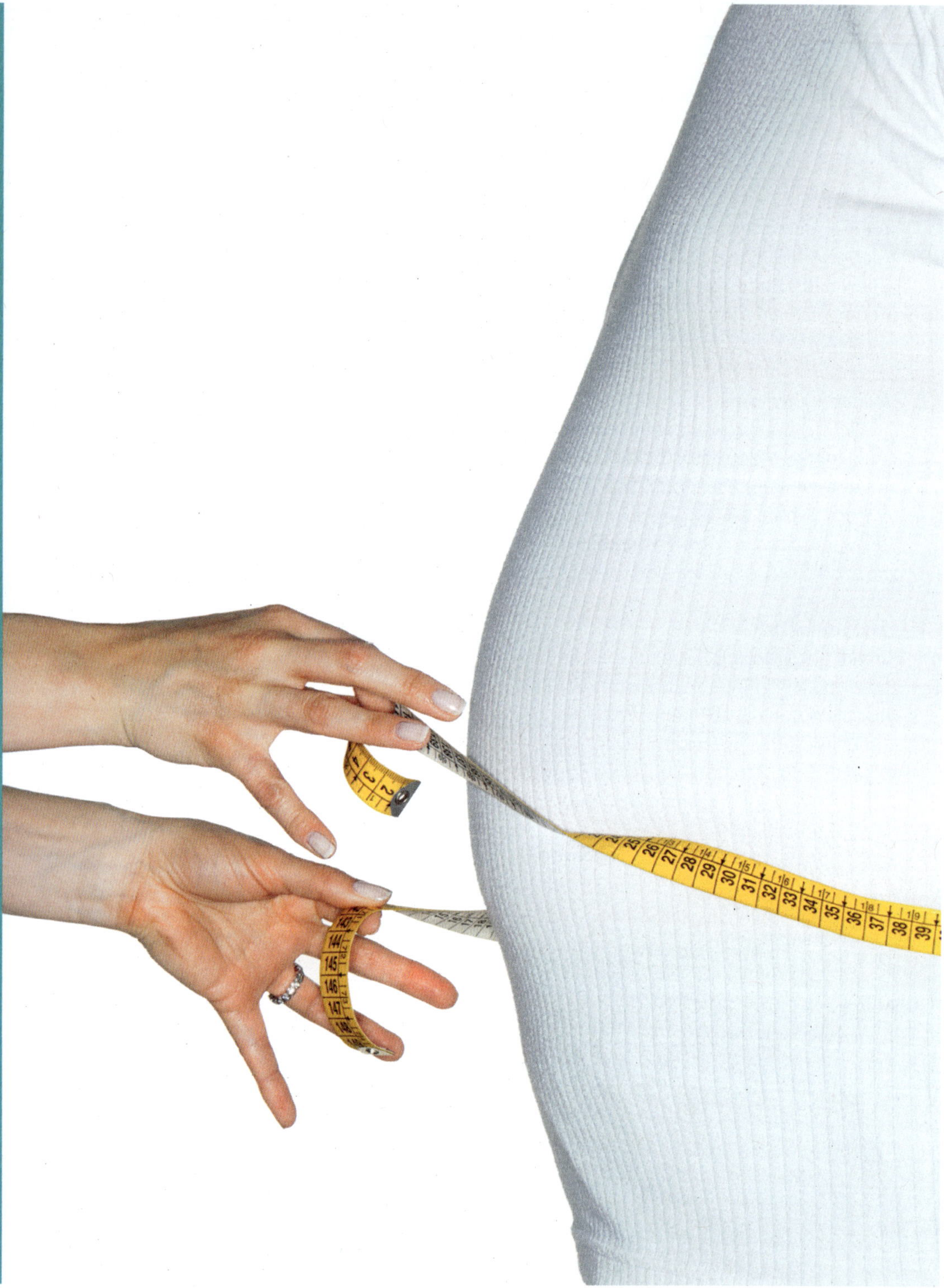

Den Ursachen auf den Grund gehen

Meistens sind keine eindeutig körperlichen Ursachen für den Bluthochdruck festzumachen. Doch ein ungesunder Lebensstil kann einen Bluthochdruck auslösen. Und das können Sie ändern!

Oft liegt der Bluthochdruck in der Familie: Vater oder Mutter, Großeltern und/oder Geschwister haben ebenfalls einen zu hohen Blutdruck oder leiden an anderen Herz-Kreislauf-Krankheiten. Fragen Sie einmal in Ihrer Familie nach, ob Fälle von Bluthochdruck bekannt sind. Kinder haben ein doppelt bis dreifach höheres Risiko, einen Bluthochdruck zu entwickeln, wenn ein oder beide Elternteile Hypertoniker sind. Doch eine Veranlagung zieht nicht zwangsläufig einen Bluthochdruck nach sich. Die erbliche Belastung wird durch bestimmte Lebensumstände erst „freigelegt".

Außerdem gilt es zu klären, ob hinter den hohen Werten nicht eine andere körperliche Erkrankung steckt, zum Beispiel eine Nierenerkrankung (sekundäre Hypertonie, siehe S. 38). Deshalb gehören zu einer Basisdiagnostik nicht nur ein Gespräch und eine körperliche Untersuchung, sondern zum Beispiel auch eine sonografische Untersuchung (Ultraschall) und Laboruntersuchungen von Blut und Urin.

Meistens entdeckt der Arzt keine direkte organische Ursache für den Bluthochdruck. Bei 90 bis 95 von 100 der Patientinnen und Patienten ist er eine eigenständige Erkrankung ohne eine andere körperliche Ursache, primäre Hypertonie genannt. Dann gilt es, sich genauer anzuschauen, wie gesund oder ungesund man lebt.

Riskanter Lebensstil

Viele Risiken für Bluthochdruck können wir beeinflussen: unser Gewicht, unseren Salz-, Alkohol- und Nikotinkonsum, unser Bewegungsverhalten sowie unseren Stresslevel.

Bluthochdruck ist kein Schicksal. Eine Veranlagung etwa kommt nur zum Zug, wenn sich andere Belastungen hinzugesellen, die sich aus dem Lebensstil ergeben. Oder umgekehrt formuliert: Bringt man nicht zu viele Pfunde auf die Waage, bewegt sich in der Freizeit mindestens dreimal pro Woche, isst täglich Gemüse, trinkt wenig Alkohol, dann verringert sich das Risiko, einen Bluthochdruck zu entwickeln, auf ein Drittel, so eine Studie aus Finnland mit mehr als 21000 Teilnehmern.

Risikofaktor Übergewicht

Mediziner gehen davon aus, dass 30 bis 60 Prozent der Bluthochdruckleiden auf Übergewicht zurückgehen. Bei stark übergewichtigen (adipösen) Menschen kommt Bluthochdruck dreimal häufiger vor als bei normalgewichtigen.

Der Grund für eine Gewichtszunahme ist oft simpel: Wir nehmen mit der Nahrung mehr Energie auf, als wir verbrauchen.

Wie beim Bluthochdruck spielen auch beim Übergewicht genetische Faktoren eine Rolle – Experten schätzen den Anteil auf 30 bis 40 Prozent. Das heißt, Menschen, die eine Veranlagung dafür haben, zu viel Fett anzusetzen, haben es schwerer, ihr Körpergewicht zu kontrollieren. Doch wie beim Bluthochdruck gilt auch hier: Unsere Lebensgewohnheiten, unser Verhalten, unsere Umwelt und unsere Psyche haben ebenfalls einen Einfluss darauf, wie viel wir wiegen.

→ BMI gibt Übergewicht an

Maßstab für Übergewicht ist der Body-Mass-Index (BMI), der das Verhältnis des Körpergewichts zur Körpergröße berechnet:

BMI = Körpergewicht (kg) / [Körpergröße x Körpergröße (m^2)]

Wenn Sie z. B. 1,75 m groß sind und 90 kg wiegen, rechnen Sie wie folgt:

90 / (1,75 x 1,75) = BMI 29,39

Mit einem BMI von über 29 liegen Sie also knapp vor der Grenze zu Adipositas, auch Fettleibigkeit genannt. Ab einem BMI von 30 sind die gesundheitlichen Risiken so groß, dass man auch von krankhaftem Übergewicht spricht.

Kaffeeverzicht ist in der Regel nicht erforderlich. Denn das Risiko, durch regelmäßigen Konsum einen Bluthochdruck zu entwickeln, ist nicht bewiesen. In großen Untersuchungen wurden bei Kaffeetrinkern sogar weniger Herz-Kreislauf-Erkrankungen gefunden. Vorsicht allerdings, wenn Sie Kaffee schlecht vertragen oder Herzklopfen bekommen.

Ungünstigerweise fördern einige Medikamente eine Gewichtszunahme: so z. B. Betablocker gegen den Bluthochdruck (S. 60), die Pille, Neuroleptika (bei psychiatrischen und psychosomatischen Erkrankungen), Antidepressiva, Kortison oder Medikamente zur Senkung des Blutzuckers bei Diabetes wie Insulin. Selten liegt dem Übergewicht eine hormonelle Störung, etwa eine Schilddrüsenunterfunktion oder eine Überfunktion der Nebenniere, zugrunde.

BMI

Kategorie	BMI	Risiko für Begleiterkrankungen
Untergewicht	< 18,5	niedrig
Normalgewicht	18,5–24,9	durchschnittlich
Übergewicht	25,0–29,9	gering erhöht
Adipositas Grad I	30,0–34,9	erhöht
Adipositas Grad II	35,0–39,9	hoch
Adipositas Grad III	≥ 40	sehr hoch

Apfel oder Birne?

Als besonders besorgniserregend gelten die Fettdepots um den Bauch herum – die „Apfelform", im Unterschied zur „Birnenform". Deshalb können Sie auch, statt sich auf die Waage zu stellen, an der Taille maßnehmen: Beträgt der Umfang mehr als 80 Zentimeter bei Frauen oder mehr als 94 Zentimeter bei Männern, ist das Risiko erhöht, an Herz- und Gefäßerkrankungen oder an einem Typ-2-Diabetes zu erkranken. Denn das Bauchfett produziert Hormone, die den Blutdruck erhöhen.

Risikofaktor Salzkonsum

Salz ist das wichtigste Gewürz in der Küche. Doch ein zu hoher Salzkonsum hat einen negativen Einfluss auf den Blutdruck. Auch wenn die Datenlage zum Salzkonsum immer noch nicht befriedigend ist: Zahlreiche Studien weisen darauf hin, dass der Blutdruck steigt, je mehr Salz wir essen – und umgekehrt. Der Mechanismus dahinter:

Salzreiche Kost hält das Wasser im Gewebe. Dadurch sammelt sich mehr Wasser in den Blutgefäßen und der Blutdruck steigt. Zudem scheint zu viel Salz das Risiko für eine Herzschwäche (siehe S. 26), Herzinfarkt (siehe S. 28) und Schlaganfall (siehe S. 29) zu erhöhen.

Deshalb gilt der Rat: Wenn Sie Ihren Blutdruck senken wollen, reduzieren Sie Ihren Salzkonsum. Die Deutsche Gesellschaft für Ernährung (DGE) empfiehlt 6 Gramm Kochsalz pro Tag, die Weltgesundheitsorganisation (WHO) sogar nur 5 Gramm pro Tag. 6 Gramm Kochsalz – das entspricht einem Teelöffel Salz. Doch laut einer Studie des Robert-Koch-Instituts liegen 75 Prozent der Männer und fast 70 Prozent der Frauen in Deutschland darüber. Männer verzehren im Schnitt 10 Gramm, und Frauen 8,4 Gramm pro Tag.

Ein großes Problem bei der Ernährung: Viel Salz ist vor allem in vorgefertigten Produkten versteckt: in Fleisch- und Wurstwaren, aber auch im Brot, in Käse und Milchprodukten. Experten gehen davon aus, dass ein gutes Viertel des täglich verzehrten Salzes aus diesen Grundnahrungsmitteln stammt. Hinzu kommen Fastfood und Fertiggerichte sowie Restaurantbesuche, wo das Essen in der Regel salzhaltiger ist, als wenn man zu Hause kocht. Vermeiden Sie also möglichst verarbeitete Lebensmittel und stellen Sie sich zu Hause in die Küche (siehe ab S. 76).

→ Angaben prüfen

Portugal und Finnland haben es vorgemacht: Durch Aufklärung und spezielle Siegel für salzarme Lebensmittel sank mit dem Salzkonsum auch der Blutdruck in der Bevölkerung. Studieren Sie also die Nährwerttabellen auf Verpackungen und Dosen. Seit Dezember 2016 ist es auch bei uns Pflicht, dass dort der Salzgehalt angegeben wird.

Risikofaktor Bewegungsmangel

Bewegungsmuffel sind gefährdet, einen Bluthochdruck zu entwickeln. Nach einer Krankenkassen-Studie erreicht gerade einmal knapp die Hälfte der Bevölkerung (43 Prozent) das nötige Mindestmaß an Bewegung. Das liegt laut Empfehlung der Weltgesundheitsorganisation (WHO) bei mindestens 150 Minuten moderater oder 75 Minuten intensiver körperlicher Aktivität pro Woche.

Der Preis für die Trägheit ist hoch: Neben Bluthochdruck und anderen Herz-Kreislauf-Krankheiten drohen Adipositas, Krankheiten des Zucker- und Fettstoffwechsels, Haltungsschäden, Rückenschmerzen, Osteoporose und sogar Krebs. Umgekehrt fällt auch der Lohn der Mühe besonders hoch aus: Es gibt kaum ein Medikament oder eine andere Maßnahme, die an die Effekte von körperlichem Training heranreicht.

Risikofaktor Alkohol

Bei regelmäßigem Konsum von mehr als 30 Gramm Alkohol bei Männern am Tag (etwa drei Viertel Liter Bier oder ein Drittel Liter Wein) oder mehr als 20 Gramm bei Frauen (etwa ein halber Liter Bier oder ein Glas Wein à 0,2 Liter) verdoppelt sich das Risiko für einen Bluthochdruck.

Alkohol ist ein Zellgift, das Körperorgane und Nervenzellen schädigt. Einmal ganz abgesehen davon, dass Alkohol abhängig machen kann, verursacht ein Zuviel unter anderem Leberzirrhose oder Bauchspeicheldrüsenentzündungen, Brustkrebs oder Tumore an den Verdauungsorganen, Schäden am Herzmuskel und neurologische Erkrankungen. Außerdem macht Alkohol dick, was wiederum den Blutdruck in die Höhe treiben kann. Mit über sieben Kilokalorien pro Gramm ist der Energiegehalt fast so hoch wie der von Fett.

Es bleibt festzuhalten: Alkohol ist nach Rauchen und Bluthochdruck das dritthöchste Risiko für Krankheit und vorzeitigen Tod in Europa. Das klingt wie eine Verteufelung, doch das ist die Krux beim Alkohol: Auf der einen Seite ist er gesellschaftlich akzeptiertes Genussmittel, auf der anderen Seite ein Zellgift, das Organe angreift, sowie ein Rauschmittel, das abhängig machen kann. Die Grenzen sind fließend.

Risikofaktor Stress

Bei Stress kommt der Sympathikus zum Zug – der aktive Teil des vegetativen Nervensystems. Er sorgt dafür, dass unter Anspannung der Blutdruck steigt. Ist die fordernde Situation vorüber, meldet sich der Parasympathikus, der unseren Kreislauf wieder zur Ruhe bringt. Geraten „Stressnerv“ und „Ruhenerv“ ständig aus der Balance, droht dauerhafter Bluthochdruck.

Darüber hinaus fördert Stress Entzündungsprozesse in den Blutgefäßen und erhöht die Gerinnbarkeit des Blutes. Dies trägt zu Erkrankungen von Herz und Kreislauf bei. Die Belastungen des Arbeitslebens machen vor allem dann krank, wenn Belohnung und Anstrengung in einem Missverhältnis stehen. Dies wurde 2018 in einer Untersuchung an über 100 000 Personen nachgewiesen.

Risikofaktor Rauchen

Rauchen erhöht den Blutdruck zumindest kurzzeitig, beim Kettenrauchen sogar über die gesamte Zeit hinweg, in der wir wach sind und rauchen. Was aber vor allem gegen die Zigarette spricht: Da Rauchen eine Arteriosklerose (siehe S. 24) fördert, ist Tabakkonsum einer der wichtigsten Risikofaktoren für Herz-Kreislauf-Erkrankungen. Für einen Herzinfarkt (siehe S. 28) ist Nikotin sogar Risikofaktor Nummer eins. Wenn Sie einen zu hohen Blutdruck haben und dazu noch regelmäßig rauchen, vervielfacht sich Ihr Risiko, dass Gefäße, Herz, Gehirn oder Nieren Schaden nehmen – abgesehen davon, dass sich das Krebsrisiko von Rauchern verdoppelt.

Krankheiten als Ursache

Sie sind ein jüngerer Bluthochdruck-Patient? Ihr Blutdruck ist schnell angestiegen oder lässt sich schwer einstellen? Dann könnte es sich um eine „sekundäre Hypertonie" handeln.

Je jünger die Patienten sind und je höher der Blutdruck, desto eher muss daran gedacht werden, dass dahinter eine andere Erkrankung steckt. Eine solche „sekundäre Hypertonie" liegt häufiger bei Jüngeren vor, insgesamt bei 5 von 100 Hypertonie-Betroffenen. Bei ihnen muss nicht nur der Bluthochdruck, sondern auch die Grunderkrankung behandelt werden – mit der Aussicht, dass der Bluthochdruck dadurch möglicherweise geheilt werden kann.

Nierenleiden am häufigsten

Zu den Aufgaben der Nieren gehört es, den Blutdruck zu kontrollieren. Sind sie geschädigt, gerät der Druck außer Kontrolle. Häufigste Ursache einer sekundären Hypertonie ist eine Erkrankung des Nierengewebes (Nierenparenchym). Eine solche renoparenchymatöse Form einer Hypertonie entsteht z.B. durch Entzündungen des Nierengewebes, einen Diabetes, durch eine Verlegung des Harnabflusses z.B. durch Steine oder durch zystische Veränderungen der Nieren. Wenn die Blutdruckwerte in einer Langzeitmessung (siehe S. 13) nachts nicht absinken, kann das auf eine solche Nierenerkrankung hinweisen.

Die nächtlichen Werte sind auch für die Diagnose der renovaskulären Form einer Hypertonie relevant: Wenn der Blutdruck in der Nacht entgleist, kann das bedeuten, dass die Nierenarterien verengt sind – auch eine wichtige Ursache für eine sekundäre Hypertonie. Weitere Hinweise: Sie sind noch keine 30 Jahre alt und haben Bluthochdruck, Ihr Blutdruck lässt sich schwer einstellen oder Sie sind älter und der Druck ist innerhalb weniger Monate stark angestiegen. Eine solche Nierenarterienstenose kommt durch eine Verkalkung zustande oder durch Fehlbildungen der Arterienwand.

Weitere Erkrankungen

Bei einer Schlafapnoe (Atemstillstände im Schlaf) erhöhen sich die Blutdruckwerte zunächst nur nachts, im Verlauf auch tagsüber. Die nächtlichen Erstickungsanfälle aktivieren das sympathische Nervensystem, was den Blutdruck steigen lässt. Störungen im Hormonhaushalt, die einen Blutdruckanstieg zur Folge haben, können durch verschiedene Erkrankungen bedingt sein. Gutartige Tumore in der Nebennierenrinde zum Beispiel führen zu einer Überproduktion von Aldosteron, was den Blutdruck steigen lässt (Conn-Syndrom). Beim Phäochromozytom produziert eine gutartige Geschwulst im Nebennierenmark zu viele blutdrucksteigernde Hormone (Adrenalin und Noradrenalin), gibt sie teilweise stoßartig ab. So kann es zu Blutdruckspitzen kommen, die häufig zum Beispiel mit starken Kopfschmerzen verbunden sind (Blutdruckkrise, siehe S. 19). Auch eine Unterfunktion der Schilddrüse geht häufiger mit einem chronischen Bluthochdruck einher. Bei Jugendlichen und jungen Erwachsenen mit Bluthochdruck muss eine Einengung der Hauptschlagader (Aorta) in Erwägung gezogen werden. Bei dieser Aortenisthmusstenose ist die Hauptschlagader im Brustkorb verengt, sodass Nieren und untere Körperhälfte schlechter durchblutet werden.

→ Hochdruck in der Schwangerschaft

Vor allem im letzten Schwangerschaftsdrittel kann die Mutter einen Bluthochdruck entwickeln und zu viel Eiweiß über den Urin ausscheiden. Eine solche Präeklampsie heilt nach der Geburt aus, muss aber engmaschig beobachtet werden. Die Schwangere sollte sich schonen, mit dem Arbeitgeber über Arbeitserleichterungen sprechen oder muss sich eventuell krankschreiben lassen. Mitunter ist sogar Bettruhe angesagt. Wenn der Blutdruck dadurch nicht genügend fällt, eignet sich vor allem Methyldopa zur Blutdrucksenkung, ein Mittel aus der Gruppe der Antisympathotonika (siehe S. 68). Es ist bei schwangeren Frauen gut geprüft und zeigte in den Studien keine wesentlichen unerwünschten Wirkungen auf das Ungeborene. Falls die Symptome nicht in den Griff zu bekommen sind, muss die Entbindung frühzeitig eingeleitet werden. Bei Beschwerden wie Schwindel, Benommenheit, Flimmern vor den Augen, Unwohlsein und anhaltenden Kopfschmerzen sollten Sie umgehend Ihre Ärztin aufsuchen. Bei den Schwangerschaftsuntersuchungen wird eine Präeklampsie früh erkannt.

Auch manche Medikamente können den Blutdruck erhöhen. Dazu gehören: die „Pille" (Ovulationshemmer zur Empfängnisverhütung), Hormonpräparate gegen Wechseljahres- und Zyklusbeschwerden, Mittel gegen Rheuma, Gelenkbeschwerden und „Hexenschuss" (NSAR) sowie kortisonhaltige Tabletten.

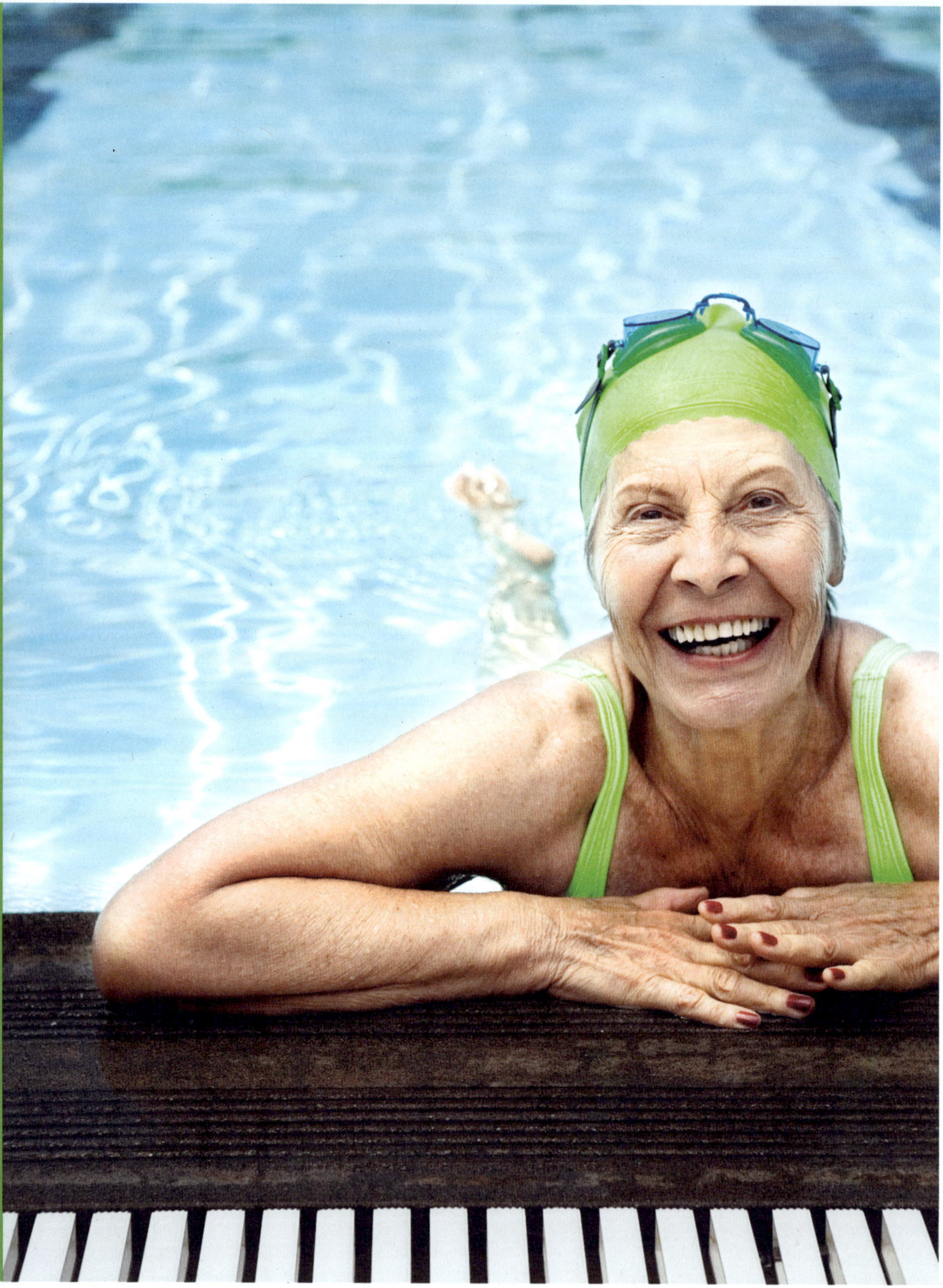

Den Druck rausnehmen

Wiegen Sie zu viel? Bewegen Sie sich zu wenig? Essen Sie ungesund? Genehmigen Sie sich ab und zu ein Gläschen? Glückwunsch! Dann haben Sie gleich mehrere Joker in der Hand, um den Hochdruck selbst zu behandeln.

Sie können es vielleicht nicht mehr hören: „Es würde Ihnen guttun, etwas abzunehmen." „Machen Sie mehr Sport!" oder „Warum hörst du nicht einfach mit dem Rauchen auf." Nichtsdestotrotz sind diese Ratschläge richtig: Allein durch eine Änderung des Lebensstils kann mäßiger Bluthochdruck normalisiert werden – und womöglich sind keine Medikamente nötig.

Wie stark ein gesunder Lebensstil den Blutdruck senken kann? Ob Salzreduktion, herzgesunde Ernährung, Abspecken, regelmäßiger Sport oder weniger Alkohol – mit jeder dieser Maßnahmen fallen die systolischen Werte im Laufe einiger Wochen um etwa 3 bis 8 mmHg, die diastolischen Werte um 1 bis 4 mmHg. Also gehen Sie es an!

Jetzt gilt es, Gewohnheiten zu durchbrechen, die sich in unserem Gehirn eingeprägt haben: Ein Auslösereiz (zum Beispiel Langeweile) ist eng mit einer Routine (zum Beispiel eine Tafel Schokolade essen) und einer Belohnung (schmeckt, beruhigt und hebt die Stimmung) verknüpft. Diesen Automatismus gilt es zu durchbrechen.

Alternativen finden

Warum esse ich immer am Abend Süßigkeiten? Ist es Langeweile, finde ich keinen anderen Weg, vom Alltagsstress runterzukommen? Warum brauche ich meine Raucherpausen? Ist es die Sehnsucht nach Entspannung oder nach einem Kick? Oder brauche ich einfach nur eine Pause? Versuchen Sie,

Alternativen zu finden, experimentieren Sie! Wenn Körper und Gehirn öfters die Erfahrung machen, dass am Abend zum Beispiel ein Spaziergang an der frischen Luft guttut, könnte das vielleicht zukünftig die Zigarette, die Flasche Bier oder das Glas Wein ersetzen.

Doch einfach ist der Weg nicht: Hirnforschung und Gesundheitspsychologie haben inzwischen deutlich gemacht, dass die Umstellung auf eine gesündere Lebensweise ein komplexes Geschehen ist. Die Menschen durchlaufen verschiedene Phasen, müssen mit Ambivalenzen, Zweifeln und Rückschlägen rechnen. Sie brauchen also Geduld.

→ Nicht zu viel auf einmal

Setzen Sie sich konkrete Ziele und gehen Sie kleine Schritte. Suchen Sie sich eine Maßnahme aus, die Ihnen am nächsten liegt, etwa salzärmer essen. Formulieren Sie Ihren Vorsatz möglichst konkret. Zum Beispiel: Ich verwende künftig mehr frische und getrocknete Kräuter und dafür weniger Salz (siehe S. 76).

Übergewicht reduzieren

Ihr Ziel: Gesünder essen und sich mehr bewegen! Doch bleiben Sie realistisch und lassen Sie die Hände weg von Diäten.

→ **Eine Gewichtsreduktion senkt den Blutdruck,** das ist wissenschaftlich bewiesen. Pro abgenommenem Kilo fällt bei Übergewichtigen der Blutdruck voraussichtlich um 1 bis 2 mmHg. Allerdings sollten Sie Ihre Erwartungen nicht zu hoch schrauben: Gehen Sie davon aus, dass Sie 5 Prozent Ihres Gewichts verlieren und das auch halten können. Wenn es mehr sein sollte, umso besser. Auch der Blutdruck wird nicht unendlich nach unten purzeln: Studien haben gezeigt, dass durch Gewichtsabnahme die Teilnehmerinnen und Teilnehmer insgesamt ihren systolischen Blutdruck um 3 bis höchstens 10 mmHg und ihren diastolischen um 1 bis höchstens 6 mmHg senken konnten.

Doch damit besteht die Chance, dass Sie sich Medikamente zur Blutdrucksenkung sparen können. Für den Fall, dass Sie Antihypertensiva einnehmen müssen: Wenn Sie abspecken, sprechen die Medikamente besser an und Sie können die Dosis möglicherweise reduzieren. Weiterer Effekt: Die Salzsensitivität nimmt ab (siehe S. 76) – Ihr Blutdruck reagiert also nicht mehr so stark auf das Kochsalz, das Sie mit dem Essen zu sich nehmen.

Lustvoll essen

Abnehmen heißt nicht, dass Sie sich mit einer Diät nach der anderen quälen müssen. Im Gegenteil: Lassen Sie die Finger von Schlankheitskuren! Diäten machen nicht schlank, sondern letztendlich wieder dick. Denn meistens stellt sich der berüchtigte Jo-Jo-Effekt ein und Sie wiegen hinterher nicht weniger als vorher, sondern mitunter sogar mehr. Der Spaß am Essen geht verloren und es besteht die Gefahr, in eine Essstörung zu rutschen.

Essen sollte weiterhin lustvoll bleiben! Das Essen soll schmecken und Sie sollen satt werden – und trotzdem langsam an Gewicht verlieren. Das gelingt nur, wenn Sie Ihre Essgewohnheiten langfristig auf eine kalorienärmere, aber ausgewogene Kost umstellen. Das bedeutet ganz einfach: viel Gemüse und Obst, Vollkornprodukte, fettarme Lebensmittel, pflanzliche Fette. Am besten in Form der DASH-Diät (Dietary Approaches to Stop Hypertension, siehe S. 75), die nachgewiesen blutdrucksenkend wirkt. Im Wesentlichen entspricht die DASH-Diät der Mittelmeerkost, ist also keine Diät im engeren Sinne. Besonders wirksam bei Bluthochdruck ist sie, wenn gleichzeitig weniger gesalzen wird. Leckere Rezepte finden Sie dazu ab S. 82.

→ Motivation mit anderen nutzen

Eine Gruppe kann dazu motivieren, ein neues Bewegungs- und Essverhalten einzuüben. Fragen Sie bei Ihrer Krankenkasse nach Programmen zum Abnehmen oder für mehr Bewegung. Die gesetzlichen Krankenkassen bezuschussen Ernährungsberatung und Abnehmtrainings, wenn sie von einer qualifizierten Fachkraft geleitet werden.

Essen aus Langeweile?

Zusätzlich sollten Sie sich intensiver mit der Frage beschäftigen: Wann esse ich warum was? Spüren Sie nach, ob es wirklich Hunger ist oder Appetit. Oder ob hinter dem Essdrang andere Gefühle stecken, wie Einsamkeit, Traurigkeit, Stress oder auch Langeweile. Achten Sie auch darauf, was Sie zwischendurch alles essen und trinken. Viele Menschen bemerken gar nicht, wie viele Kalorien sie in Form von Snacks zu sich nehmen. Ein Essprotokoll kann hilfreich sein.

Wenn Sie sich regelmäßig körperlich bewegen, Ihren Kalorienverbrauch ein wenig reduzieren und Süßigkeiten und Salzgebäck zwischendurch und am Abend weglassen, ist es durchaus realistisch, dass Sie nicht weiter oder wieder zunehmen, und es hilft vielleicht sogar, weiter an Gewicht zu verlieren.

Kalorien verbrennen

Die Rechnung ist ganz einfach: Wenn Sie weniger Kalorien aufnehmen und gleichzeitig mehr verbrauchen, geht es leichter. Studien legen nahe, dass Menschen, die eine kalorienarme Ernährung mit Sport kombinieren, etwa 20 Prozent mehr an Gewicht verlieren und es auch besser halten können als Menschen, die es nur über das Essen versuchen.

Vor allem regelmäßige Bewegung im Alltag erleichtert es enorm, das Gewicht im Griff zu behalten (siehe S. 45). Sei es Fahrradfahren, Treppensteigen, zu Fuß einkaufen gehen – wenn Sie alle Möglichkeiten nutzen, kommen etwa 1000 bis 1200 Kilokalorien in der Woche zusammen. Wenn Sie zum Beispiel langsam 1 Kilometer gehen, haben Sie etwas über 50 Kalorien verbraucht, bei 5 Kilometer Radfahren sind es schon über 80. Bei einer Stunde Garten- oder Hausarbeit verbrennen Sie bis zu 350 Kalorien, treiben Sie eine Stunde richtig Sport, schaffen Sie 600.

Doch es geht nicht nur um Zahlen: Körperliche Aktivität sorgt dafür, dass Sie sich wohler in Ihrer Haut fühlen, gesünder und leistungsfähiger sind. Und das wiederum beugt einem Essen aus Frust vor.

→ Übergewicht: Gefahr für Kinder

Kinder mit Übergewicht haben ein doppelt so hohes Risiko, an Bluthochdruck zu erkranken wie normalgewichtige Mädchen und Jungs. Mehrere hunderttausend Heranwachsende in Deutschland weisen eine Hypertonie auf, schätzt die Deutsche Hochdruckliga. Für sie gelten im Grunde die gleichen Empfehlungen wie für Erwachsene: körperlich aktiv sein, sich gesund ernähren, möglichst die Finger lassen von Süßigkeiten, Süßgetränken und Energydrinks – daran sollte sich die ganze Familie halten. Für Kinder gelten übrigens niedrigere Grenzwerte, abhängig von Alter, Größe und Geschlecht. Sprechen Sie mit dem Kinderarzt, wenn Sie einen „Rettungsring" um den Bauch Ihrer Tochter, Ihres Sohnes bemerken.

Wer braucht wie viel Kalorien?

Frauen mit einer sitzenden, beruflichen Tätigkeit brauchen etwa 1600 bis 1900 Kalorien. Männer, die viel sitzen, haben einen Energiebedarf von etwa 2000 bis 2400 Kalorien. Versuchen Sie, 500 bis 800 Kalorien unter Ihrem Bedarf zu bleiben. Der Bedarf hängt neben dem Alter und Bewegungsverhalten auch vom Gewicht ab. Das heißt: Wenn Sie schlanker geworden sind, benötigen Sie auch weniger Energie.

Mehr Bewegung

Schwitzen lohnt sich: Bewegung hilft so gut wie ein Medikament. Das haben viele Studien gezeigt.

→ **Auch körperliche Betätigung trägt wesentlich dazu bei,** dass der Blutdruck sinkt oder sich erst kein Bluthochdruck entwickelt. Gerade wenn Ihr Blutdruck zwar noch „normal" ist – also unter dem Grenzwert von 140/90 mmHg, aber über 130/85 liegt (hochnormaler Bereich, siehe S. 14) – dann sollten Sie die Chance nutzen. Haben Sie bereits Bluthochdruck, so gilt: Wenn Sie regelmäßig aktiv sind, ist das so effektiv wie ein Medikament. Das heißt: Sie kommen entweder um ein Medikament herum oder können Zahl und Dosis der Medikamente reduzieren. Betätigen Sie sich mindestens dreimal die Woche für mindestens eine halbe Stunde körperlich, dann können Sie Ihren Blutdruck um etwa 5 bis 10 mmHg senken.

So wirkt Bewegung

Zwar steigt bei körperlicher Anstrengung der Blutdruck kurzfristig an. Doch nach ein paar Wochen Training stößt die Körperertüchtigung im Organismus teilweise ganz ähnliche Prozesse an wie ein Medikament:

- Der Sympathikus – der antreibende Teil des vegetativen Nervensystems – wird gedämpft, dadurch bleiben die Blutgefäße weitgestellt.
- Störungen des Endothels werden behoben, das sind die Innenwände der Blutgefäße. Sie regulieren unter anderem auch die Weite der Gefäße. Bei Verletzungen kommt es zu Fettablagerungen.
- Der Körper kommt ins Schwitzen und scheidet mit dem Schweiß Salz aus. Der Salzverlust macht die Gefäße elastischer.

Das sind drei von vielen Effekten im Körper. Aber nicht jeder Hypertoniker reagiert gleich gut auf ein Bewegungsprogramm. Bei dem einen entpuppt es sich als Wunderwaffe, bei anderen tut sich gar nicht so viel. Doch les lohnt sich: Denn Bewegung beeinflusst andere mit dem Hochdruck meistens einhergehende Risikofaktoren und viele Krankheiten positiv.
Der Blutzuckerspiegel und auch das „schlechte" LDL-Cholesterin sinkt, das „gute" HDL-Cholesterin steigt im Blut.

→ Bewegung ist Therapie

Mit regelmäßiger Bewegung können Sie viele verschiedene chronische Krankheiten verhindern oder therapieren, darunter Diabetes Typ 2, Koronare Herzerkrankung, Chronische Herz-

Haben Sie bereits Herzprobleme, können Sie sich auch einer Herzsportgruppe anschließen. Viele Vereine bieten solche Gruppen an, die von einer qualifizierten Fachkraft geleitet werden. Fragen Sie bei Ihrer Krankenkasse nach, ob sie die Kosten übernimmt.

insuffizienz, Arthrose oder Osteoporose. Sport ist in der zweiten Lebenshälfte die einzige wissenschaftlich gesicherte Methode, um den schleichenden Abbauprozess von inneren Organen, Muskeln, Sehnen, Gelenken, Wirbeln und Bandscheiben zu verlangsamen. Damit verlängert körperliche Aktivität das Leben.

Ausdauer und Kräftigung

Für Menschen mit Bluthochdruck ist besonders eine mäßige Ausdauerbelastung geeignet, wie Joggen, Wandern, Walken, Radfahren, Nordic Walking, Inlineskaten, Skilanglauf oder Schwimmen. Denn diese Sportarten – sofern man es im Tempo nicht übertreibt – lassen den Blutdruck nur leicht und kalkulierbar ansteigen. Ansonsten sollten Sie so viel Bewegung wie möglich in Ihren Alltag einbauen: statt des Aufzugs die Treppe nehmen, statt des Autos das Fahrrad, statt mit dem Bus zu fahren mal eine Station zu Fuß gehen. Vielleicht motiviert Sie ein Schrittzähler, z.B. als App auf Ihrem Smartphone: Die Deutsche Hochdruckliga empfiehlt 10 000 Schritte pro Tag. Letztlich zählt jedes Bewegungshäppchen: Ab und zu mal aufstehen und den Kollegen besuchen. Ein paar Kniebeugen beim Zähneputzen. Armbeugen mit Mineralwasserflaschen. Ein Spaziergang um den Block.

Je höher der Kraftanteil und je mehr schnelle Antritts- und Stoppbewegungen, desto kritischer ist die Sportart für Bluthochdruckkranke zu bewerten. Was nicht heißt, dass Sie jeglichen Krafteinsatz vermeiden sollen. Ein leichtes Kräftigungstraining ist sogar empfehlenswert, weil es Muskelmasse aufbaut, was wiederum den Stoffwechsel verbessert. Es muss ja nicht immer ein Fitnessstudio sein: Sie können es zum Beispiel auch mit Gymnastik, Yoga, Tai-Chi oder Qigong probieren. Eine Studie zeigte, dass die Kombination von dosiertem Kräftigungs- und Ausdauertraining den Patienten mit Hypertonie Grad 1 mehr brachte als nur eines von beiden. Das Allerwichtigste aber: Der Sport, die körperliche Aktivität sollte Ihnen Spaß machen. An welcher Bewegungsform haben Sie Freude? Was tut Ihnen gut?

Laufen ohne zu schnaufen

Was bedeutet es, wenn von „mäßiger" Belastung oder „dosiertem" Training die Rede ist? Wenn Sie joggen, Rad fahren, wandern oder schwimmen, sollten Sie zwar ins Schwitzen kommen, aber immer noch so viel Puste haben, dass Sie sich dabei unterhalten können. Laufen ohne zu schnaufen – so lautet die Regel. Als grobe Orientierung kann folgende Formel gelten: Der Trainingspuls sollte höchstens 180 minus Lebensalter betragen.

Doch bleiben Sie vorsichtig: Viele Menschen würden sich, gingen sie nach dieser Rechnung, trotzdem überlasten – zum Beispiel weil sie schweren Bluthochdruck haben, Medikamente nehmen, herzkrank sind oder unter anderen chronischen Krankheiten leiden. Um Ihren optimalen Trainingspuls herauszufinden, sollten Sie sich einem Belastungstest in einer kardiologischen oder sportmedizinischen Praxis unterziehen. Die Ärztin oder der Arzt entscheidet auch, ob Ihr Blutdruck so hoch ist, dass er erst mit Medikamenten richtig eingestellt werden sollte, bevor Sie in ein Sportprogramm einsteigen.

→ Zu viel des Guten

Abbrechen sollten Sie Ihre sportliche Aktivität bei: Fieber, stärkerer Luftnot, Schwindel unter Belastung, Druck oder Schmerz auf der Brust, Schmerzen in den Beinen, Herzstolpern oder plötzlich unregelmäßigem Puls. Fragen Sie Ihren Arzt nach Ihrer Belastbarkeit. Auf dem Laufband oder einem Fahrradergometer kann geprüft werden, wie stark Ihr Blutdruck unter Belastung ansteigt.

Alkohol reduzieren

Gegen ein Gläschen am Abend ist nichts einzuwenden. Doch wie viel ist zu viel?

→ **Wenn Sie Alkohol zu trinken** gewohnt sind, trinken Sie weniger und Ihr Blutdruck wird voraussichtlich abfallen. Wie bei den anderen Maßnahmen auch, profitieren alle Organe von dieser Umstellung und Sie werden sich insgesamt leistungsfähiger fühlen. Erhöhte Leberwerte, Verdauungs- und Stoffwechselstörungen regulieren sich, Sie werden besser schlafen können und nicht zuletzt an Gewicht verlieren, was gleichzeitig den Blutdruck senkt.

Verantwortungsvoller Konsum

Sie sollten auch versuchen, Ihren Trinkgewohnheiten auf die Spur zu kommen (Auslösereiz, siehe S. 41), um die Gewohnheit durchbrechen zu können. Brauchen Sie das Bierchen am Abend zur Entspannung? Spülen Sie Ihren Frust herunter? Langweilen Sie sich, fühlen Sie sich einsam? Was könnte Ihnen sonst helfen?

Wenn Sie häufig zur Flasche Bier oder zum Wein greifen, um Ihre Gefühle zu regulieren, besteht die Gefahr, in einen Missbrauch oder in eine Abhängigkeit zu rutschen. Sie sollten hellhörig werden, wenn Sie Folgendes bei sich bemerken:

- Haben Sie öfter das Gefühl, dass Sie Ihren Alkoholkonsum verringern sollten?
- Hat einmal jemand Ihr Trinken kritisiert und Sie damit ärgerlich gemacht?
- Haben Sie sich schon einmal schlecht oder schuldig gefühlt wegen des Trinkens?
- Haben Sie schon einmal morgens als Erstes Alkohol getrunken, um sich nervlich wieder ins Gleichgewicht zu bringen und einen Kater loszuwerden?
- Verpassen oder vernachlässigen Sie ab und zu Dinge, die Ihnen eigentlich Spaß machen, weil Ihnen das Trinken wichtiger war?

▶ Wenn Sie das Gefühl haben, Ihren Alkoholkonsum nicht im Griff zu haben, können Sie sich an eine der über 1 400 spezialisierten Beratungseinrichtungen von unterschiedlichen Anbietern in Deutschland wenden. Eine Beratung in Ihrer Nähe finden Sie auf den Seiten der Deutschen Hauptstelle für Suchtfragen (DHS) e. V.: www.dhs.de unter „Einrichtungssuche".

Mit dem Rauchen aufhören

Schluss! Aus! Hört sich einfacher an, als es ist. Doch es ist nie zu spät: Ihr Risiko sinkt nach einem Rauchstopp dramatisch.

Hochdruckkranke können ihr Risiko für einen Herzinfarkt oder Schlaganfall um fast die Hälfte vermindern, wenn sie mit dem Rauchen aufhören. Das ist mehr, als Medikamente gegen Bluthochdruck erreichen können. Die Blutdruckerhöhungen nach jeder Zigarette hören auf. Schon nach 24 Stunden ohne Rauchen geht das Herzinfarktrisiko leicht zurück. Bereits nach 48 Stunden regenerieren sich Geruchs- und Geschmackssinn. Nach ein paar Wochen oder Monaten verbessert sich die Lungenfunktion, die Kurzatmigkeit hört auf. Nach fünf Jahren ist das Krebsrisiko für die Lunge, Mundhöhle, Luft- oder Speiseröhre um die Hälfte zurückgegangen.

Rauchrituale verlernen

Weil Nikotin nicht nur psychisch, sondern auch körperlich abhängig macht, fällt es so schwer, von diesem Laster zu lassen. Die meisten Menschen brauchen mehrere Anläufe, bis sie es wirklich schaffen. Denn das Ritual des Rauchens ist mit vielen Orten und Stimmungen positiv verknüpft.

Um mit dem Rauchen aufhören zu können, müssen Sie die alten Rauchgewohnheiten verlernen und nach und nach durch gesündere Verhaltensweisen ersetzen – die ebenfalls eine Belohnung versprechen. Das ist für jeden anders: Vielleicht muntert Sie ein Plausch mit den Kollegen auf, auch ohne Zigarette. Oder eine Tasse guten Tees sorgt für neuen Schwung oder der Spaziergang im nahe gelegenen Park. Auch wenn Sie sich vorstellen, dass Sie beim Treppensteigen nicht mehr aus der Puste kommen, kann das eine verlockende Vorstellung sein.

→ Bares Geld

Mit dem Zigaretten-Rechner auf www.gesundheitsinformation.de können Sie sich ausrechnen, wie viel Geld Sie mit einem Rauchstopp sparen können. Auch das kann motivierend sein.

Mit der Schlusspunkt-Methode fällt den meisten Raucherinnen und Rauchern das Aufhören leichter, als wenn sie allmählich reduzieren würden. Legen Sie einen Tag X fest – möglichst einen stressfreien Termin, vielleicht während Ihres Urlaubs –, an dem Sie das Rauchen aufgeben wollen. Vernichten Sie alle Rauchutensilien wie Zigaretten, Aschenbecher, Feuerzeug.

Pflaster, Kaugummi & Co.

Eine Nikotinersatztherapie kann die Entzugserscheinungen wie Schlafstörungen, Nervosität, Hunger oder Angst mildern. Anders als der Name vermuten lässt, wird Nikotin in den Präparaten nicht ersetzt. Kaugummi, Pflaster, Lutschtabletten, Inhalationsgeräte und Spray enthalten Nikotin, geben es aber langsamer und in geringerer Dosierung ab. Nikotinersatzpräparate erhöhen die Chance, vom Laster loszukommen, insbesondere in Kombination mit einem Raucherentwöhnungsprogramm.

Übrigens: Nutzen und Schaden von E-Zigaretten sind noch unzureichend geklärt. Sie sind unter anderem abhängig von den Fabrikaten, Art und Menge der Substanzen, die eingeatmet werden, Häufigkeit und Art des Umgangs mit den Geräten. Bei Jugendlichen können sie ein Anreiz sein, auf „richtiges“ Rauchen umzusteigen.

In der Gruppe fällt es leichter

Ein Raucherentwöhnungsprogramm kann die zukünftigen Ex-Raucher bei ihrem Vorhaben unterstützen. Mit einem verhaltenstherapeutischen Ansatz und unter professioneller Anleitung nimmt jeder Teilnehmer sein bisheriges Rauchverhalten genau unter die Lupe und entwickelt neue Verhaltensmuster, die für sie oder ihn passend sind. Solche Programme zur Tabakentwöhnung bieten Krankenkassen, Volkshochschulen oder andere Gesundheitseinrichtungen an. Anbieter vor Ort können Sie bei den Krankenkassen oder Rauchertelefonen erfragen.

Ein paar Pfunde mehr?

Die meisten Menschen, die mit dem Rauchen aufhören, nehmen ein paar Kilogramm zu. Denn Rauchen unterdrückt das Hungergefühl und nach dem Rauchstopp verändert sich der Stoffwechsel. Doch mit einer bewussten Ernährung (siehe ab S. 75) und ausreichender Bewegung bekommen viele Ex-Raucher ihr Gewicht wieder in den Griff. Wenn es ein paar Pfunde mehr bleiben sollten: Die Nachteile des Rauchens stehen in keinem Verhältnis zu diesem Nachteil. Also beginnen Sie mit Ihrem Rauchstopp.

Stress bewältigen

Entspannungsverfahren, Ausdauersport oder eine Psychotherapie können helfen, chronischer Überforderung und damit Bluthochdruck entgegenzuwirken.

Phasen, die uns fordern, sollten sich mit Phasen, in denen wir Ruhe finden, abwechseln. Sonst werden wir krank und der Blutdruck kann dauerhaft zu hoch werden. Sich in einen ausgewogenen Arbeits- und Lebensrhythmus einzufinden, dabei können Entspannungs- und asiatische Bewegungsverfahren helfen, wie beispielsweise Progressive Muskelentspannung nach Jacobson, Autogenes Training, Meditation, Qigong, Tai-Chi oder Yoga. Wenn man sie regelmäßig praktiziert, senkt sich das Erregungsniveau dauerhaft und die Belastbarkeit erhöht sich.

Ein Entspannungsverfahren versetzt uns in die Lage, auf das vegetative Nervensystem (siehe S. 11) Einfluss zu nehmen, auf das wir normalerweise keinen willentlichen Zugriff haben: Der im Stress überaktive sympathische Teil schaltet sich durch Entspannung herunter, der parasympathische Teil wird aktiviert. Der Parasympathikus dämpft unwillkürliche Körperprozesse und Organfunktionen: Die Atmung vertieft sich, der Herzschlag wird ruhiger, die Muskelspannung nimmt ab und die Gefäße erweitern sich. Mit Entspannungsverfahren lässt sich auch der Blutdruck senken.

Die Stresshormone werden in Stresssituationen ausgeschüttet, um Energiereserven des Körpers bereitzustellen. Das ist ein uralter Mechanismus. Doch heute müssen wir nicht mehr mit wilden Tieren kämpfen oder fliehen. Deshalb sollten wir diese überschüssige Energie abbauen, indem wir ins Schwitzen kommen. Bewegungsmangel ist ein Stressor an sich! Laufen Sie also dem Stress davon!

Die Stressreaktion

Doch eine Stressbewältigung ist mehr als Entspannung. Denn Stress entsteht im Kopf: Ungesunde Denk- und Bewertungsschemata setzen uns unter Druck und können den Blutdruck in die Höhe treiben. Zu einer Stressbewältigung gehört es daher auch, der persönlichen Stressreaktion auf die Spur zu kommen. Denke ich zum Beispiel immer, dass „alle anderen besser sind als ich"? Oder habe ich zu hohe Ansprüche, will immer perfekt sein? Traue ich mich nicht, Nein zu sagen? Neige ich zum Pessimismus, unterschätze meine Fähigkeiten? Von solchen inneren Mechanismen hängt es ab, ob wir eine Situation als stressig erleben oder nicht. Sind uns solche Gedankenmuster erst einmal bewusst, kann man sie auch ändern.

Die Stressauslöser

Ärger mit dem Vorgesetzten, Zeitmangel, Beziehungsprobleme, die Kinder gehen aus dem Haus, ein Hausbau oder einfach der tägliche Verkehrsstau auf dem Weg zur Arbeit – das alles kann negativen Stress auslösen. Wobei die individuelle Belastbarkeit dabei ganz unterschiedlich ist, je nach Persönlichkeit und persönlicher Situation.

Finden Sie heraus, was Sie am meisten unter Druck setzt. Es gibt immer Möglichkeiten, eine stressige Situation zu entschärfen. Natürlich kann man den Chef nicht einfach austauschen, den Partner ändern oder seine Probleme wegzaubern. Manchmal helfen jedoch schon kleinere Veränderungen: eine andere Einstellung, ein anderes Verhalten, ein anderes Zeitmanagement. Oder mehr Sport, mehr Unternehmungen, Gespräche mit einer Freundin, einem Freund. Mitunter stehen auch größere Einschnitte an: den Arbeitsplatz wechseln oder umziehen oder sich trennen. In solchen Krisensituationen kann eine Beratung oder Psychotherapie Unterstützung geben.

▶ Kurse zur Stressbewältigung bieten Krankenkassen, Volkshochschulen, Psychotherapeuten oder Arbeitgeber an. Kurse zu Achtsamkeitsbasierter Stressreduktion (Mindfulness-Based Stress Reduction, MBSR) finden Sie auf www.mbsr-verband.de.

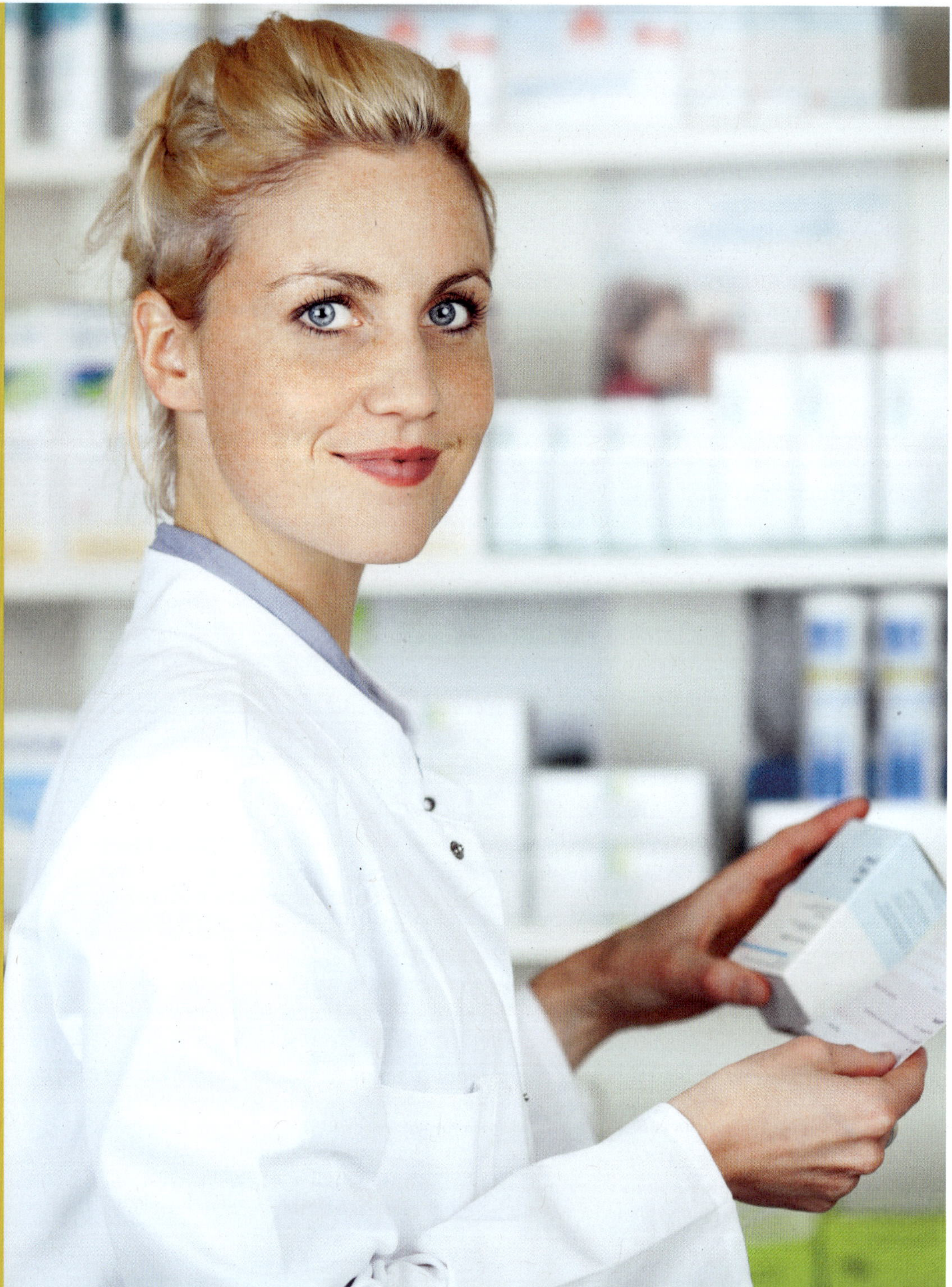

Medikamente bei Bluthochdruck

Viele Menschen haben Vorbehalte gegen Medikamente. Doch gegen kaum eine andere chronische Erkrankung gibt es so gut untersuchte Arzneimittel wie gegen Bluthochdruck.

Eine Therapie des Bluthochdrucks orientiert sich nicht nur an der Höhe des Blutdrucks, sondern auch an Ihrem persönlichen kardiovaskulären Gesamtrisiko. Denn letztlich ist es das Ziel einer jeden Hochdrucktherapie, eine Gefäß-, Herz- oder Nierenerkrankung zu verhindern. Eine Änderung des Lebensstils (siehe S. 41) und eine gesunde, kochsalzarme Ernährung (siehe ab S. 73) kann viel bringen – doch unter Umständen ist eine Ergänzung mit Medikamenten nötig oder sogar zwingend:

- Ihr Blutdruck ist dauerhaft sehr hoch, z. B. bei oder über 180/110 mmHg.
- Sie weisen mehrere Risikofaktoren auf, wie zum Beispiel Übergewicht in Verbindung mit verminderter Glukoseintoleranz und erhöhten Blutfettwerten.
- Sie leiden an Diabetes, einer Niereninsuffizienz oder einer Herzerkrankung.
- Sie haben Ihren Lebensstil nachhaltig geändert (siehe S. 41), aber der Blutdruck will nicht unter die 140/90-Marke.

Doch auch wenn die Medikamente den Blutdruck effektiv senken, unterstützt eine gesunde Lebensweise die Blutdrucksenkung und die Gesundheit der Gefäße, sodass ein nachhaltiger Erfolg wahrscheinlicher wird. Und die Medikamente sprechen besser an, sodass die Chancen gut stehen, dass Sie die Dosis der Arzneimittel reduzieren können.

Die richtige Therapie finden

Über 50 Wirkstoffe und Hunderte von Präparaten – welches ist für Sie geeignet?

Eine Hochdruck-Behandlung bedeutet oft: sich herantasten an die individuell optimale Medikation. Natürlich entscheidet das letztlich der Arzt. Je besser Sie informiert sind, desto eher können Sie zusammen eine Strategie entwickeln.

Die Medikamente

Es stehen fünf Substanzklassen zur Verfügung, die sich in vielen großen Studien als wirksam und sicher bewährt haben. Vereinfacht ausgedrückt setzen diese Basismedikamente an den vier Organen an, die an der Regulation des Blutdrucks beteiligt sind: Niere, Herz, Blutgefäße und Nervensystem. Für alle Basismedikamente ist nachgewiesen, dass sie nicht nur zuverlässig den Blutdruck senken, sondern auch das Risiko reduzieren, Folgeerkrankungen zu erleiden und daran zu sterben. Diese zweite Wirkung ist für die Reservemedikamente weniger gut belegt. Während diese in der Regel mit mehr Nebenwirkungen verbunden sind, gelten die Basismedikamente als gut verträglich:

- Diuretika (siehe S. 58)
- ACE-Hemmer (siehe S. 63)
- Sartane (siehe S. 64)
- Kalziumantagonisten (siehe S. 61)
- Betablocker (siehe S. 60)

Die Mittel dieser Gruppen können einzeln gegeben oder miteinander kombiniert werden. Dabei ist nicht ein Medikament besser als das andere, sondern jede Medikamentengruppe besitzt spezifische Eigenschaften und hat jeweils Vor- und Nachteile.

Die Reservemittel ergänzen die Bluthochdruckmittel und kommen dann zum Einsatz, wenn die Basismedikamente – einzeln oder in Kombination – nicht ausreichend wirken. Sie senken den Blutdruck ebenfalls, sind aber als alleinige Mittel meist nicht so gut verträglich wie die Basismedikamente. Die positive Wirkung auf Folgeerkrankungen (siehe S. 24) ist bei einigen dieser Mittel weniger gut belegt:

- Alpha-1-(Rezeptoren)-Blocker
- Antisympathotonika
- gefäßerweiternde Mittel

Ausprobieren

Ob ein Medikament für Sie passt, hängt von vielen Faktoren ab: vom Schweregrad des Blutdrucks, von Alter, weiteren Risikofaktoren oder Begleiterkrankungen. Diuretika sind zum Beispiel für Menschen mit Herzschwäche besonders geeignet, Betablocker bei Herzrhythmusstörungen, ACE-Hemmer bei eingeschränkter Nierenfunktion oder

Diabetes. Außerdem wirken die Substanzen individuell unterschiedlich und werden unterschiedlich gut vertragen. Es heißt also – nach ärztlicher Empfehlung und Verschreibung – ausprobieren und immer wieder mit dem Arzt Rücksprache halten. Für eine gute Blutdruckeinstellung braucht man Geduld, denn das kann mehrere Monate dauern.

Eine Therapie gegen Bluthochdruck ist in der Regel eine Dauertherapie. Doch wenn Ihr Blutdruck nur leicht erhöht ist und wenn Sie Ihren Lebensstil langfristig verändern, kann es sinnvoll sein, die Dosis zu senken oder die Medikamente versuchsweise abzusetzen. Aber niemals auf eigene Faust!

Es ist nie zu spät!

Auch bei älteren Patienten lohnt sich eine medikamentöse Therapie. Allerdings dürfen betagte Patienten einen etwas höheren Blutdruck haben: Bei über 80-Jährigen werden Medikamente ab Werten von 150/90 mmHg erwogen, abhängig vom allgemeinen Gesundheitszustand. Jüngere Senioren sollten den allgemeinen Grenzwert von 140/90 mmHg (Selbstmessung: 135/85 mmHg) allerdings nicht überschreiten.

Ein Mittel oder mehrere?

„Start low, go slow", heißt die Devise, wenn es sich nicht um einen Notfall handelt. Also mit niedriger Dosis einsteigen und langsam steigern. Denn der Blutdruck soll schrittweise über mehrere Wochen gesenkt werden. Dieses Vorgehen sorgt auch dafür, dass der Körper sich an die Medikamente gewöhnen kann, Nebenwirkungen seltener oder schwächer ausgeprägt sind.

Bei leichtem Bluthochdruck (Grad 1, am besten systolisch unter 150 mmHg) und einem geringen Herz-Kreislauf-Risiko kann ein Medikament genügen (Monotherapie). Auch bei älteren Menschen ist eine Monotherapie oft angesagt, weil bei ihnen Medikamente nicht selten stärker wirken. Doch viele Patienten benötigen zwei oder mehr Medikamente aus verschiedenen Wirkstoffgruppen (Kombinationstherapie) – vor allem dann, wenn der Blutdruck schon zu Beginn der Behandlung deutlich erhöht ist oder sie ein hohes bis sehr hohes Risiko für Herz-Kreislauf-Erkrankungen haben, etwa wenn sie an Diabetes oder einer chronischen Funktionsstörung der Nieren erkrankt sind. Für Patienten, die mehrere Medikamente brauchen, stehen fixe Kombinationen zur Verfügung. Vorteil: Sie müssen nur eine statt verschiedene Tabletten einnehmen. Nachteil: Die Dosis der Wirkstoffe lässt sich schwerer variieren. Es kann sinnvoll sein, vor Einsatz einer Kombi-Pille die wirksame und verträgliche Dosis mithilfe von Einzelpräparaten genau zu ermitteln.

140, 130, 120: Wie weit den Blutdruck senken?

Die aktuellen Leitlinien sind etwas strenger geworden: Bei Menschen, die nicht älter als 65 Jahre sind, sollte mit Medikamenten in der Regel ein Blutdruck von 130 mmHg oder niedriger systolisch erreicht werden. Bei den Älteren wird ein Zielblutdruck von 130 bis 139 mmHg empfohlen, sogar auch für über 80-Jährige, wenn sie fit sind und es vertragen. Auf unter 120/70 mmHg sollte der Blutdruck allerdings nicht gesenkt werden, das kann sich auch negativ auswirken.

Die Angst vor Nebenwirkungen

Besonders zu Beginn der Behandlung können sich störende Nebenwirkungen bemerkbar machen. Oft gewöhnt sich de Körper nach wenigen Wochen an den niedrigeren Blutdruck. Zahlreiche diagnostizierte Bluthochdruck-Kranke lassen sich nicht behandeln. Und von denen, die sich behandeln lassen, erreichen längst nicht alle gute Blutdruckwerte. Denn viele brechen die Therapie vorzeitig ab oder sie nehmen die Medikamente unzuverlässig ein. Ein Grund: Sie nehmen den Bluthochdruck nicht ernst, weil sie keine Symptome haben. Deshalb sind sie wenig bereit, Medikamente mit ihren Nebenwirkungen in Kauf zu nehmen.

Der Körper muss sich umstellen

Ein großer Teil der Patienten verspürt keine Nebenwirkungen durch die Hochdruckmittel und kommt gut mit ihnen zurecht. Allerdings treten besonders zu Beginn der Behandlung Schwierigkeiten auf. Möglicherweise fühlen Sie sich schlapp oder Ihnen ist öfters schwindelig. Weitere häufige Nebenwirkungen sind Kopfschmerzen, Müdigkeit, Schlafstörungen oder Magen-Darm-Beschwerden. Das hängt damit zusammen, dass sich Ihr Körper an den hohen Blutdruck gewöhnt hat und sich nun auf den medikamentös gesenkten Blutdruck umstellen muss. Voraussichtlich wird es Ihnen nach wenigen Wochen wieder so gut gehen wie vorher. Wenn Ihre Werte sehr hoch waren, werden Sie sich nach der Einstellung auf die Medikamente wahrscheinlich belastbarer fühlen, weil Symptome wie Atemnot oder Kopfschmerzen verschwinden.

Doch natürlich gilt: Keine Wirkung ohne mögliche Nebenwirkung. Eventuell müssen Sie sich mit vielleicht störenden unerwünschten Wirkungen auseinandersetzen. Nebenwirkungen wie Kopfschmerzen, Magen-Darm-Beschwerden, Müdigkeit und Schwindel kommen bei fast allen Bluthochdruck-Medikamenten gelegentlich bis häufig vor – besonders eben dann, wenn Sie gerade mit der Einnahme der Medikamente beginnen. Wenn sich die Beschwerden nach einigen Wochen nicht geben, wenn Sie sich durch bestimmte Symptome sehr gestört fühlen, sollten Sie mit Ihrem Arzt besprechen, ob möglicherweise die Dosis des verordneten Mittels zu hoch gewählt ist oder das Medikament gewechselt werden muss.

Auf den folgenden Seiten sind zu Ihrer Sicherheit meistens nur die gefährlichen Neben- und Wechselwirkungen aufgeführt, die ein sofortiges Handeln erfordern, aber in der Regel sehr selten vorkommen. In allen Untersuchungen zu den Mitteln hatten deutlich mehr Patienten einen Nutzen

Checkliste

Regeln für die Therapie

Das sollten Sie beachten, wenn Sie Medikamente gegen Ihren zu hohen Blutdruck einnehmen:

- ☐ Achtung! Reduzieren Sie niemals die Dosis auf eigene Faust oder lassen die Tabletten ganz weg. Denn dann kann es passieren, dass der Blutdruck schlagartig in die Höhe schießt – das kann lebensbedrohlich sein. Oder Sie meinen vom Hochdruck geheilt zu sein, wenn der Blutdruck nach mehreren Tagen immer noch normal ist. Dabei kann eine Medikation auch über Wochen nachwirken. Eine Veränderung der Medikation darf nur unter ärztlicher Kontrolle geschehen.
- ☐ Verschweigen Sie in der Sprechstunde nicht, wenn Sie ein Medikament nicht oder nur unregelmäßig eingenommen oder die Dosis reduziert haben. Sonst wundert sich der Arzt, dass der Blutdruck nicht fällt. Weitere Untersuchungen und Verordnungen könnten die Folge sein.
- ☐ Kontrollieren Sie den Erfolg regelmäßig, indem Sie selber messen: anfangs täglich vor der Medikamenteneinnahme, später mindestens einmal die Woche, möglichst an einem Werktag.
- ☐ Sprechen Sie mit dem Arzt über alle Beschwerden, teilen Sie auch neu aufgetretene Symptome mit. Sagen Sie es deutlich, wenn Sie sich mit der einen oder anderen Nebenwirkung nicht abfinden wollen.
- ☐ Wenn Sie sich bei Ihrem Arzt nicht wohlfühlen, sich nicht ernst genommen fühlen, sie oder ihn als unsicher oder unfreundlich empfinden, sprechen Sie das wenn möglich an. Ansonsten sollten Sie in Erwägung ziehen, den Arzt zu wechseln.

von der Behandlung als eine gesundheitliche Beeinträchtigung. Eine erklärende Auflistung und Einordnung von Wirkungen, Nebenwirkungen, Wechselwirkungen und Gegenanzeigen der Wirkstoffe finden Sie im „Handbuch Medikamente“ der Stiftung Warentest oder im Internet unter www.medikamente-im-test.de.

Diuretika

Diuretika sorgen dafür, dass der Körper vermehrt Wasser immer zusammen mit Salz ausscheidet. Sie sind bei Bluthochdruck die am besten untersuchten Mittel.

Diuretika, auch Wassertabletten oder Entwässerungsmittel genannt, schwemmen Salz und in der Folge auch Wasser aus dem Blut heraus. Dadurch verringert sich die Blutmenge, sodass das Herz weniger Blut durch den Kreislauf pumpen muss und der Blutdruck sinkt. Oft endet der Wirkstoffname auf -id.

Wirkstoffe

- **Thiazide und thiazidartige Diuretika:** Sie werden meistens gegeben, weil sie besonders gut in Studien geprüft sind. Wirkstoffe: Chlortalidon, Hydrochlorothiazid, Indapamid, Xipamid.
- **Schleifendiuretika:** Sie wirken viel stärker wasserausschwemmend als die anderen Diuretikatypen. Wirkstoffe: Furosemid, Piretanid, Torasemid. Verwendet werden sie vor allem bei Nierenschwäche.
- **Kaliumsparende Diuretika:** Sie kommen immer dann zum Zug, wenn Patienten mit dem Wasser zu viel Kalium ausscheiden. Wirkstoffe: Spironolacton, Eplerenon, Amilorid, Triamteren.

Für wen (nicht) geeignet?

Diuretika werden gerne bei älteren Patienten mit leichtem, unkompliziertem Bluthochdruck (Grad 1, siehe S. 14) als alleiniges Erstmedikament gegeben. Sie sind außerdem gut geeignet, wenn Sie zusätzlich zum Bluthochdruck an Herzschwäche erkrankt sind. Vorsicht ist dagegen angesagt, wenn Sie zu hohe Blutzuckerwerte haben, an Gicht leiden oder Leber und Niere geschädigt sind. Häufigste Nebenwirkungen neben Muskelkrämpfen sind Schwindel und Schwäche.

Unbedingt beachten!

Hauptrisiko der Thiazide und Schleifendiuretika ist, dass der Kaliumspiegel im Blut zu sehr sinkt, denn Kalium ist ein wichtiger Mineralstoff. Lassen Sie deshalb Ihre Kaliumwerte kontrollieren – vor allem wenn Herzrhythmusstörungen, Muskelschwäche oder Verstopfung auftreten, was auf einen zu hohen Kaliumverlust hindeuten kann.

Sofort zum Arzt!

Diuretika verursachen häufiger Allergien. Wenn Juckreiz und Hautausschlag zunehmen und zusätzlich Herzrasen, Atemnot,

Häufiges Wasserlassen ist naturgemäß eine Nebenwirkung der Diuretika, besonders zu Beginn der Therapie. Damit Sie nachts nicht so oft auf Toilette müssen, nehmen Sie das Medikament am besten morgens ein. Um nicht „auszutrocknen", achten Sie darauf, dass Sie genügend trinken.

Schwäche und Schwindel auftreten, müssen Sie unverzüglich den Notarzt rufen (Telefon 112), weil es sich um eine lebensbedrohliche Allergie handeln kann. Außerdem können die Mittel die Leber schwer schädigen. Wenn sich die Haut gelb färbt und Sie zusätzlich einen starken Juckreiz am ganzen Körper verspüren, sollten Sie sofort einen Arzt aufsuchen. Es kann auch sein, dass der Körper sehr viel Flüssigkeit ausscheidet: Wenn Krämpfe oder Verwirrtheit mit zeitlicher oder räumlicher Desorientiertheit auftreten oder Sie nur noch sehr wenig Urin ausscheiden, sollten Sie ebenfalls umgehend einen Arzt aufsuchen. Solche starken unerwünschten Wirkungen treten aber nur sehr selten auf.

→ Auf die Haut achten

Thiazide und Xipamid können die Haut empfindlicher für UV-Strahlen machen. Untersuchungen mit Hydrochlorothiazid legen nahe, dass sich damit das Risiko für den weißen Hautkrebs (Spinaliome und Basaliome) erhöhen könnte. Achten Sie deshalb auf ausreichenden Schutz Ihrer Haut vor Sonneneinstrahlung und unterziehen Sie sich einem regelmäßigen Hautscreening. Wenn Sie bereits an weißem Hautkrebs erkrankt sind, besprechen Sie mit Ihrem Arzt, ob Sie auf ein anderes Medikament ausweichen sollten.

Betablocker

Betablocker schonen das Herz. Sie sind besonders bei Herzproblemen geeignet.

→ **Betablocker beeinflussen** das sympathische Nervensystem bzw. den Sympathikus durch zwei Wirkungen: Zum einen dämpfen sie überaktive Nervenreize am Herzen, es schlägt nicht mehr so schnell, die Herzarbeit wird effektiver. Zum anderen bremsen Betablocker in den Nieren die Produktion des Hormons Renin, das die Blutgefäße verengt. Hinzu kommt ein dritter Wirkmechanismus: Betablocker sensibilisieren die „Druckfühler" in den Adern, die die Gefäßweite regulieren. Das Zusammenspiel dieser drei Effekte hat zur Folge, dass sich die Blutgefäße weiten und der Blutdruck sinkt.

Wirkstoffe

- **Selektive Blocker:** Atenolol, Betaxolol, Bisoprolol, Metoprolol
- **Nichtselektive Blocker:** Propranolol
- **Blocker mit Zusatzwirkung:** Carvedilol, Celiprolol, Nebivolol

Die selektiven Betablocker wirken überwiegend am Herzen und an den Nieren, die nichtselektiven Betablocker außerdem noch an der Lunge und den kleinen Arterien. Bei Bluthochdruck werden selektive Betablocker bevorzugt. Doch generell verengen viele gängige Wirkstoffe die unteren Atemwege, vor allem der Bronchien, und eignen sich deshalb für Menschen mit Asthma weniger gut.

Für wen geeignet?

Weil Betablocker günstig auf das Herz wirken, sind sie auch bei verengten Herzkranzgefäßen (also bei einer koronaren Herzerkrankung), bei Angina Pectoris, nach Herzinfarkt sowie bei Herzschwäche zu empfehlen. Sie sind zudem besonders geeignet für Menschen mit Herzrhythmusstörungen – vor allem bei einer Tachykardie, das heißt, das Herz schlägt in Ruhe sehr schnell (z. B. mehr als 100 Schläge pro Minute).

Neben einem langsamen Herzschlag sind die häufigsten Nebenwirkungen bei Betablockern Benommenheit sowie kalte Hände und Füße.

Unbedingt beachten!

Wenn Sie Diabetiker sind, müssen Sie beachten, dass Sie bei Betablockern die Symptome einer Unterzuckerung nicht mehr so gut wahrnehmen können, deshalb müssen Sie besonders zu Beginn der Behandlung Ihre Blutzuckerwerte häufiger als sonst und konsequent kontrollieren.

Mittel, die die Herzschlagfrequenz senken (z.B. Kalziumantagonisten vom Verapamil-Typ und Digitalispräparate bei Herzschwäche), sollten Sie nicht oder nur sehr vorsichtig mit Betablockern kombinieren, da sonst der Herzschlag zu sehr gesenkt werden kann.

Sofort zum Arzt!
Betablocker können Wahrnehmungsstörungen und Sinnestäuschungen auslösen. Suchen Sie sofort einen Arzt auf, wenn Sie das Gefühl haben, befremdliche Dinge zu sehen oder zu hören, die andere Personen nicht wahrnehmen.

Kalziumantagonisten

Kalziumantagonisten werden vor allem bei älteren Menschen eingesetzt und sind gut mit ACE-Hemmern kombinierbar.

Kalzium wirkt an den glatten Muskelzellen, die die Weite der Blutgefäße regulieren. Wenn Kalzium in die Muskelzellen einströmt, ziehen sie sich zusammen, sodass sich die Adern verengen. Kalziumantagonisten verhindern diese Wirkung, sind also Gegenspieler von Kalzium. Die Gefäßmuskulatur entspannt sich, die Gefäße erweitern sich, der Blutdruck sinkt.

Es gibt zwei Arten von Kalziumantagonisten: Die Wirkstoffe vom Verapamil-Typ senken nicht nur den Blutdruck, sondern verlangsamen auch den Herzschlag. Kalziumantagonisten vom Nifedipin-Typ wirken überwiegend erweiternd auf die Blutgefäße und beschleunigen dabei eher den Herzschlag. Nur bei den länger wirkenden Substanzen Amlodipin und Nitrendipin sowie bei Retardpräparaten (setzen den Wirkstoff verzögert frei) ist das nicht der Fall. Bei hohem Blutdruck sollten in erster Linie Amlodipin oder Nitrendipin (in retardierter Form) eingesetzt werden. Alle anderen Wirkstoffe aus der Gruppe der Kalziumantagonisten sind nur geeignet, wenn sie zusammen mit einem anderen Wirkstoff (Diuretikum, ACE-Hemmer) eingesetzt werden. Die Kombination mit einem ACE-Hemmer hat sich als besonders vorteilhaft erwiesen.

Wirkstoffe

- **Verapamil-Typ:** Diltiazem, Verapamil
- **Nifedipin-Typ:** Amlodipin, Felodipin, Isradipin, Lercanidipin, Manidipin, Nifedipin, Nilvadipin, Nisoldipin, Nitrendipin

Für wen (nicht) geeignet?
Insbesondere ältere Patienten vertragen in der Monotherapie Kalziumantagonisten oft gut. Außerdem kommen Kalziumantagonisten besonders dann infrage, wenn Sie an einem Verschluss von Becken- oder Beingefäßen (Schaufensterkrankheit, PAVK, S. 25) leiden oder an Asthma, sodass sich die Einnahme von Betablockern verbietet. Anders als Betablocker oder Diuretika erhöhen Kalziumantagonisten (genauso wie ACE-Hemmer bzw. Sartane) nicht die Wahrscheinlichkeit für das Auftreten von Diabetes. Da alle Kalziumantagonisten die Herzkraft schwächen können, ist Vorsicht bei einer Herzschwäche angesagt.

Unbedingt beachten!
Bei Kalziumantagonisten vom Verapamil-Typ kann die Herzfrequenz sehr stark abnehmen. Diese Gefahr wird durch gleichzeitige Anwendung mit einem Betablocker verstärkt, daher sollte diese Kombination vermieden werden. Wenn Sie sich häufig schwach fühlen, sollten Sie beim Arzt ein EKG schreiben lassen. Kalziumantagonisten vom Nifedipin-Typ können durch Erweiterung der Venen zur Wasseransammlung in den Unterschenkeln führen. Dies ist dann kein Symptom einer Herzschwäche.

Vor allem bei Kalziumantagonisten vom Nifedipin-Typ können Angina-Pectoris-Anfälle (S. 28) auftreten oder eine bestehende Angina Pectoris kann sich verstärken.

Sofort zum Arzt!
Bei Schmerzen hinter dem Brustbein, die möglicherweise auch in Bauch, Rücken oder Kiefer ausstrahlen, sollten Sie unverzüglich einen Arzt hinzuziehen. Zusätzlich können sich noch Angst, Unruhe, Atemnot, Blässe und Schweißausbrüche einstellen. In Einzelfällen kann es zum Quincke-Ödem kommen: Unter Umständen schwillt dabei das Unterhautgewebe im Gesicht an Lippen oder Zunge so stark an, dass Atemnot und Erstickungsanfälle drohen. Dann den Notarzt alarmieren (Telefon 112).

ACE-Hemmer

ACE-Hemmer haben eine besonders günstige Wirkung auf Herz- und Nierenfunktion. Sind sie bereits gestört, so können sie das Fortschreiten verhindern.

ACE steht für „Angiotensin Converting Enzyme“ – ein Eiweißstoff, der das Hormon Angiotensin I in Angiotensin II umwandelt. Angiotensin II sorgt dafür, dass sich die Blutgefäße stark verengen. ACE-Hemmer blockieren diese Umwandlung, sodass sich die Adern erweitern. Die Wirkstoffe dieser Gruppe enden mit der Silbe -pril.

Wirkstoffe

Benazepril, Captopril, Cilazapril, Enalapril, Fosinopril, Lisinopril, Perindopril, Quinapril, Ramipril, Trandolapril

Für wen geeignet?

Diese Medikamente können Nieren und Herz vor Langzeitschäden schützen. Deshalb sind sie besonders geeignet, wenn zusätzlich zum hohen Blutdruck eine Herzschwäche, eine koronare Herzkrankheit, ein Diabetes oder eine chronische Nierenkrankheit vorliegt.

Wesentliche Nebenwirkung der ACE-Hemmer ist ein lästiger Reizhusten. Sartane sind dann eine mögliche Alternative, sie wirken ähnlich wie ACE-Hemmer, verursachen aber keinen Husten.

Unbedingt beachten!

Nicht selten erhöht sich die Kaliumkonzentration im Blut, vor allem bei Patienten mit gestörter Nierenfunktion. Symptome starker Erhöhungen sind Muskelschwäche, eine pelzige Zunge, ein Taubheitsgefühl in Händen und Füßen oder Veränderungen im EKG. Zu viel Kalium im Blut kann sich auch dann ansammeln, wenn gleichzeitig eine Herzschwäche besteht oder kaliumsparende Diuretika eingenommen werden. Dann sollte der Arzt die Kaliumwerte von Anfang an regelmäßig kontrollieren. Menschen mit Diabetes sollten ihre Blutzuckerwerte häufiger als sonst kontrollieren. Denn ACE-Hemmer verstärken die blutzuckersenkende Wirkung von Diabetesmitteln, sodass diese Mittel eventuell reduziert werden können.

Sofort zum Arzt!

Wenn Gesicht, Lippen oder Zunge anschwellen (Angioödem, auch Quincke-Ödem genannt), eventuell begleitet von Atemnot und Erstickungsgefühl, sollten Sie umgehend den Notarzt (Telefon 112) anrufen. Lebensgefährlich kann es auch werden, wenn neben allergischen Symptomen wie Juckreiz und Hautausschlag zusätzlich Herz-

Im Jahr 2018 kam der Verdacht auf, dass ACE-Hemmer im Vergleich zu Sartanen ein etwas höheres Risiko für Lungenkrebs haben. Doch die Untersuchung hat methodische Schwächen, die Daten sind widersprüchlich. Es ist nicht geklärt, ob die Medikamente tatsächlich für die Krebsfälle verantwortlich sind. Deshalb gibt es derzeit keine Veranlassung, auf ACE-Hemmer zu verzichten. Ein relativ geringes, nicht bewiesenes Krebsrisiko steht einem großen, bewiesenen Nutzen gegenüber.

rasen, Atemnot, Schwäche und Schwindel auftreten. Auch in diesem Fall bitte die 112 wählen. Selten kommt es vor, dass die Leber schwer geschädigt wird: Die Haut färbt sich gelb, möglicherweise begleitet von starkem Juckreiz am ganzen Körper.

Sartane

Sie kommen unter anderem dann zum Einsatz, wenn ACE-Hemmer nicht so gut vertragen werden.

Sartane haben weitgehend die gleichen Effekte wie die ACE-Hemmer, sind jedoch besser verträglich. Wie ACE-Hemmer durchkreuzen auch Sartane die Wirkung des Hormons Angiotensin II, das die Blutgefäße verengt. Das tun sie allerdings auf andere Weise: Während ACE-Hemmer von vorneherein die Bildung dieses Stoffes verhindern, verschließen Sartane sozusagen die Tür: Sie besetzen Rezeptoren für dieses Hormon, sodass es nicht „andocken“ und seine Wirkung nicht entfalten kann. Verwirrenderweise werden Sartane auch Angiotensin-II-Rezeptor-Antagonisten genannt oder Angiotensin-2-Antagonisten, aber auch AT-1-Blocker oder AT-1-Antagonisten, weil die betreffenden Rezeptoren AT-1-Rezeptoren heißen. Die Wirkstoffnamen aus dieser Gruppe enden mit -sartan.

Wirkstoffe

Candesartan, Eprosartan, Irbesartan, Losartan, Olmesartan, Telmisartan, Valsartan

Für wen geeignet?

Sartane wirken sich günstig auf eine Herzschwäche aus, eignen sich bei einer chronischen Nierenkrankheit und können bei Diabetes ein Nierenversagen verhindern helfen. Sie kommen besonders dann zum Einsatz, wenn ACE-Hemmer nicht vertragen werden, z. B. wegen Reizhusten. Wegen der Verwandtschaft zu ACE-Hemmern ähneln sich ansonsten die Neben- und Wechselwirkungen (siehe S. 63).

Verunreinigungen entdeckt

Im Jahr 2018 fiel auf, dass bestimmte Präparate, vor allem solche mit dem Wirkstoff Valsartan, verunreinigt waren, und zwar mit Substanzen, die wahrscheinlich krebserregend wirken. Der Fall wurde einem Risikobewertungsverfahren unterzogen. Als Folge gelten nun besondere Auflagen für die Herstellung von Valsartan und anderen Sartanen.

→ Mit Blutdruckmittel anfälliger für Corona-Infektionen?

Es gibt Spekulationen, dass ACE-Hemmer und Sartane das Risiko für eine Corona-Infektion (Covid-19) erhöhen und zu einer schlechteren Prognose führen können. Denn das Corona-Virus, genauer: SARS-CoV-2, gelangt über ein Enzym (ACE 2) in die Zelle, das indirekt über die Blutdrucksenker erhöht wird. Doch bisher gibt es keine wissenschaftlichen Belege für diese rein theoretischen Überlegungen. Im Gegenteil: Andere Daten deuten darauf hin, dass die Blutdrucksenker sogar einen schützenden Effekt bei schwerem Lungenversagen – eine gefürchtete Komplikation bei der Corona-Infektion – haben können (Stand: April 2020). Wenn Sie verunsichert sind, halten Sie Rücksprache mit Ihrem Arzt. Setzen Sie keinesfalls die Medikamente auf eigene Faust ab. Damit riskieren Sie möglicherweise lebensgefährliche Komplikationen wie Herzinfarkt oder Schlaganfall.

Alpha-1-(Rezeptoren)-Blocker

Alpha-1-Blocker sind nicht als alleiniges Mittel geeignet und kommen nur bei schwerem Bluthochdruck oder bei Männern mit einer Prostatavergrößerung infrage.

Alpha-1-Rezeptoren-Blocker gehören zu den Reservemitteln. Sie kommen in der Regel nur als drittes oder viertes Mittel in einer Kombinationstherapie zum Einsatz. Sie besetzen bestimmte Bindungsstellen (Rezeptoren) in den Wänden der Blutgefäße. An diesen Stellen koppeln normalerweise die Hormone des sympathischen Nervensystems an, nämlich die Katecholamine. Diese bewirken, dass sich die Muskulatur der Blutgefäße zusammenzieht. Sind die Rezeptoren schon besetzt, können die Hormone ihre Wirkung nicht entfalten: Die Adern erweitern sich daher und der Blutdruck sinkt. Alpha-1-Blocker sind nicht zu verwechseln mit AT-1-Blockern, so werden auch die Sartane genannt (siehe S. 64). Beide Medikamentengruppen blocken Rezeptoren, setzen aber an einem anderen Hormonsystem an.

Wirkstoffe

- **Häufig verordnet:** Doxazosin, Urapidil
- **Hierzu gehört auch:** Terazosin

Für wen geeignet?

Diese Mittel werden nur bei schwerem Bluthochdruck eingesetzt, wenn die vorher genannten auch bei kombinierter Gabe nicht ausreichend helfen, oder bei Männern mit Bluthochdruck, die wegen einer vergrößerten Prostata schwerer Wasser lassen können. Voraussetzung ist allerdings, dass die Männer nicht an einer Herzerkrankung leiden, die sich unter Alpha-1-Blockern verschlimmern könnte. Bei einer gutartigen Prostatavergrößerung dagegen können die Mittel den Blasenausgang so entspannen, dass das Wasserlassen wieder leichter fällt.

Der Wirkstoff Urapidil hat sich auch als Notfallmedikament bewährt, wenn der Blutdruck schlagartig hoch angestiegen ist (Hochdruckkrise, S. 19). Es wird dann als Spritze verabreicht, meist passiert das im Krankenhaus.

Unbedingt beachten!

Sie dürfen nicht gleichzeitig Mittel gegen Erektionsstörungen einnehmen. Der Blutdruck kann dann so stark abfallen, dass der Kreislauf zusammenbricht und sich Herzrhythmusstörungen einstellen.

Sofort zum Arzt!

Die Mittel können den Herzschlag beschleunigen, was schwere Angina-Pectoris-Anfälle

(S. 28) auslösen kann. Symptome dafür sind Schmerzen hinter dem Brustbein, die möglicherweise auch in Bauch, Rücken oder Kiefer ausstrahlen. Zusätzlich können Angst, Unruhe, Atemnot, Blässe und Schweißausbrüche auftreten. Sie sollten auch dann umgehend einen Arzt aufsuchen, wenn das Mittel eine lang anhaltende, schmerzhafte Erektion (Priapismus) auslöst. Das kommt gelegentlich vor.

Gefäßerweiternde Mittel

Sie sollten nur in Kombination mit Betablockern und Diuretika eingenommen werden, und auch nur dann, wenn besser verträgliche Kombinationen nicht ausreichend gewirkt haben.

→ **Diese Substanzen erweitern die kleinen Arterien** über Wirkungen auf die Gefäßmuskulatur, sodass der Widerstand abnimmt, gegen den das Herz das Blut durch den Kreislauf pumpt – der Blutdruck sinkt. Dies löst Gegenregulationen aus. Es erhöht sich mit der gefäßerweiternden Wirkung gleichzeitig die Herzfrequenz und die Nieren halten verstärkt Natrium zurück, sodass sich vermehrt Wasser im Körper einlagert. Deshalb sollten diese Medikamente nur in Kombination mit einem Betablocker (S. 60) eingenommen werden, der das Herz langsamer schlagen lässt, und mit einem Diuretikum (S. 58), das das eingelagerte Wasser wieder ausschwemmt. Denn häufig sammelt sich mit diesen Mitteln vermehrt Wasser im Gewebe an, unter anderem in der Lunge und in den Beinen.

Wirkstoffe

Dihydralazin, Minoxidil, Hydralazin (in Deutschland nur in fester Kombination mit anderen Mitteln)

Für wen geeignet?

Die Mittel werden von Spezialisten verwendet und kommen nur bei einem Hochdruck zum Zuge, der sehr schwer einstellbar ist. Das heißt, sämtliche Basismedikamente haben einzeln oder in Kombination nicht ausreichend gewirkt.

Sofort zum Arzt!

Es können Angina-Pectoris-Anfälle (siehe S. 28) einsetzen. Anzeichen dafür sind Schmerzen hinter dem Brustbein, die in Bauch, Rücken und Kiefer ausstrahlen können. Zusätzlich machen sich eventuell

Minoxidil ist auch als Haarwuchsmittel bekannt, wird dann allerdings äußerlich auf die Kopfhaut aufgetragen. Auch dann kann – allerdings als unerwünschte Nebenwirkung – der Blutdruck sinken. Als Blutdruckmittel eingesetzt, kann es den Haarwuchs verstärken, vor allem der eher feinen Körperhaare zum Beispiel im Gesicht. Nach Absetzen des Mittels bildet sich diese vermehrte Körperbehaarung wieder zurück.

Angst, Unruhe, Atemnot, Blässe, Schweißausbrüche bemerkbar. Begeben Sie sich unverzüglich in ärztliche Behandlung!

Wenn Sie Minoxidil einnehmen und Sie Schmerzen in der Brust verspüren, die sich im Liegen verschlimmern, wenn Sie Fieber bekommen und das Atmen schwerfällt, sollten Sie ebenfalls sofort den Arzt aufsuchen. Denn es kann sein, dass sich zu viel Flüssigkeit im Herzbeutel eingelagert hat. In dieser Schwere kommen diese Symptome aber selten vor.

Auch eine schwere allergische Reaktion mit einem sich verschlimmernden Hautausschlag (Blasen, Haut wie verbrannt) sollte sofort ärztlich behandelt werden.

Antisympathotonika

Diese Medikamente gehören zu den Ersatzmitteln. Bei Bluthochdruck in der Schwangerschaft ist Methyldopa der Favorit.

Antisympathotonika, auch Alpha-2-Agonisten genannt, verringern den Erregungszustand des sympathischen Nervensystems – das Herz schlägt langsamer, die Adern weiten sich, der Blutdruck sinkt.

Wirkstoffe

Clonidin, Methyldopa, Moxonidin

Für wen (nicht) geeignet?

Diese Mittel sind für schwere Hypertonieformen als Ersatzmittel gedacht, und dann nur in Kombination mit anderen Bluthochdruckmitteln, meist einem Diuretikum (S. 58). Der Wirkstoff Methyldopa ist für Schwangere das Mittel der Wahl, auch als Monotherapie.

→ In der Schwangerschaft

Für die Schwangerschaft ist Methyldopa das Mittel der Wahl. Es ist eines der wenigen Medikamente, die gezielt an Schwangeren getestet worden sind. Es hat sich gezeigt, dass Methyldopa keine wesentlichen unerwünschten Wirkungen auf das Ungeborene und die spätere Entwicklung des Kindes hat. Unter dieser Substanz treten rund um die Geburt seltener Blutdruckkrisen auf, und die Rate der Fehlgeburten reduziert sich deutlich gegenüber einem unbehandelten Bluthochdruck in der Schwangerschaft.

Clonidin und Moxonidin haben auch für den Fall ihre Berechtigung, wenn in einer Kombination mit einem gefäßerweiternden Mittel (siehe auch S. 67) und einem Diuretikum (siehe auch S. 58) Betablocker (siehe auch S. 60) nicht gegeben werden können. Denn wie Betablocker können sie einen beschleunigten Herzschlag – hervorgerufen durch die gefäßerweiternden Mittel – wieder verlangsamen.

Eine schwere Depression, eine schwere Herzschwäche und ein stark verlangsamter Herzschlag sprechen gegen diese Medikamentengruppe. Methyldopa darf bei einer bestimmten Form der Blutarmut nicht eingenommen werden, auch nicht bei einer stark geschädigten Leber. Auch für ältere Menschen sind die Mittel weniger angebracht.

Unbedingt beachten!

Antisympathotonika verstärken die Wirkung von Medikamenten, die den Herzschlag verlangsamen, wie Betablocker oder Digitalis (bei Herzschwäche). Patient und Arzt sollten darauf achten, dass die Herzfrequenz sich nicht zu sehr verringert (unter 55 in der Minute). Methyldopa kann sehr selten schwere Nebenwirkungen auslösen, die mit spontan auftretenden ernsten Erkrankungen verwechselt werden können.

Sofort zum Arzt!

Der Notarzt sollte gerufen werden bei einer lebensbedrohlichen Allergie: juckender Hautausschlag, zusätzlich Herzrasen, Atemnot, Schwäche und Schwindel.

Wenn der Druck nicht sinkt

Alle Therapieversuche helfen nichts? Haben Sie wirklich alles ausprobiert? Nur selten ist es eine echte Therapieresistenz.

Bei einigen Patienten will der Druck nicht genügend fallen – trotz mehrerer Medikamente in hoher Dosierung. Das kann viele Gründe haben. Fangen Sie bei Ihrem eigenen Verhalten an und beantworten Sie für sich folgende Fragen:

- Nehme ich die Medikamente regelmäßig und in der verordneten Dosierung?
- Habe ich weiterhin Übergewicht, habe ich vielleicht sogar zugenommen?
- Trinke ich zu viel Alkohol?
- Habe ich meinen Kochsalzkonsum eingeschränkt?
- Esse ich zu viel Lakritz? Die Süßholzwurzel treibt den Blutdruck nämlich in die Höhe.

Weitere wichtige Fragen

Vielleicht waren Sie und/oder Ihr Arzt auch zu ungeduldig und Sie haben zu früh und zu häufig die Medikamente gewechselt. Inkonsequente und häufige Therapieversuche sind auch ein Grund für einen (vermeintlich) schwer einstellbaren Bluthochdruck. Der Fehler kann außerdem bei der Blutdruckmessung liegen:

- Sie leiden an einer „Weißkittelhypertonie" (siehe S. 14), Ihre Werte sind also nur in der Arztpraxis zu hoch.
- Die Manschette ist zu klein für Ihren Armumfang (siehe S. 17).

Vielleicht nehmen Sie aber auch Medikamente ein, die den Blutdruck erhöhen, wie:

- die „Pille"
- Hormonpräparate gegen Wechseljahresbeschwerden
- Mittel gegen Rheuma, Gelenkbeschwerden, Hexenschuss (NSAR, nichtsteroidale Antirheumatika)
- kortisonhaltige Tabletten

Was auch dahinter stecken könnte, sind bisher noch unerkannte Krankheiten, die den Druck steigen lassen. Der Arzt sollte Sie daraufhin gründlich untersuchen:

- eine Schlafapnoe
- eine Nierenerkrankung
- eine Verengung der Nierenarterien
- eine Hormonstörung (vor allem das Conn-Syndrom, siehe S. 38)

Was Sie den Arzt auch noch fragen können:

- Nehme ich ausreichend lang wirksame Präparate und ist die Dosis ausreichend?
- Nehme ich mindestens drei Antihypertensiva und ist ein Diuretikum dabei?

Unter Berücksichtigung all dieser Punkte gelingt es fast immer, im Puzzle der vielen verschiedenen Medikamentenklassen und Substanzen eine ausreichend wirksame und verträgliche Medikation zu finden.

Zwei Eingriffe – eine gute Lösung?

Verödung der Nierennerven oder Elektroden an der Halsschlagader – möglicherweise zwei Alternativen für diejenigen Patienten, bei denen alles nichts hilft. Doch für beide Verfahren liegen bisher nur wenig Daten zur langfristigen Sicherheit und Effektivität vor. Deshalb sind diese Therapien nicht für eine Standardtherapie geeignet, Patienten sollten derzeit damit nur im Rahmen von klinischen Studien und nur in spezialisierten Zentren behandelt werden.

Zudem sollte unbedingt gesichert sein, dass es sich um einen echten „therapierefraktären Bluthochdruck" handelt: Das heißt, der Blutdruck kann nicht ausreichend gesenkt werden trotz einer optimalen Therapie mit mehr als drei Medikamenten, trotz einer Änderung des Lebensstils und trotz Ausschluss anderer Ursachen, die hinter einem schlecht einstellbaren Hochdruck stecken könnten (siehe oben). Das ist letztlich nur bei sehr wenigen Patienten der Fall.

- **Katheterbehandlung der Nierennerven (renale Denervation):** Die Nierenarterien sind von einem Geflecht von Nervenfasern umgeben, die zum sympathischen Nervensystem gehören und an der Regulation des Blutdrucks beteiligt sind. Der Arzt schiebt bei der Behandlung einen Katheter über die Leiste vor bis zu den Nierenarterien und verödet mittels Hochfrequenzstrom diese Nervenfasern.
- **Elektrische Stimulation an den Halsschlagadern (Baroreflexstimulation):** Dabei wird den Patienten ein besonderer Schrittmacher unterhalb des Schlüsselbeins eingepflanzt. Per Kabel sind mit dem Gerät Elektroden verbunden, die zu den Halsschlagadern führen. Dort sitzen Nervenknötchen, kleine Messfühler, die den vom Blutdruck erzeugten Druck in der Gefäßwand wahrnehmen und die Information an das Gehirn weiterleiten. Ist der Blutdruck zu hoch, senkt das vegetative Nervensystem (siehe S. 11) die Herzfrequenz und erweitert gleichzeitig die Gefäße, sodass der Druck wieder fällt. In dem neuen Verfahren täuscht ein Schrittmacher dem Gehirn einen höheren Blutdruck vor, als tatsächlich herrscht, indem die Nervenknoten durch elektrische Impulse ständig gereizt werden. Das vegetative Nervensystem reguliert daraufhin den Druck herunter.

Mit beiden Methoden kann der Blutdruck zwar deutlich gesenkt werden, doch es gibt noch zu wenige aussagekräftige Studien, es ist nicht bekannt, wie sich diese Eingriffe langfristig auswirken.

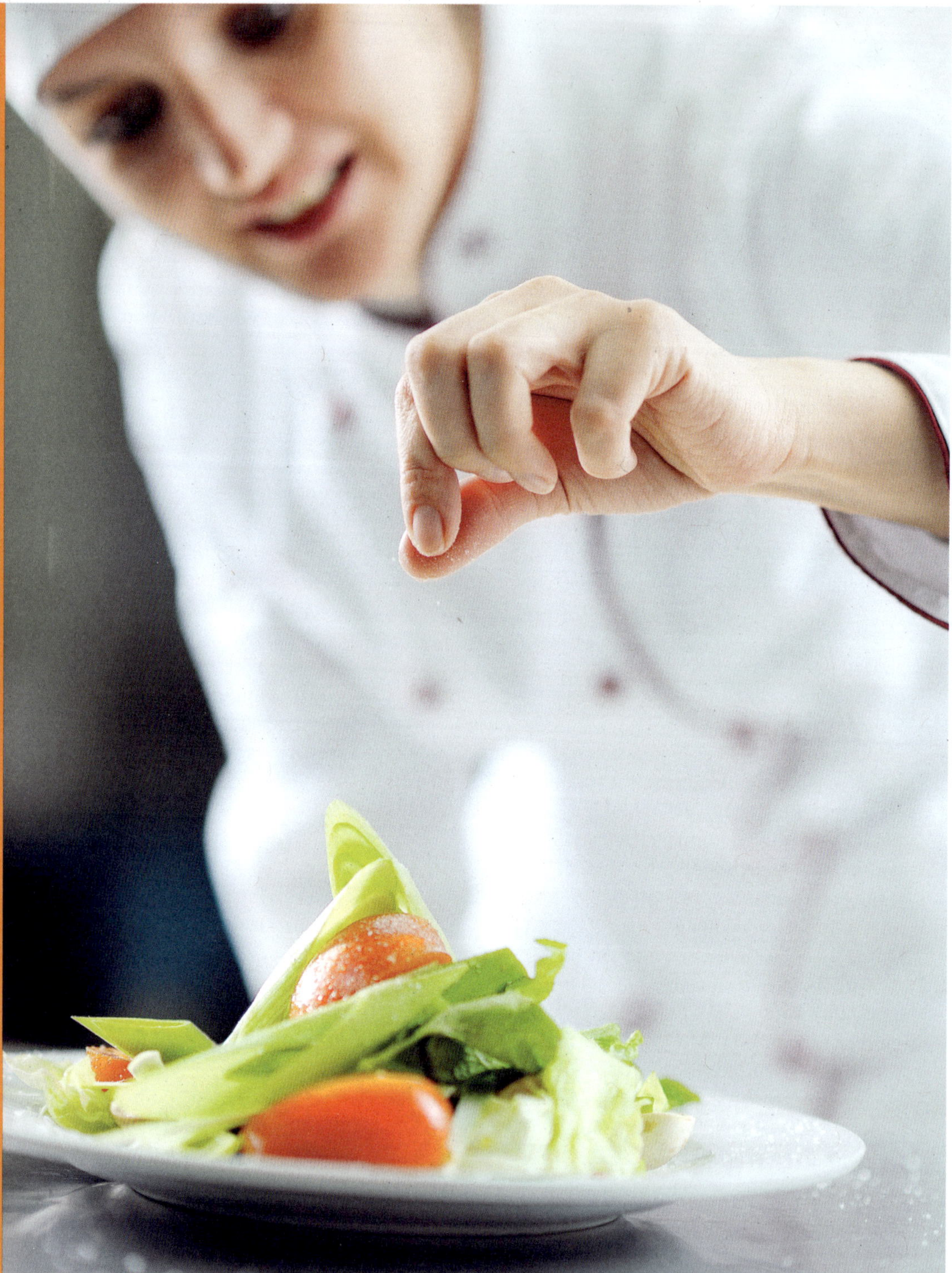

Die angepasste Ernährung

Ein gesunder Lebensstil kann dem Bluthochdruck sowohl langfristig vorbeugen als auch einen überhöhten Blutdruck normalisieren. Ihre Ernährung ist hierbei ein zentraler Punkt.

Was bedeutet aber ein gesunder Lebensstil? Neben einem gesunden Körpergewicht und regelmäßiger Bewegung (siehe S. 45) ist Gesundheit förderndes Essen und Trinken besonders wichtig. Die Grundlage bildet eine ausgewogene vollwertige Ernährung nach den Regeln der DGE (Deutsche Gesellschaft für Ernährung). Der von der DGE entwickelte Ernährungskreis bildet dabei den Anteil der unterschiedlichen Lebensmittelgruppen am täglichen Speisezettel ab.

Dabei ist aber auch die gesamte Kalorienmenge sehr wichtig: Essen Sie nicht mehr, als Sie brauchen – sonst nehmen Sie unweigerlich zu und das kann den Blutdruck in die Höhe treiben.

Neben den Kalorien spielt ein Stoff in Bezug auf einen erhöhten Blutdruck eine besonders große Rolle: Natrium. Es reguliert den Wasserhaushalt und damit Blutvolumen und -druck. Wir nehmen Natrium größtenteils als Salz zu uns. 3 bis 6 g pro Tag decken unseren Bedarf voll und ganz. Tatsächlich sind es aber durchschnittlich 10 bis 15 g, die auf unseren Tellern landen: Da gibt es Handlungsbedarf. Salzarm essen heißt die Devise.

Gesund ernähren – aber wie?

Seine Ernährung umzustellen ist sicher nicht einfach, aber umso mehr haben Sie davon, wenn Sie es angehen!

Menschen mit Bluthochdruck haben viele Stellschrauben, an denen sie drehen können. Die richtige Ernährung ist dabei eine besonders erfolgreiche.

Mineralstoffe und der Blutdruck

Bei Hypertonie gilt einer der ersten Gedanken dem Salz. Gemeint ist hier Kochsalz, chemisch betrachtet ist es Natriumchlorid – NaCl. Es ist Bestandteil unseres Körpers, gelöst in Blut und Gewebeflüssigkeit. Wichtig in Bezug auf den Blutdruck ist vor allem Natrium (Na). Salz bindet Wasser im Körper. Wird weniger Natrium über die Nieren ausgeschieden oder zu viel über die Nahrung aufgenommen, steigt der Gehalt im Körper und so Blutvolumen und Gewebeflüssigkeit. Der Gegenspieler von Natrium ist Kalium.

Salz ist in unserer Ernährung unverzichtbar. Es ist die wichtigste Quelle von Natrium, das unseren Wasserhaushalt mit reguliert. Natrium ist ebenso unentbehrlich für die Weiterleitung von Nervenreizen und die Reaktion der Muskeln. Immer ist seine Wirkung verbunden mit der seines Gegenspielers Kalium. Eine ausgeglichene Natrium-Kalium-Zufuhr ist entscheidend für einen gesunden Blutdruck. Der Natriumreduktion steht also die Steigerung der Kaliumzufuhr gegenüber. Dieser Mineralstoff ist vor allem in pflanzlichen Lebensmitteln enthalten. Kalium als Brausetablette oder überhaupt als Tablette zu nehmen, wird nur ausnahmsweise empfohlen, da dann die gesamte Zufuhr unkontrollierbar werden kann. Besser ist es, auf kaliumreiche Lebensmittel zurückzugreifen. Hier einige Tipps, die Ihnen dabei helfen können:

- viel frische pflanzliche Lebensmittel, dabei Schalen möglichst mitverzehren
- Vollkornprodukte sind besonders kaliumreich
- auf Beilagen mit einem hohen Kaliumgehalt wie Hülsenfrüchte und Kartoffeln zurückgreifen
- kaliumreich snacken mit frischem Obst, Knabbergemüse, Nüssen und Samen (Vorsicht bei Nierenerkrankungen. Hier kann die Kaliumausscheidung gestört sein, sodass nur kaliumarme Lebensmittel erlaubt sind.)

Auch Übergewicht spielt eine Rolle

Bei Bluthochdruck spielt das Körpergewicht eine wesentliche Rolle (siehe S. 34). Es wurde vermutet, dass ein Grund die erhöhte Natriumzufuhr ist, die mit einem hohen Lebensmittelverzehr automatisch ansteigt.

Andererseits scheinen die positiven Effekte einer Gewichtsabnahme auf den Blutdruck weniger mit Natrium zu tun zu haben.

So finden neuere Erkenntnisse eine Verbindung zum Insulin. Dieses Hormon schleust den Zucker aus dem Blut in die Zellen. Dort wird er als Energielieferant abgerufen. Ein Zuviel wird dagegen in Fett umgebaut und als ungeliebte Fettpolster gespeichert. Übergewichtige leiden häufig unter Insulinresistenz, die auf Dauer zu einem Diabetes-Typ-2 führen kann. Resistenz bedeutet: Die Zellen reagieren nur noch in einem verminderten Maß auf das Insulin. Es wird immer mehr Insulin für den gleichen Effekt benötigt. Die erhöhte Insulinmenge im Blut führt dazu, dass mehr Natrium im Körper zurückgehalten wird. Die Folge: Der Blutdruck steigt.

Gute Fette helfen!

Hypertoniker haben häufig zu hohe Blutfettwerte und ein schlechtes LDL/HDL-Cholesterinverhältnis. Wer also ungünstige Blutfettwerte hat, sollte nicht nur auf Salz, sondern auch auf gesunde Fette achten. Viel einfach und mehrfach ungesättigte Fette tun gut. Sie kommen in pflanzlichen Lebensmitteln wie Samen, Nüssen und Kernen sowie deren Ölen vor. Besonders wirkungsvoll sind die Omega-3-Fettsäuren im Fett von Seefisch. Schädlich sind zu viel gesättigte Fette, Cholesterin und vor allem Transfettsäuren. Diese entstehen oft beim Erhitzen von Fetten und sind in Gebäck, aber auch in Frittiertem enthalten. Gesättigte Fette kommen vor allem in tierischen Lebensmitten vor, allen voran in Milchfett, also Butter, aber auch in fettem Fleisch. Viele dieser fetten Lebensmittel wie Wurst und Käse sind zusätzlich sehr salzig. Doch Vorsicht beim Griff nach fettreduzierten Varianten: Fettärmer heißt hier nicht automatisch weniger salzig – im Gegenteil, mitunter wird sogar mehr Salz zugesetzt, um den Geschmack zu verstärken!

DASH-Diät bringt es auf den Punkt

Einen positiven Effekt kann eine vorwiegend pflanzliche Kost haben. Eine große Rolle spielen dabei die Ballaststoffe. Sie sind besonders üppig in Vollkorngetreide enthalten, in Nüssen, aber auch in Gemüse und Obst. Sie haben zwar keinen direkten Einfluss auf den Blutdruck, lassen aber nach einer Mahlzeit den Blutzuckerspiegel viel langsamer ansteigen. Entsprechend kommt es zu keiner Insulinschwemme. Das tut wiederum dem gesunden Blutdruck gut! Die Prinzipien der DASH-Diät (Dietary Approaches to Stop Hypertension) lassen sich leicht merken:

- Mittelmeerkost mit viel Gemüse, Obst, Nüssen und Vollkorn
- vorwiegend pflanzliche Fette, möglichst wenig tierische Fette
- fettarme, wenig salzige Milchprodukte
- wenig Fleisch, bevorzugt Geflügel
- reichlich Fisch
- moderater Salz- und Alkoholkonsum

Salzarm essen – gar nicht so einfach

Warum ist es so schwer, salzbewusst zu essen? Vielleicht, weil wir Salz einfach mögen.

Schließlich ist „salzig" eine der fünf Geschmacksrichtungen, die wir auf der Zunge schmecken können. Und: Wir können es uns leisten – es ist nicht mehr so knapp und teuer wie in alten Zeiten. Heute überwiegen in unserer Kost stark gesalzene Fertigprodukte, aber auch Brot, Wurst und Käse. Die natürlichen, kaliumreichen Lebensmittel wie Gemüse, Obst und Vollkorn kommen meist zu kurz. Warum?

In der Lebensmittelherstellung wird immer schon die konservierende Wirkung von Salz genutzt, so in Käse, Brot, Fisch und Fischwaren oder als Nitritpökelsalz in Wurst und Aufschnitt. Denn Salz bindet Wasser und entzieht so mikrobiellen Keimen die feuchte Lebensgrundlage. Aber es gibt noch einen weiteren Grund: Wir lieben den salzigen Geschmack und haben uns daran gewöhnt.

Die größten Salzlieferanten

Vor allem Fertigprodukte sind meist sehr salzig. Tatsächlich nehmen wir über die Hälfte des Salzes durch verarbeitete Lebensmittel wie Brot und Backwaren, Käse, Fisch- und Fleischwaren auf und kommen so auf eine durchschnittliche Zufuhr von 10–15 g Salz pro Tag. Würden wir auf diese salzreichen Lebensmittel verzichten, kämen wir der empfohlenen Menge von 5–6 g pro Tag sehr viel näher. Diese würde ausreichen, um unseren täglichen Salzverlust vor allem über Schweiß und Urin auszugleichen.

Salzsensitivität

Bei salzsensitiven Menschen führt jedes Zuviel an Salz zu einem Blutdruckanstieg. Daher ist es vor allem für Menschen mit Bluthochdruck empfehlenswert, die Salz- und damit die Natriumzufuhr einzuschränken. Gleichzeitig wäre es gut, die Kaliumzufuhr zu erhöhen.

Diese Salzsensitivität ist allerdings keine klar definierte Eigenschaft und ihre Zuordnung unsicher, da es hierfür keine Grenzwerte gibt. Es bleibt also beim individuellen Selbsttest, wobei gilt: Je älter der Patient und je höher der Blutdruck, desto stärker der Effekt. Allerdings unterstützt bei allen Patienten, die „Wassertabletten" (Diuretika, Saluretika) erhalten, eine salzbeschränkte Kost deren Wirkung, sodass diese Medikamente niedriger dosiert werden können.

Gehalt an Natrium, Kochsalz und Kalium (Auswahl)

	Natrium (mg/100 g)	Kochsalz (mg/100 mg)	Kalium (mg/100 mg)
Gemüse			
Erbsen, grün	1	3	340
Kürbis	1	3	304
Paprika	2	5	177
Kartoffel	3	8	411
Tomate	3	8	242
Käse und Milchprodukte (Fettanteil i. Tr.)			
Frischkäse Magerstufe 10 % Fett	33	83	280
Quark 20 % Fett	35	88	132
Joghurt 3,5 % Fett i. Tr.	48	120	157
Emmentaler 45 % Fett	280	700	95
Bergkäse 45 % Fett i. Tr.	300	750	100
Mozzarella 45 % Fett	500	1 250	100
Wurstwaren			
Mortadella	668	1 670	207
Kalbsleberwurst	700	1 750	236
Bierschinken	753	1 883	261
Bratwurst (Schwein)	520	1 300	140
Brot und Backwaren			
Pumpernickel	370	925	338
Baguette	418	1 045	130
Knäckebrot	463	1 158	436
Roggenbrot	523	1 308	244

Wissen Sie, wie viel Salz Sie essen?

Um die eigene Natriumzufuhr zu kontrollieren, ist es wichtig, die Salzgehalte der verschiedenen Lebensmittel einschätzen zu können (eine Auswahl an Lebensmitteln und deren Gehalte, siehe Tabelle S. 77). Bei Grundnahrungsmitteln wie Obst, Gemüse, rohem Fleisch oder Fisch, Getreide wie Reis und Haferflocken werden Sie bald Bescheid wissen. Komplizierter ist es bei fertigen oder halbfertigen Lebensmitteln. Hier sind Sie auf das Etikett angewiesen. Darauf müssen laut EU-Gesetzgebung seit Dezember 2016 der Energiegehalt und die sechs Nährstoffe Fett, gesättigte Fettsäuren, Kohlenhydrate, Zucker, Eiweiß und Salz angegeben werden. Wenn Sie nur den Natriumgehalt eines Lebensmittels kennen, können Sie daraus den Salzgehalt durch Multiplizieren mit 2,5 ermitteln. Aber wie viel ist zu viel? Anhand der Grenzwerte werden Nahrungsmittel entsprechend ihres Natriumgehalts in Kategorien eingeteilt. Auch für Mineralwasser, das große Mengen Mineralstoffe, auch Natrium, enthalten kann, gibt es Grenzwerte.

Salzarm essen ist deshalb schwer, weil wir die größten Mengen unbewusst aufnehmen – versteckt in alltäglichen Lebensmitteln. Das Übel ist also nicht nur der Salzstreuer auf dem Tisch, sondern die „versteckten" Natriumquellen wie die bereits erwähnten Fertiggerichte und verarbeiteten Lebensmittel, und natürlich das Trio Brot, Käse, Aufschnitt – übrigens auch vegetarische Pasten. Aber auch Würzmittel wie Tomatenmark, Ketchup, Senf, Maggi, Meerrettich oder gekörnte Brühen, Gemüsesäfte und -konserven, Fertigdips, -saucen und -marinaden sind Salzbomben. Sämtliche pikante Instantprodukte wie Saucen, Suppen, Würzmischungen oder Kartoffelpüree sind sehr salzig. Vorsicht ist auch geboten bei zugesetztem Natrium in Form von z. B. Natriummonoglutamat und Natriumsulfat. Hierbei handelt es sich meist um würzende und konservierende Zusatzstoffe. Als Verbraucher können Sie durchaus durch Ihr Kaufverhalten die Industrie dazu bringen, hier weniger Salz zu verwenden.

→ Kennzeichnung der Lebensmittel nach Natriumgehalt

- natriumreduziert: 25 % weniger Salz/Natrium gegenüber Vergleichsprodukten
- natriumarm: <120 mg Na/100 g LM
- streng natriumarm: < 40 mg Na/100 g LM

Bei Mineralwässer:
- > 350 mg Na/l ungeeignet
- < 150 mg Na/l günstig
- „für Hypertoniker geeignet" < 20 mg Na/l

Bei Leitungswasser:
- ca. 80 mg Na/l

Was können Sie nun tun?

Verbannen Sie zunächst wirklich den Salzstreuer vom Tisch. Ersetzen Sie beim Kochen Salz durch Gewürze und Kräuter! Probieren Sie aus, gehen Sie in die Vollen. Es gibt sogar Gewürzmixe, die explizit als Ersatz für Salz benutzt werden können. Seien Sie nicht enttäuscht, wenn all dies das Salz nicht völlig ersetzt: Ihr Salzgeschmack ist Gewohnheitssache und ändert sich nur langsam – aber er ändert sich.

Salz abmessen

Wenn Sie anfangen, bewusst mit wenig Salz zu kochen, sollten Sie sich einen kleinen Löffel für die Dosierung aussuchen. Nehmen Sie eine genaue Waage und messen Sie aus, wie viel Gramm Salz auf diesen speziellen Löffel passt, so können Sie später auch ohne Wiegen die Salzmenge recht genau abmessen.

Die Salztricks

Es gibt Diätsalze. Da wird Natrium durch andere Mineralstoffe wie Kalium, Magnesium oder Kalzium ersetzt. Allerdings können sie einen leicht metallischen oder sogar bitteren Geschmack haben. Der Bittergeschmack ist individuell unterschiedlich ausgeprägt – deshalb sollten Sie solche Salze am besten selber ausprobieren. Bei Menschen mit eingeschränkter Nierenfunktion können Kochsalzersatzmittel wegen des hohen Kaliumgehalts einen gefährlichen Anstieg von Kalium im Blut verursachen, sodass der Salzersatz bei ihnen nicht sinnvoll ist. Auch eine Behandlung mit ACE-Hemmern oder Sartanen kann dann kritisch sein. Dann gibt es Leichtsalz, das zur Hälfte aus Salz und zur anderen Hälfte aus Füllstoffen besteht. Das kann helfen, wenn nach dem Kochen gesalzen wird. Es kann auch helfen, wenn Sie nur kleine Salzmengen sehr gleichmäßig in einem Gericht verteilen müssen. Wir haben in einigen Rezepten Leichtsalz vorgeschlagen, wenn es die Handhabung deutlich vereinfacht.

In Suppen und Saucen helfen Soja- und Worcestersauce, den Salzgehalt niedrig zu halten: Sie enthalten neben Salz eine Menge würzender Komponenten, die Salz auf unserer Zunge ein bisschen ersetzen können. In unserer Küche haben wir Tricks entwickelt, den Salzgehalt zu reduzieren, ohne den Geschmack zu beeinträchtigen:

- Kochwasser von Nudeln, Getreidebeilagen wie Reis, Couscous oder Bulgur und Gemüse nicht salzen. Lieber vor dem Servieren die entsprechende Menge Salz unterziehen.
- Salzarme Garmethoden einsetzen, die den Eigengeschmack ganz ohne Salz optimal erhalten wie Dämpfen über kochendem Wasser oder im Dämpfer, Dünsten mit wenig Fett im eigenen Saft oder Garen in der Folie.
- Aromatische Zubereitung mit Bräunung, der Maillard-Reaktion, die Würzstoffe bildet. Am besten in beschichteter Pfanne, Ofen oder Grill.

- Würzen mit der ganzen Vielfalt an Kräutern und Gewürzen.
- Verwendung frischer, besonders aromatischer Lebensmittel.
- Gerichte auswählen, die auch ohne Salz gut schmecken wie Süßspeisen – mit Vollkorn, Quark, Früchten und Nüssen.
- Salzreduzierte Produkte verwenden wie Leichtsalz, Würzmixe ohne Salz, salzarme Gemüsebrühe oder Sojasauce.
- Für ein kaliumreiches Gegengewicht in Form von Kartoffeln, Gemüse und Obst sorgen.
- Viel Flüssigkeit verwenden in Saucen und Suppen – auch das spart Salz.
- Den Salzstreuer vom Tisch verbannen, dafür Gewürzmühlen auftischen.

Auswärts essen

In der Gastronomie erhöht Salziges den Getränkekonsum. Und in Fast Food von Bratwurst über Pizza bis zum Burger ist reichlich Salz enthalten. In der Gemeinschaftsverpflegung wird auch gerne reichlich gesalzen, damit es allen schmeckt. Was tun?

- Gemüsesuppen enthalten oft weniger Salz als klare Fleischbrühen mit Einlage.
- Saucen sind meist fett und salzig – lieber weglassen.
- Gemüse ohne Sauce bestellen und mit einem Tropfen Olivenöl abschmecken.
- Vorspeisen wie Carpaccio oder Tatar – egal ob von Fisch oder Fleisch – ungewürzt bestellen und selber bei Tisch anmachen.
- Bei Kurzgebratenem oder Gegrilltem wie Steak oder Fisch darum bitten, dass nicht gesalzen wird.
- Leichtsalz in einem Döschen mitführen – eine Prise auf dem selbst angemachten Salat oder Steak ist okay.
- Ofen- oder Pellkartoffeln und Reis sind die besten Beilagen.
- Das Brot auf dem Tisch liegen lassen – es ist meist sehr salzig.

Was noch auf den Blutdruck wirkt

Darüber hinaus gibt es spezielle Genussmittel und Nahrungsbestandteile, die in einen Zusammenhang mit Bluthochdruck gebracht werden. Zu nennen ist hier z. B. Koffein in Kaffee, Tee, Soft- und Energydrinks. Hierbei muss unterschieden werden, dass ein unregelmäßiger Konsum den Blutdruck durchaus vorübergehend in die Höhe treiben kann, während bei eingefleischten Kaffeetrinkern dieser Effekt ausbleibt: Ihr Körper hat sich daran gewöhnt.

Lakritze (Süßholzwurzel) hingegen kann bei hoher Zufuhr über den Wirkstoff Glycyrrhizinsäure eine blutdrucksteigernde Wirkung hervorrufen bei sinkender Kaliumkonzentration im Blut. Deshalb wird Hochdruckpatienten empfohlen, nicht mehr als 10–30 g Lakritz pro Tag zu essen.

In den vergangenen Jahren sind bioaktive Peptide in den Fokus der Wissenschaft geraten. Sie können bei der Herstellung von Milchprodukten oder durch unsere Verdauungsenzyme aus Milcheiweiß freigesetzt werden. Ihnen wird eine blutdrucksenkende Wirkung nachgesagt, wobei dieser Effekt im Menschen bisher nicht sicher nachgewiesen ist. Noch unsicherer steht es mit der positiven Wirkung von Flavonoiden aus Soja auf die Blutgefäßwände. Hier gibt es noch keine gesicherten Ergebnisse, vor allem auch bezüglich einer eventuell wirksamen Dosis an Sojaprodukten.

Niedrige Konzentrationen von Vitamin D im Blut gehen häufiger mit höheren Blutdruckwerten und Herz-Kreislauf-Komplikationen einher. Ob aber eine medikamentöse Erhöhung der Vitaminkonzentration z. B. in den lichtarmen Wintermonaten zu einer Senkung des Blutdruckes führt, ist nicht gesichert. Die wirksame Form des Vitamins wird bei Sonneneinstrahlung in der Haut gebildet.

Salzarm kochen – leicht gemacht

Wer seine Ernährung auf salzarm umstellen möchte, der kann natürlich einfach weniger salzen. Aber schmecken wird es dann wohl schlechter! Es kommt also darauf an, anders zu würzen und zu kombinieren, anders zuzubereiten, sodass es am Ende interessant und aromatisch schmeckt. Genau das haben wir bei unseren Rezepten versucht. Dabei stehen neue Vorschläge für die Mahlzeiten und Lebensmittel im Vordergrund, die gewöhnlich besonders salzreich sind und wo sich besonders gut Salz einsparen lässt: Brot und Brotbeläge, Suppen und Eintöpfe, Dips und Dressings, Alltagsgerichte – auch Beilagen – und Sonntagsessen. Auf Desserts haben wir deshalb ganz verzichtet. Ein paar süße Hauptgerichte haben wir trotzdem beigesteuert, die sich aber durch einen besonders hohen Kaliumgehalt auszeichnen und so viel Eiweiß und gesunde Fette enthalten, dass sie richtig satt machen.

Als Grenzwert dient der einer salzarmen Ernährung von unter 120 mg Natrium pro 100 g Gericht. Wir haben uns nach dem Bundeslebensmittelschlüssel gerichtet. Den exakten Natriumgehalt der Gerichte anzugeben ist nicht einfach, da die Gehalte in einzelnen Zutaten schwanken können und Flüssigkeit verkocht. Vergleichen Sie im Zweifelsfall die Angaben auf der Packung mit denen in unseren Tabellen. So sind uns Schwankungen besonders bei Räuchertofu und Räucherlachs aufgefallen (Beispiele für schwankende Salzwerte bei verarbeiteten Lebensmitteln finden Sie unter www.test.de „Die größten Salzsünder").

→ Achten Sie auf salzarme Angebote

Salzarme Gemüsebrühwürfel oder salzarme Sojasauce werden inzwischen von einigen Firmen angeboten. Achten Sie bei Ihrem Einkauf darauf.

Rezepte

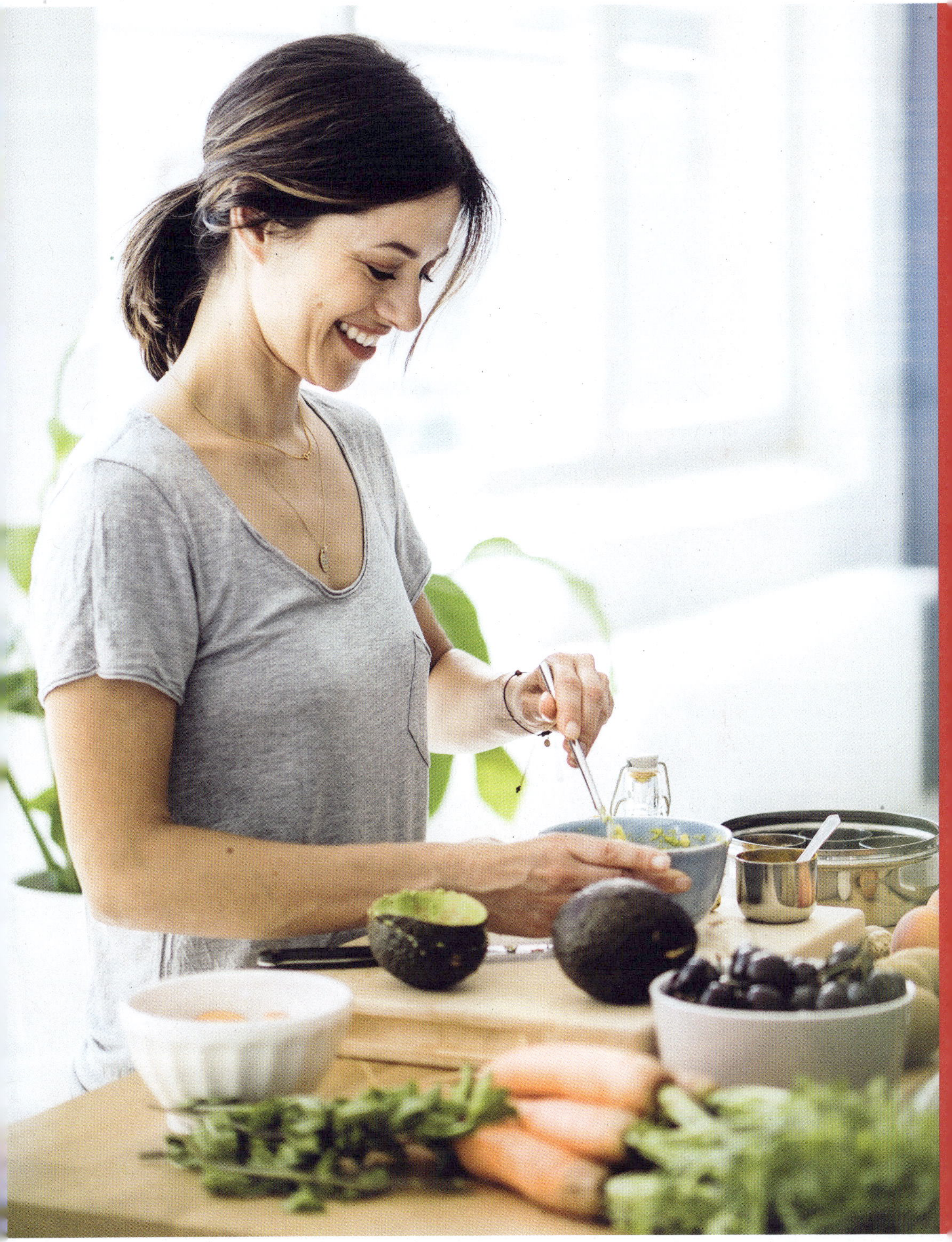

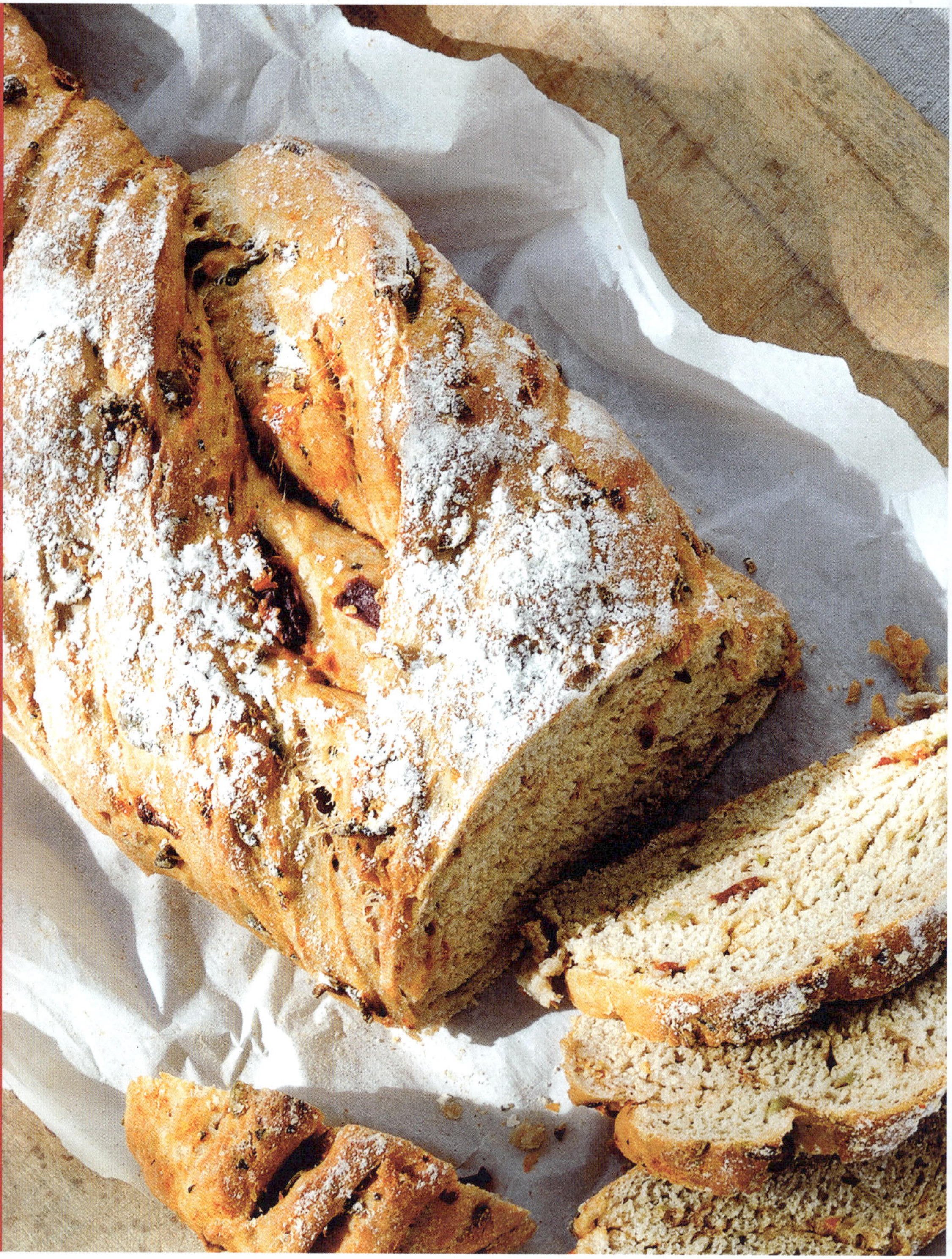

Brot und Gebäck

Besonders Brot ist meist sehr salzig. Wenn Sie Ihr Brot und die Brötchen einfach selber machen, haben Sie den Salzgehalt in der Hand. Und ein Plus: Mit verschiedenen Kräutern, Trockenfrüchten und besonderen Mehlen können Sie ganz neue Geschmackswelten entdecken.

Dinkel-Kartoffelbrot mit Liebstöckel

Für 1 Kastenform (45 cm)
750 g Dinkel-Vollkornmehl
2 Pck. Trockenhefe, 1 TL Honig
200 ml lauwarmer Sauerkrautsaft
250 g mehligkochende Kartoffeln
50 g frischer Liebstöckel
100 g zarte Haferflocken
2 g Salz, 1–2 EL Öl für die Form

1. Mehl, Hefe und Honig mischen. Mit dem Sauerkrautsaft und 200 ml lauwarmem Wasser angießen und etwa 10 Minuten kräftig durchkneten. Den Teig zu einer Kugel formen und zugedeckt in einer leicht bemehlten Schüssel an einem warmen Ort 1 Stunde gehen lassen.
2. Kartoffeln mit Schale kochen, kalt abschrecken, pellen und durch ein Sieb oder eine Presse drücken. Den Liebstöckel waschen, trocken schütteln und fein hacken.
3. Kartoffeln, Liebstöckel, Haferflocken und Salz unter den Teig kneten. Die Form einfetten und mit etwas Mehl bestäuben. Den Teig hineinsetzen, mit Mehl bestäuben und zugedeckt an einem warmen Ort noch 20 Minuten gehen lassen.
4. Eine Schüssel mit Wasser auf den Boden des Ofens stellen. Das Brot auf der unteren Schiene bei 200 °C Umluft für 50 Minuten backen und danach für 10 Minuten im ausgeschalteten Ofen ruhen lassen.

Zeit: 35 Min. + 1 Std. 20 Min. Gehzeit + 60 Min. backen
Pro Portion: 114 kcal, 2 g F, 20 g KH, 4 g E, 158,5 mg NaCl, 63,4 mg Na, 180 mg K
Pro 100 g: 119 mg Na und 338 mg K

Weizen-Kürbisbrot mit Kürbiskernen

Für 1 Kastenform (45 cm)
750 g Weizenmehl Type 1050
2 Pck. Trockenhefe, 1 TL Apfelkraut
250 g Hokkaidokürbis
1 Apfel (z. B. Topas)
2 EL Kürbiskernöl
3 EL Sojasauce (36 ml)
150 g Kürbiskerne

1. Das Mehl mit der Hefe und dem Apfelkraut mischen. Mit 500 ml lauwarmem Wasser angießen und für etwa 10 Minuten kräftig durchkneten. Den Teig zu einer Kugel formen und zugedeckt in einer leicht bemehlten Schüssel an einem warmen Ort 1 Stunde gehen lassen.
2. Den Kürbis waschen, putzen und fein raspeln. Apfel waschen, halbieren, entkernen und samt Schale raspeln.
3. Den Kürbis-Apfel-Mix mit dem Kürbiskernöl, der Sojasauce und den Kürbiskernen unter den Teig kneten. Die Kastenform einfetten und mit etwas Mehl bestäuben. Den Teig hineinsetzen, mit etwas Mehl bestäuben und zugedeckt an einem warmen Ort noch einmal 20 Minuten gehen lassen.
4. Stellen Sie eine Schüssel mit Wasser auf den Boden des Backofens. Das Brot in der Backofenmitte bei 200 °C für ca. 50 Minuten backen. Dann für weitere 10 Minuten im ausgeschalteten Ofen ruhen lassen.

Variante: Statt Apfelkraut passt auch Zuckerrübensirup oder Honig.
Zeit: 35 Min. + 1 Std. 20 Min. Gehzeit + 60 Min. backen
Pro Portion: 129 kcal, 4 g F, 19 g KH, 5 g E, 178,5 mg NaCl, 71,4 mg Na, 127 mg K
Pro 100 g: 111 mg Na und 197 mg K

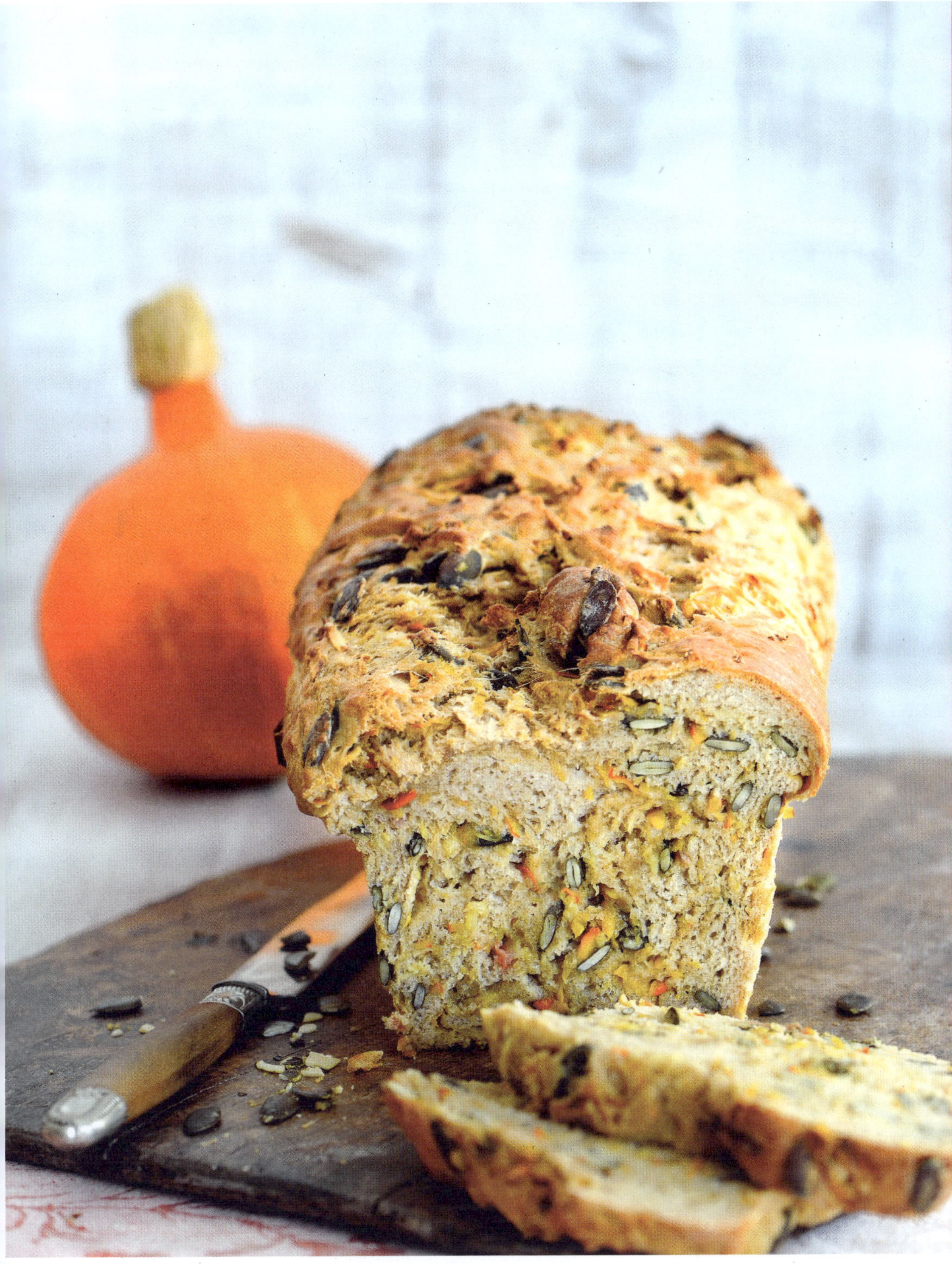

Olivenbrot

Für ca. 21 Scheiben
750 g Weizenmehl Type 1050
2 Pck. Trockenhefe, 1 TL Rohrzucker
45 g grüne Oliven ohne Stein
2 Zweige Rosmarin
1 kleine getrocknete Chilischote
2 getrocknete Tomaten
2 EL Olivenöl

1. Das Mehl mit der Hefe und dem Rohrzucker mischen. Mit 400 ml lauwarmem Wasser angießen und etwa 5 Minuten kräftig durchkneten. Den Teig zu einer Kugel formen und zugedeckt in einer leicht bemehlten Schüssel an einem warmen Ort 1 Stunde gehen lassen.
2. Die Oliven in dünne Ringe schneiden. Den Rosmarin waschen, trocken schütteln, Nadeln von den Stielen abstreifen und grob hacken. Die Chilischote in einem Mörser oder mit einem Messer zerkleinern. Tomaten in feine Streifen schneiden.
3. Oliven, Rosmarin, Tomaten und Chili unter den Teig kneten. Den Teig zu einer Rolle in Blechlänge formen und dann in sich verdrehen. Auf das mit Backpapier ausgelegte Blech legen und mit 1 EL Mehl bestäuben.
4. Eine Schüssel mit Wasser auf den Boden des Ofens stellen und das Brot mittig in den kalten Ofen schieben, auf 200 °C anheizen und für ca. 20 Minuten backen. Anschließend das Brot für 10 Minuten im ausgeschalteten Ofen ruhen lassen.

Variante Kräuterbrötchen

Lassen Sie Oliven, Chili und Tomaten weg und geben Sie 1 Bund gemischte gehackte Kräuter (z. B. Thymian, Salbei, Bohnenkraut, Rosmarin) in den Teig. Aus dem Teig kleine runde Brötchen formen, auf ein mit Backpapier ausgelegtes Backblech legen, gehen lassen wie das Brot und für ca. 20 Minuten im Ofen backen. Die Kräuterbrötchen pur haben einen Natriumgehalt von nur 3,43 mg pro 100 g Gebäck.

Variante Orientalische Brötchen

Anstatt der Oliven, getrockneten Tomaten und der Chilischote können Sie je 5 getrocknete Feigen, Datteln und 50 g Rosinen oder Berberitzen in den Teig mischen. Nun den Teig nach Belieben mit je ½ TL Zimt, Kardamom und Fenchelsamen, abgeriebener Orangenschale sowie 3 g Salz würzen. Wer möchte, kann zusätzlich noch 100 g gehackte Mandeln ohne Schale in den Teig einarbeiten. Dann wie bei den Kräuterbrötchen verfahren. Hier liegt der Natriumgehalt bei 85,3 mg pro 100 g Gebäck.

Zeit: 20 Min. + 1 Std. Gehzeit + 20 Min. backen
Pro Portion: 138 kcal, 2 g F, 25 g KH, 5 g E, 172,3 mg NaCl, 68,9 mg Na, 92 mg K
Pro 100 g: 115 mg Na und 154 mg K

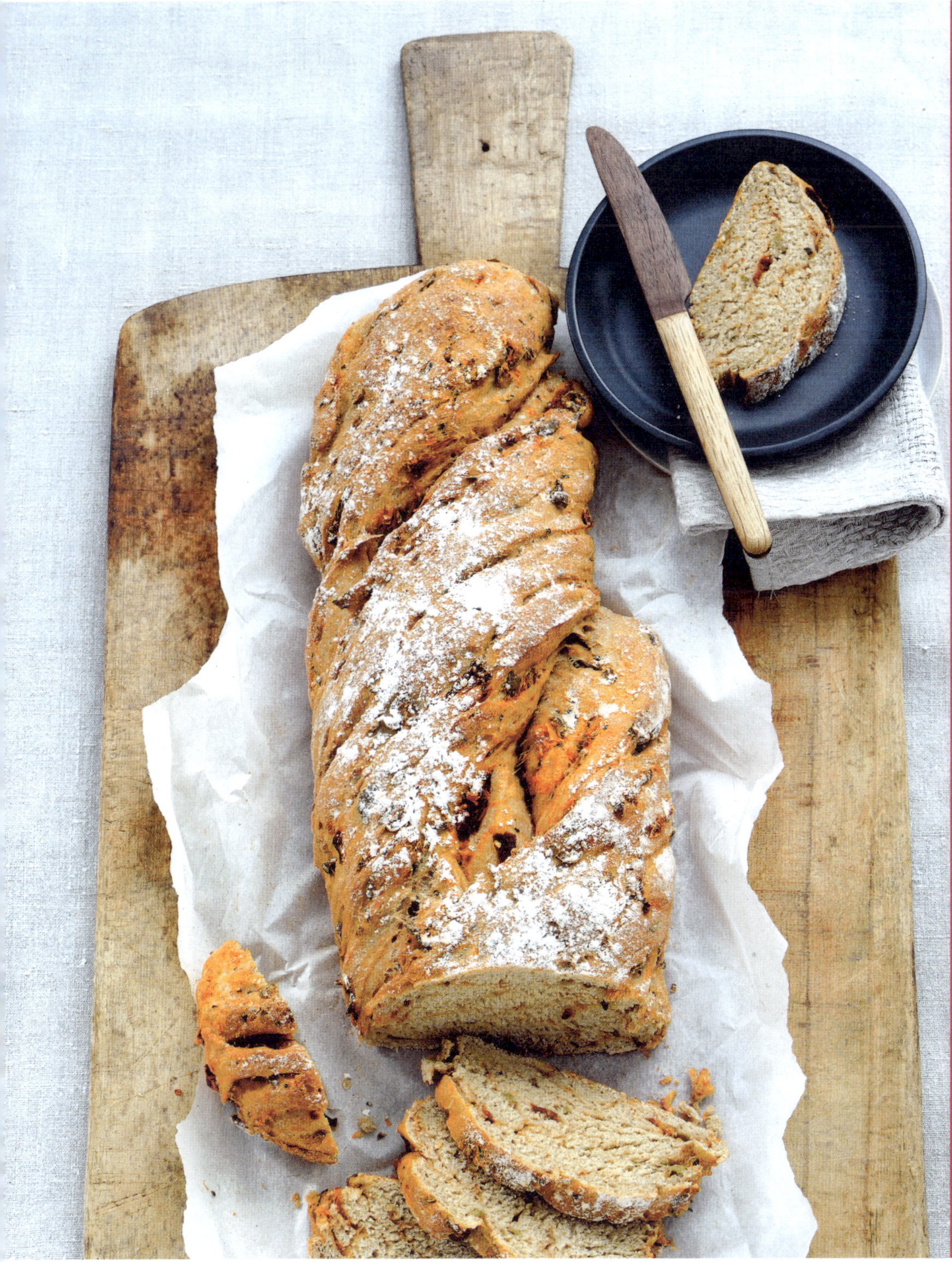

Roggen-Sauerteigbrot

Für 1 Kastenform (30 cm)
700 g Roggenvollkornmehl Type 1150
3 g Salz, 2 Pck. Trockenhefe, 2 TL Kümmel
4 Pck. Natur-Sauerteig (gebrauchsfertig, je 75 g = 300 g)
300 g Knollensellerie
100 ml feine Haferflocken
Öl für die Form

1. Das Mehl in eine große Schüssel sieben. Mit Salz, Trockenhefe und Kümmel mischen. Den Sauerteig und 500 ml Wasser dazugeben und alles zu einem weichen Teig verkneten. Teig mit einem Küchentuch abdecken und an einem warmen Ort 20 Minuten gehen lassen.
2. Sellerie waschen, schälen und grob raspeln. Die Form mit etwas Öl einfetten. Die Sellerieraspel und Haferflocken – bis auf 1 EL – unter den Teig kneten. Den Teig in die Backform geben, mit den übrigen Flocken bestreuen und noch mal zugedeckt ca. 30 Minuten gehen lassen, bis er etwa das Doppelte seines Volumens erreicht hat.
3. Anschließend das Brot für 45 Minuten im Backofen bei 200 °C auf der mittleren Schiene backen. Sollte die Kruste zu dunkel werden, einfach die restliche Backzeit ein Stück Backpapier über das Brot legen.
4. Das Brot im ausgeschalteten Backofen 10 Minuten ziehen lassen. Dann aus der Form nehmen und ausdampfen lassen.

Tipp: Sauerteigansatz kann man auch selber machen – er braucht allerdings einige Zeit, um zu gären, so wie das jede Bäckerei macht. Für den Sauerteigansatz 400 g Roggenvollkornmehl mit 500 ml lauwarmem Wasser und 150 g Naturjoghurt 1,5 % verrühren, mit Mehl bestäuben, einem Tuch abdecken und bei etwa 23 °C 2 Tage gehen lassen, bis sich kleine Bläschen bilden. Der Teig sollte schön säuerlich riechen. Dann kann man ihn verwenden wie fertigen Sauerteig.
Variante: Wer Sellerie nicht mag, kann ihn durch Kürbis oder Karotten ersetzen. Würziger wird es, wenn Sie Kohl oder Wirsing feinstreifig schneiden und mit etwas Zwiebeln kräftig braun schmoren. Ausgekühlt unter den Teig ziehen.
Zeit: 20 Min. + 50 Min. Gehzeit + 55 Min. Backzeit
Pro Portion: 143 kcal, 1 g F, 28 g KH, 5 g E, 172 mg NaCl, 68,8 mg Na, 262 mg K
Pro 100 g: 75,2 mg Na und 287 mg K

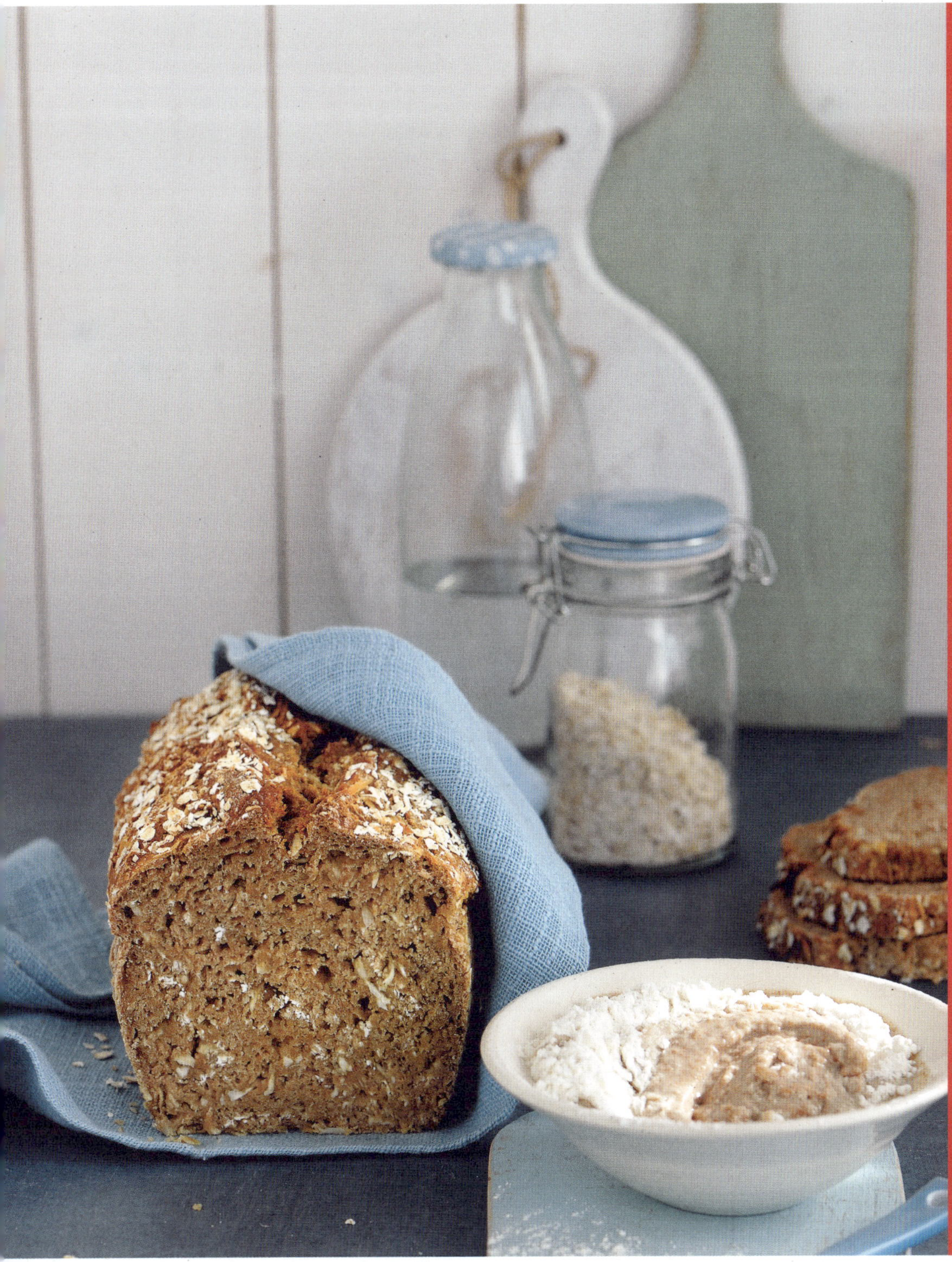

Erdnuss-Möhren-Waffeln

Für 4 Portionen
100 g Erdnüsse ohne Salz
250 g Dinkelmehl Type 1050
1 TL Currypulver
3 Eier, 80 ml Rapsöl, 2 EL Honig
2 g Salz
100 ml Weißwein oder Noilly Prat (Wermut)
250 g Möhren
1 EL Öl zum Backen

1. Die Erdnüsse fein hacken. Das Mehl in eine Schüssel sieben und mit den gehackten Nüssen und dem Currypulver mischen.
2. Eier aufschlagen und mit dem Öl, Honig und dem Salz verquirlen. Alles mit der Mehlmischung verrühren. Nach und nach den Wein und 100 ml Wasser zugeben und zu einem glatten Teig verrühren.
3. Die Möhren waschen, schälen und fein raspeln und sofort unter den Waffelteig mischen. Das Waffeleisen aufheizen und mit etwas Öl bestreichen. Nun die Waffeln nach und nach ausbacken. Die Platten immer wieder mit etwas Öl bestreichen.

Varianten: Süßer werden die Waffeln mit Apfelsaft statt Wein und Apfel- statt Möhrenraspeln. Dann aber Currypulver und Salz durch 1 TL Zimtpulver ersetzen. Statt der Erdnüsse passen auch andere Nüsse, wie Wal-, Para- oder Haselnüsse. Weicher wird der Teig mit 100 g Magerquark.
Zeit: 1 Std. 10 Min.
Pro Portion: 667 kcal, 40 g F, 52 g KH, 21 g E, 727,5 mg NaCl, 291 mg Na, 709 mg K
Pro 100 g: 106 mg Na und 258 mg K

Buchweizenbrot mit Mittelmeerkräutern

Für 1 Kastenform (30 cm)
500 g Buchweizenmehl
250 g Weizenmehl Type 1050
2 Pck. Trockenhefe, 1 TL Honig
600 ml lauwarmes Wasser
100 g fetter Speck (ungesalzen)
je 2 Zweige Rosmarin, Thymian, Oregano und Salbei
2 Knoblauchzehen, 4 g Salz
Öl und Mehl für die Form

1. Buchweizen-, Weizenmehl und Hefe mischen. Den Honig im Wasser lösen und mit den trockenen Zutaten ca. 5 Minuten kräftig kneten. Den Teig mit einem Tuch bedeckt an einem warmen Ort etwa 1 Stunde gehen lassen.
2. Den Speck in kleine Würfel schneiden, in einer beschichteten Pfanne auslassen, bis er knusprig ist. Kräuter waschen, trocken schütteln, Blättchen bzw. Nadeln von den Stielen zupfen und grob hacken. Knoblauch schälen und fein hacken. Mit den Kräutern im Griebenfett kurz anbraten, etwas abkühlen lassen und mit dem Salz zum Teig geben. Alles gut verkneten und für ca. 20 Minuten nochmals abgedeckt an einem warmen Ort gehen lassen.
3. Kastenform einölen, mit etwas Mehl bestäuben. Teig hineingeben und bei 180 °C 40 Minuten backen. Aus dem Ofen nehmen, stürzen und auskühlen lassen.

Varianten: Mittelmeerkräuter mit anderen Kräutern wie Schnittlauch oder Bärlauch und 2 EL Gewürze wie Kümmel, Fenchelsamen oder Koriander tauschen.
Zeit: 2 Std. 10 Min.
Pro Portion: 162 kcal, 4 g F, 27 g KH, 3 g E, 191,25 mg NaCl, 76,5 mg Na, 115 mg K
Pro 100 g: 108 mg Na und 163 mg K

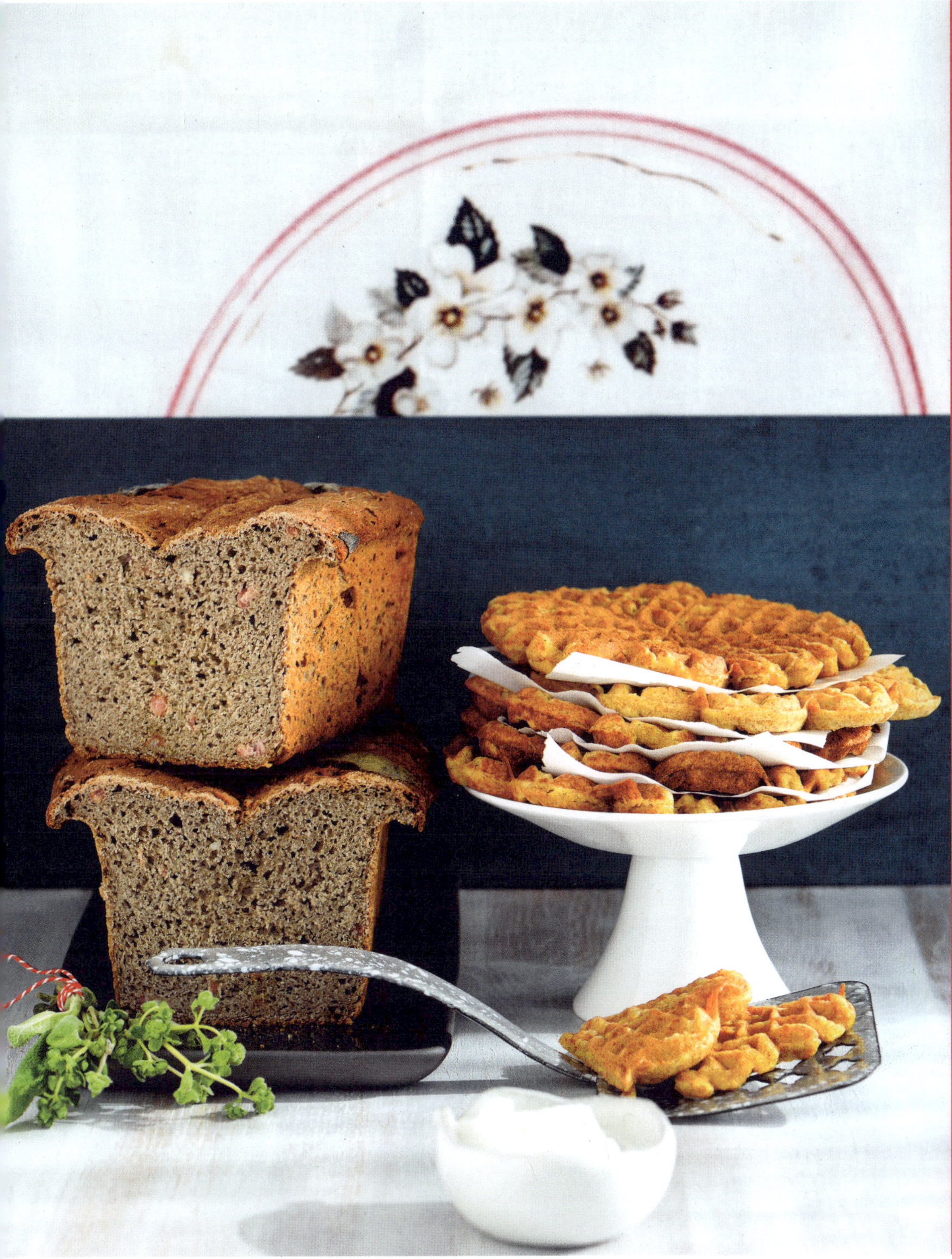

Croissants

Für ca. 16 Stück
250 g Weizenmehl Type 1050
1 Pck. Trockenhefe, 1 Prise Zucker
175 ml Apfelsaft
1 EL Nuss- oder Rapsöl
100 g Körnermix (Sonnenblumen-, Kürbiskerne, Sesamsamen etc.)
250 g Blätterteig (rund, aus dem Kühlregal)
1 Ei, 2 EL Sahne

1. Mehl mit Hefe und Zucker mischen. Apfelsaft und Öl zugeben und alles zu einem geschmeidigen Teig verarbeiten. Abgedeckt an einem warmen Ort ca. 30 Minuten gehen lassen. 3 EL Körnermix abnehmen, den Rest im Blitzhacker fein mahlen.
2. Hefeteig noch einmal kräftig kneten und auf einer leicht bemehlten Fläche kreisförmig (ca. 30 cm) ausrollen. Den Blätterteig mit etwas Wasser bestreichen und den Hefeteig darauflegen.
3. Ein Backblech mit Backpapier auslegen. Gemahlenen Kern-Mix auf dem Teig gleichmäßig verteilen, dabei aber in der Mitte einige Zentimeter Teig freilassen. Den Teig nun wie eine Torte in 16 Stücke schneiden. Die Stücke von der breiten Seite zu Hörnchen aufrollen und auf das Backblech legen. Den Backofen auf 200 °C (180 °C Umluft) anheizen.
4. Ei mit Sahne verrühren, die Hörnchen einpinseln und mit den Körnern bestreuen. Im heißen Ofen ca. 15 Minuten goldgelb backen.

Varianten: Statt Körnermix 100 g Schokostreusel oder 140 g geriebenen Emmentaler verwenden.
Zeit: 1 Std. 10 Min.
Pro Portion: 169 kcal, 8 g F, 20 g KH, 5 g E, 92,3 mg NaCl, 36,9 mg Na, 108 mg K
Pro 100 g: 68,3 mg Na und 200 mg K

Schoko-Maronibrot

Für 1 Kastenform (30 cm)
750 g Weizenmehl Type 1050
10 g Carobpulver, 10 g Kakaopulver, entölt
2 Pck. Trockenhefe
½ TL Salz (3 g), 2 EL Zucker
200 g Maronen (vorgegart)
100 g Datteln, getrocknet
500 ml Buttermilch
100 g Walnüsse
Öl und Mehl für die Form

1. Weizenmehl, Carob- und Kakaopulver, Hefe, Salz und Zucker vermischen. Maronen und Datteln grob hacken. Mit der Buttermilch kurz erwärmen, pürieren, etwas abkühlen lassen und mit den anderen Zutaten zu einem Teig verkneten. Bei Bedarf noch etwas lauwarmes Wasser zugeben, dass der Teig weich, aber formbar ist. Den Teig mit einem Tuch bedeckt an einem warmen Platz etwa 1 Stunde gehen lassen.
2. Nüsse fein hacken und unter den Teig kneten. Den Teig für ca. 20 Minuten abgedeckt an einem warmen Ort gehen lassen.
3. Kastenform einölen, mit Mehl bestäuben, Teig einfüllen und bei 180 °C 40 Minuten backen. Noch 10 Minuten im abgeschalteten Ofen nachziehen lassen.

Varianten: Statt Datteln passen auch Rosinen. Das Brot wird pikanter mit ½ Bund Mittelmeerkräuter wie Rosmarin, Thymian, Salbei und 70 g entsteinten Oliven statt Salz und Datteln.
Zeit: 20 Min. + 80 Min. Gehzeit + 50 Min. Backzeit
Pro Portion: 207 kcal, 5 g F, 34 g KH, 7 g E, 180,25 mg NaCl, 72,1 mg Na, 245 mg K
Pro 100 g: 85,5 mg Na und 291 mg K

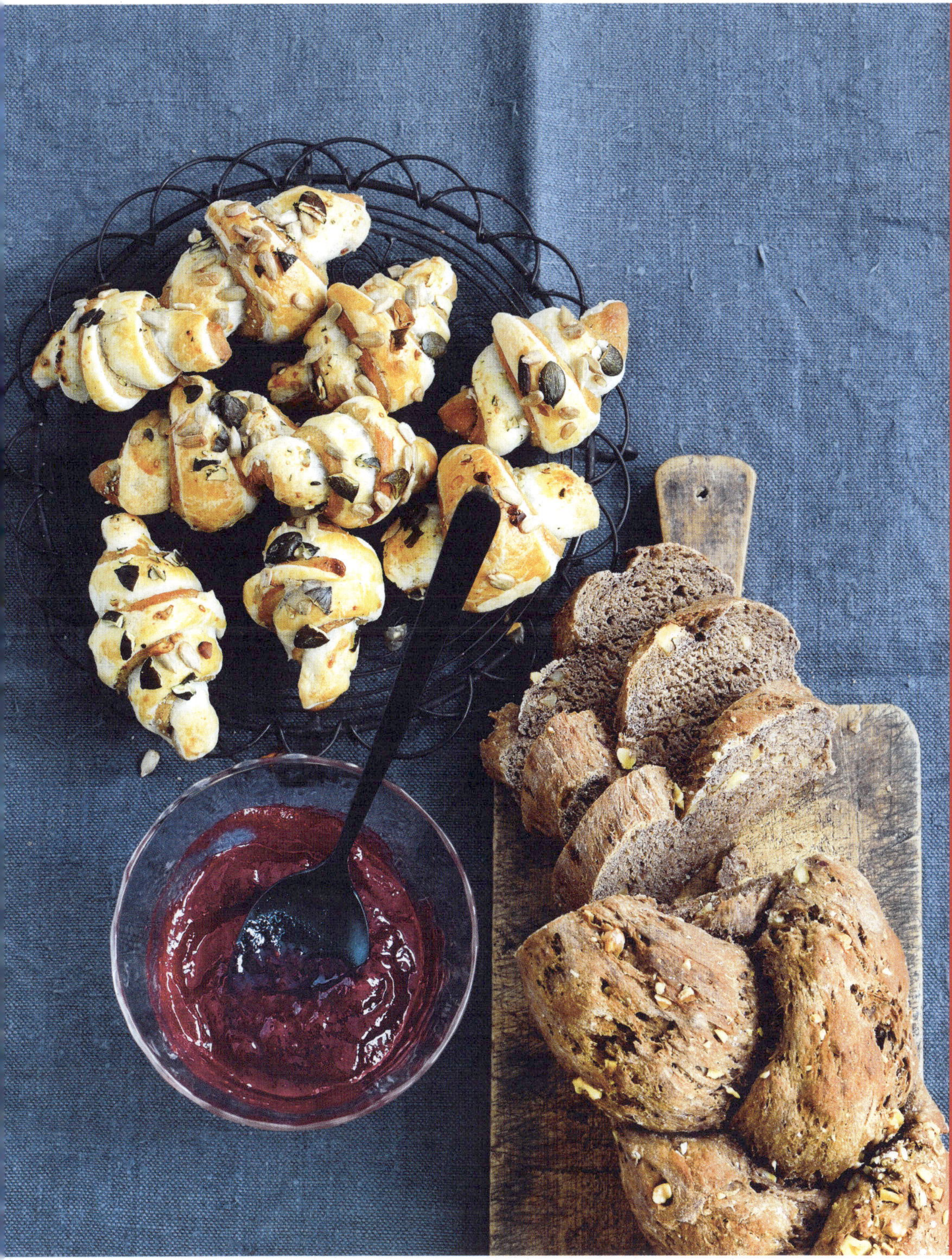

Papadams

Für ca. 10 Papadams
300 g Kichererbsenmehl
½ TL gemahlener Pfeffer
2 TL gemahlener Kreuzkümmel
2 Knoblauchzehen
6 EL Sesamöl
180 g Butterschmalz oder Rapsöl zum Ausbacken

1. Das Mehl mit Pfeffer und Kreuzkümmel in einer großen Schüssel verrühren. Den Knoblauch schälen und dazupressen, noch mal gut verrühren.
2. Nach und nach 200 ml Wasser hinzufügen und ca. 5 Minuten kräftig kneten. Der Teig sollte möglichst fest sein.
3. Den Teig auf eine mit 2 EL Öl gefettete Oberfläche legen, mit etwas Öl beträufeln und mit einem Nudelholz möglichst dünn ausrollen. Mit einer Tasse kleine Fladen ausstechen. Die Teigfladen nun zusätzlich mit etwas Öl beträufeln und sehr dünn ausrollen. Anschließend vorsichtig lösen und einzeln auf Backpapier auslegen.
4. Die Papadams nun im Backofen für ca. 10 Minuten bei 150 °C (Umluft) trocknen. Mit Küchenpapier aufeinanderstapeln.
5. Butterschmalz in einer Pfanne schmelzen. Nach und nach die Papadams in je 2 Minuten knusprig ausbacken. Auf einem Kuchengitter etwas auskühlen lassen und gleich servieren.

Tipp: Der Teig ist bröselig. Das Ausrollen erfordert deshalb etwas Übung. Einfacher wird es mit kleineren Fladen. Nach dem Backen in einer Blechdose lagern, sonst werden sie weich.
Zeit: 60 Min.
Pro Portion: 199 kcal, 13 g F, 14 g KH, 7 g E, 24,5 mg NaCl, 9,8 mg Na, 310 mg K
Pro 100 g: 15,4 mg Na und 488 mg K

Gemüsechips

Für 4 Portionen
450–500 g Gemüse (z. B. Petersilienwurzel, Topinambur, Pastinaken, Rote Bete)
3–4 EL Rapsöl
Chiliflocken, Paprikapulver, süß
Ingwerpulver, Currypulver
Senfpulver
1 g Salz (oder 2 g Leichtsalz)

1. Das Gemüse schälen, putzen und in sehr feine Scheiben hobeln.
2. Backofen auf 200 °C (Umluft) vorheizen. 2 Backbleche mit Backpapier auslegen.
3. Die Gemüsescheiben locker auf den Blechen verteilen und mit dem Öl besprenkeln. Das Gemüse nun nacheinander für 10–15 Minuten im Backofen knusprig backen. Dabei immer mal wieder schauen, dass sie nicht zu braun werden. Die Gemüsechips aus dem Ofen nehmen.
4. Sofort mit den verschiedenen Gewürzen und dem Salz bestäuben.

Tipp: Je gleichmäßiger die Gemüsescheiben ohne Überlappung auf dem Blech liegen, desto knuspriger werden die Chips. Rote Bete färbt nicht nur die Haut rot – sie kann auch Farbe an die anderen Chips abgeben. Backen Sie die Bete auf einem Extrablech. Als Vorspeise oder Snack mit Avocadocreme besonders köstlich.
Zeit: 45 Min.
Pro Portion: 120 kcal, 9 g F, 7 g KH, 2 g E, 295 mg NaCl, 118 mg Na, 445 mg K
Pro 100 g: 96,6 mg Na und 366 mg K

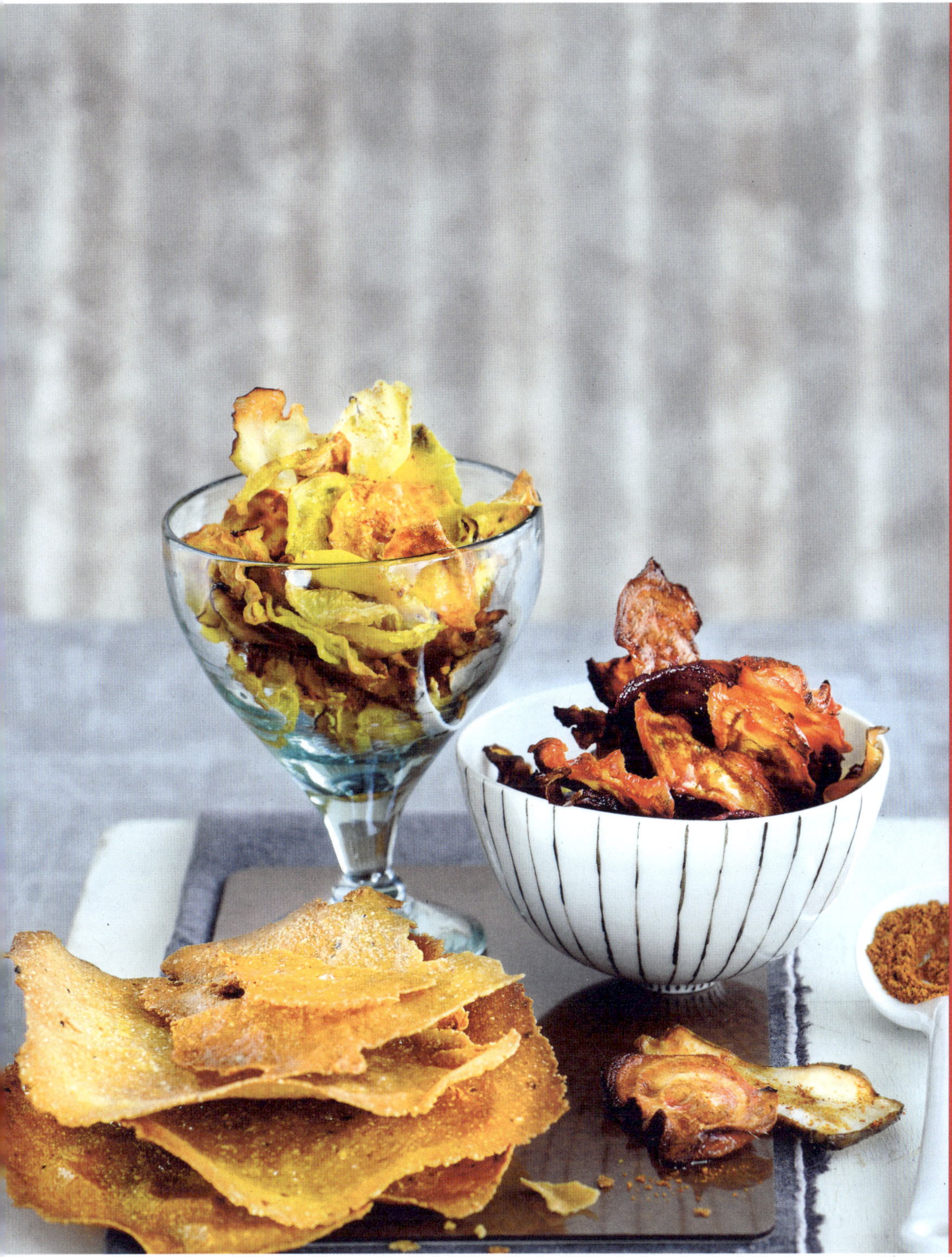

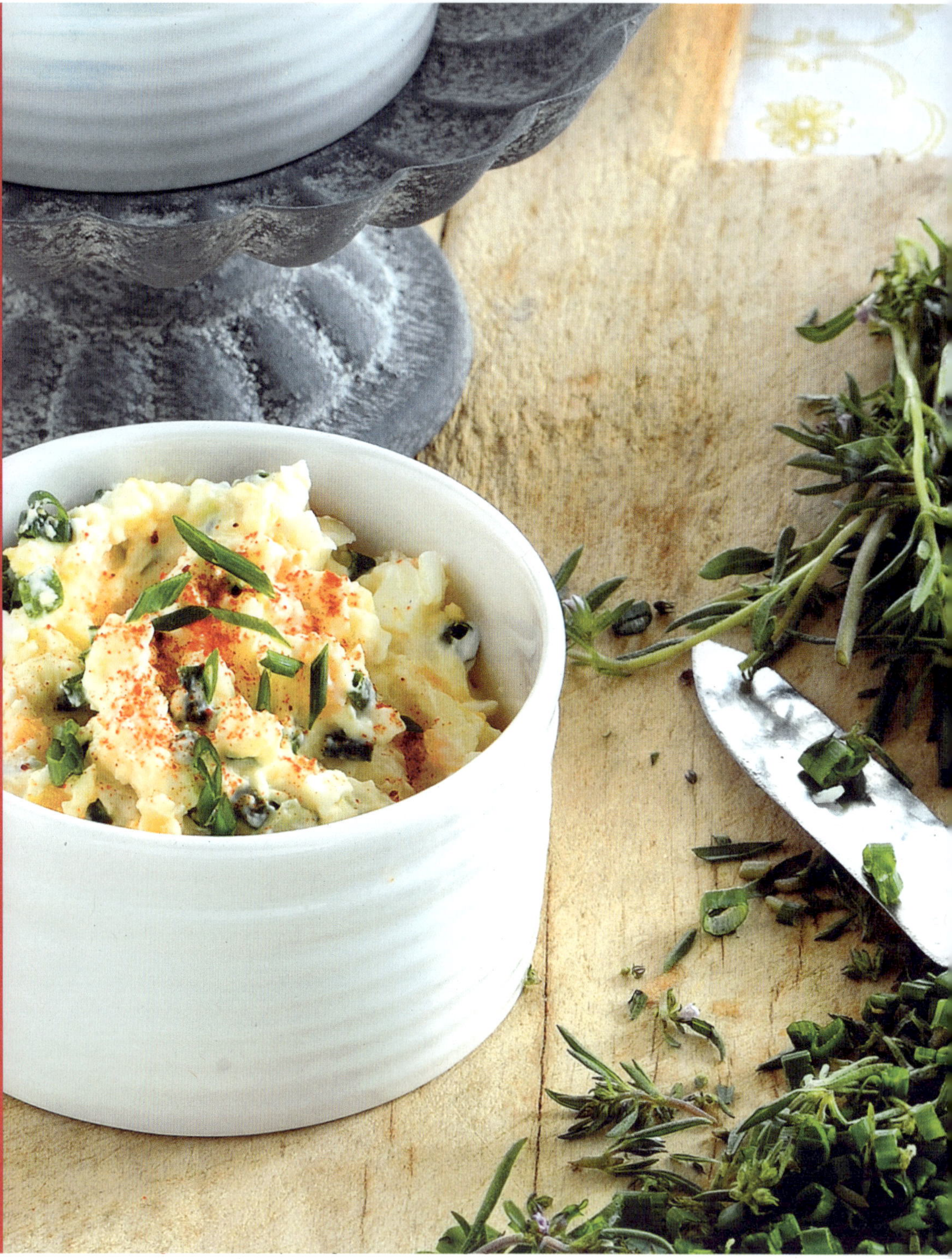

Brotaufstriche

Hier lauert eine weitere „Salzfalle". Fertige Aufstriche und Aufschnitt aus dem Supermarkt sind häufig extrem salzig, da machen auch vegetarische Pasten keine Ausnahme. Selbstgemachtes ist einfach herzustellen, ob Bratenaufschnitt, Pilzcreme oder der bayerische Klassiker Obatzda.

Tofucreme mit Kräutern

Für ca. 8 Portionen
1 Bund Koriander
1 Knoblauchzehe, 200 g Seidentofu
50 g Walnüsse
2 EL Olivenöl
1 TL (4 g) Sojasauce salzarm 43 %
1–2 TL Currypulver (5 g)

1. Den Koriander waschen, trocken schütteln und die Blättchen von den Stielen zupfen. Knoblauch schälen. Den Tofu grob etwas zerkleinern. Die Walnüsse in einer beschichteten Pfanne ohne Fett so lange rösten, bis sie duften.
2. Alles mit Olivenöl, Sojasuace und Currypulver in einen Blitzhacker oder in die Küchenmaschine geben und fein zermusen. Bleibt im Kühlschrank bis zu 1 Woche frisch.

Tipp: Seidentofu ist in seiner Konsistenz weicher als Natur- oder Räuchertofu. Die Creme wird dadurch geschmeidiger.
Varianten: Statt Koriander geht auch Petersilie, Basilikum, Bohnenkraut, Majoran oder Schnittlauch. Letzteren aber nicht mitpürieren, sondern extra in Röllchen schneiden. Anstatt Walnüsse können Sie Haselnüsse, Mandeln oder ungesalzene Erdnüsse rösten und unter die Creme pürieren. Das Currypulver kann durch chinesisches 5-Gewürze-Pulver oder Paprikapulver ersetzt werden.
Zeit: 15 Min.
Pro Portion: 89 kcal, 8 g F, 1 g KH, 3 g E, 88,5 mg NaCl, 35,4 mg Na, 126 mg K
Pro 100 g: 89,9 mg Na und 325 mg K

Pilzpaste

Für ca. 12 Portionen (ca. 500 g)
50 g Grünkernschrot
100 ml milder Sherry
2 Stiele Bleichsellerie
500 g Champignons
1 Knoblauchzehe
10 g getrocknete Steinpilze
einige Stiele Bohnenkraut oder Thymian
50 g Butter
schwarzer Pfeffer, Chiliflocken
1 EL Sojasauce

1. Grünkernschrot mit Sherry mischen. Sellerie waschen, putzen, Blätter beiseite legen. Champignons trocken putzen. Knoblauch schälen. Sellerie, Sellerieblätter, Champignons, Knoblauch und Trockenpilze fein hacken oder mit der Küchenmaschine zerkleinern. Alles mischen und in einer großen Schüssel über Nacht im Kühlschrank zugedeckt ziehen lassen.
2. Bohnenkraut oder Thymian waschen, trocken schütteln und die Blättchen von den Stielen streifen. 10 g Butter in einem Topf erhitzen, Mus und Kräuter zufügen und bei mittlerer Hitze etwa 15 Minuten zugedeckt zu einem Brei kochen. Ab und zu umrühren. Zum Schluss sollte die Flüssigkeit aufgesogen sein.
3. Alles kräftig mit Pfeffer, Chili und Sojasauce würzen, restliche Butter zufügen. Abkühlen lassen, kräftig durchrühren und kalt stellen. Die Pilzpaste hält sich im Kühlschrank ca. 2–3 Tage.

Zeit: 60 Min.
Pro Portion: 66 kcal, 4 g F, 3 g KH, 3 g E, 170,25 mg NaCl, 68,1 mg Na, 224 mg K
Pro 100 g: 104 mg Na und 342 mg K

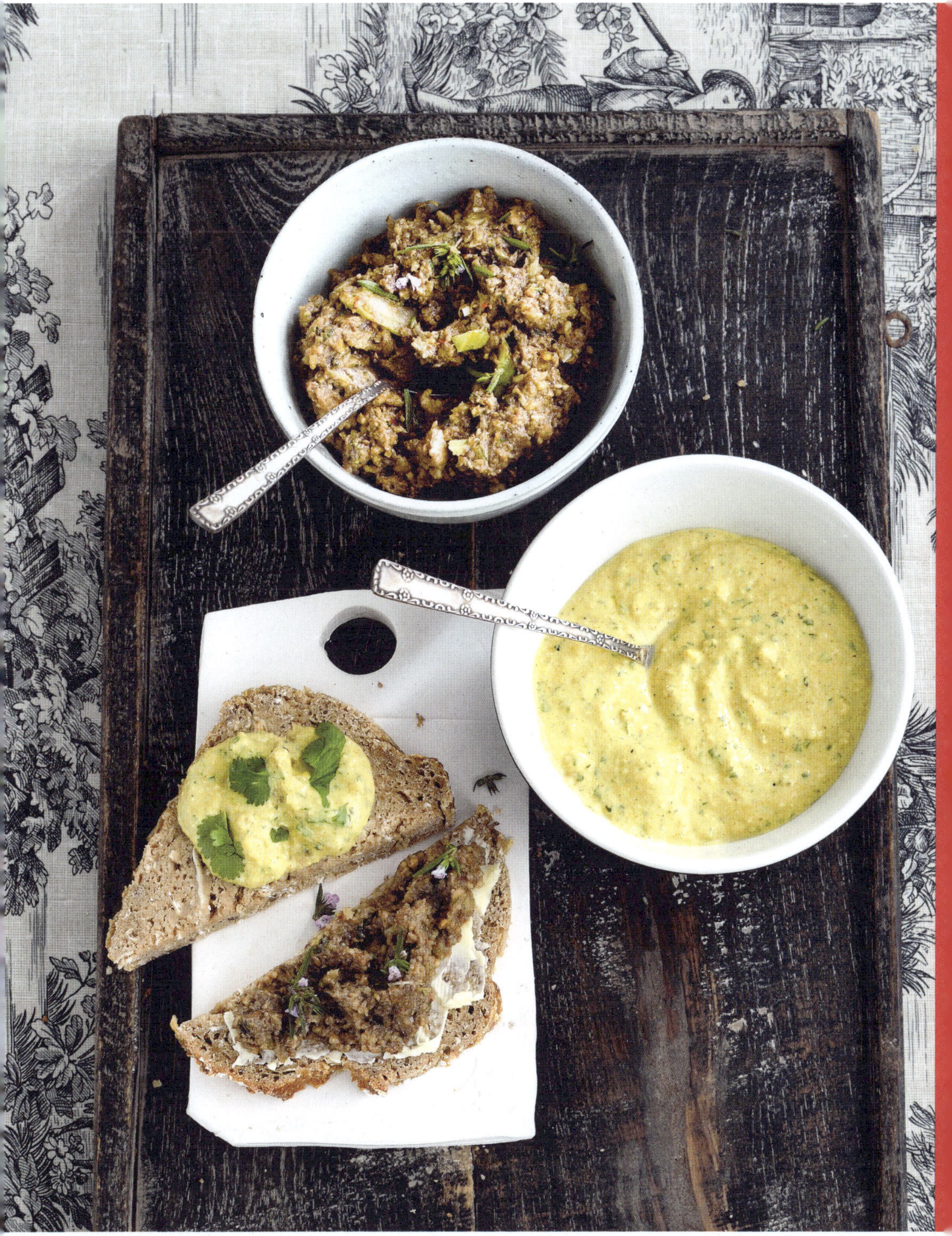

Gemüseterrine

Für 1 Kastenform (Inhalt mind. 1,5 l; ca. 12 Portionen)
800 g Zucchini
5 EL Olivenöl, 12 Blätter Gelatine
2 Zwiebeln
2 EL Rohrzucker
1,6 kg geschälte Tomaten (je Dose 400 g)
1 TL Salz (6 g), schwarzer Pfeffer
1 EL Kräuter der Provence
50 g Kürbiskerne, 200 g Sahnequark
50 g geriebener Parmesan
2 Bund Basilikum

1. Den Ofengrill vorheizen. Die Zucchini waschen, putzen und längs in 4–6 dünne Scheiben schneiden. Die Schnittflächen dünn mit etwas Öl bestreichen und auf ein Backblech legen. Unter dem Backofengrill von beiden Seiten je 2–3 Minuten bräunen, abkühlen lassen.
2. Die Gelatineblätter in ausreichend kaltem Wasser einweichen. Zwiebeln schälen und fein würfeln. Das restliche Öl in einer großen beschichteten Pfanne erhitzen und die Zwiebelwürfel mit dem Zucker darin glasig dünsten. Die Tomaten samt Saft dazugeben, mit Salz, Pfeffer und Kräutern würzen. Etwa 30 Minuten dick einkochen lassen, zwischendurch umrühren. Gelatineblätter abtropfen lassen und unter die noch warme Tomatensauce rühren, gut abkühlen lassen.
3. Die Kürbiskerne in einer beschichteten Pfanne rösten, bis sie duften. In einem Blitzhacker zermahlen und mit Quark und Parmesan mischen. Das Basilikum waschen und trocken schütteln und die Blättchen von den Stielen zupfen. Eine Kastenform mit Frischhaltefolie auslegen, dabei so viel Folie am Rand überhängen lassen, dass die Terrine abgedeckt werden kann.
4. Die Form nun mit der Hälfte Tomatenmasse füllen. Form mehrmals aufstoßen, damit alle Luftbläschen entweichen. Dann mit Basilikum bestreuen und mit etwa der Hälfte der gegrillten Zucchinischeiben auslegen. Dabei die Hälfte der Quarkmasse zwischen den Scheiben verteilen. Üppig mit Basilikumblättern belegen. Mit der restlichen Tomatenmasse bestreichen und wieder mit Basilikum belegen. Die restlichen Zucchinischeiben verteilen und dabei die übrige Quarkmasse einschichten.
5. Frischhaltefolie über die Terrine schlagen, auf der ganzen Fläche andrücken und für mind. 6 Stunden in den Kühlschrank stellen. Dann behutsam auf eine Platte stürzen. Bleibt im Kühlschrank mind. 5 Tage frisch.

Tipp: Gelatine gibt dem Sugo Halt – aber nur, solange die Masse kühl ist. Steht die Pastete länger in der Wärme, dann wird sie weich. Die Pastete auf keinen Fall zum schnellen Gelieren ins Tiefkühlfach geben: Das zerstört die Gelierkraft ebenso wie kochen.
Zeit: 1 Std. 40 Min. + 6 Std. Gelierzeit
Pro Portion: 170 kcal, 12 g F, 11 g KH, 8 g E, 620 mg NaCl, 248 mg Na, 445 mg K
Pro 100 g: 99,3 mg Na und 178 mg K

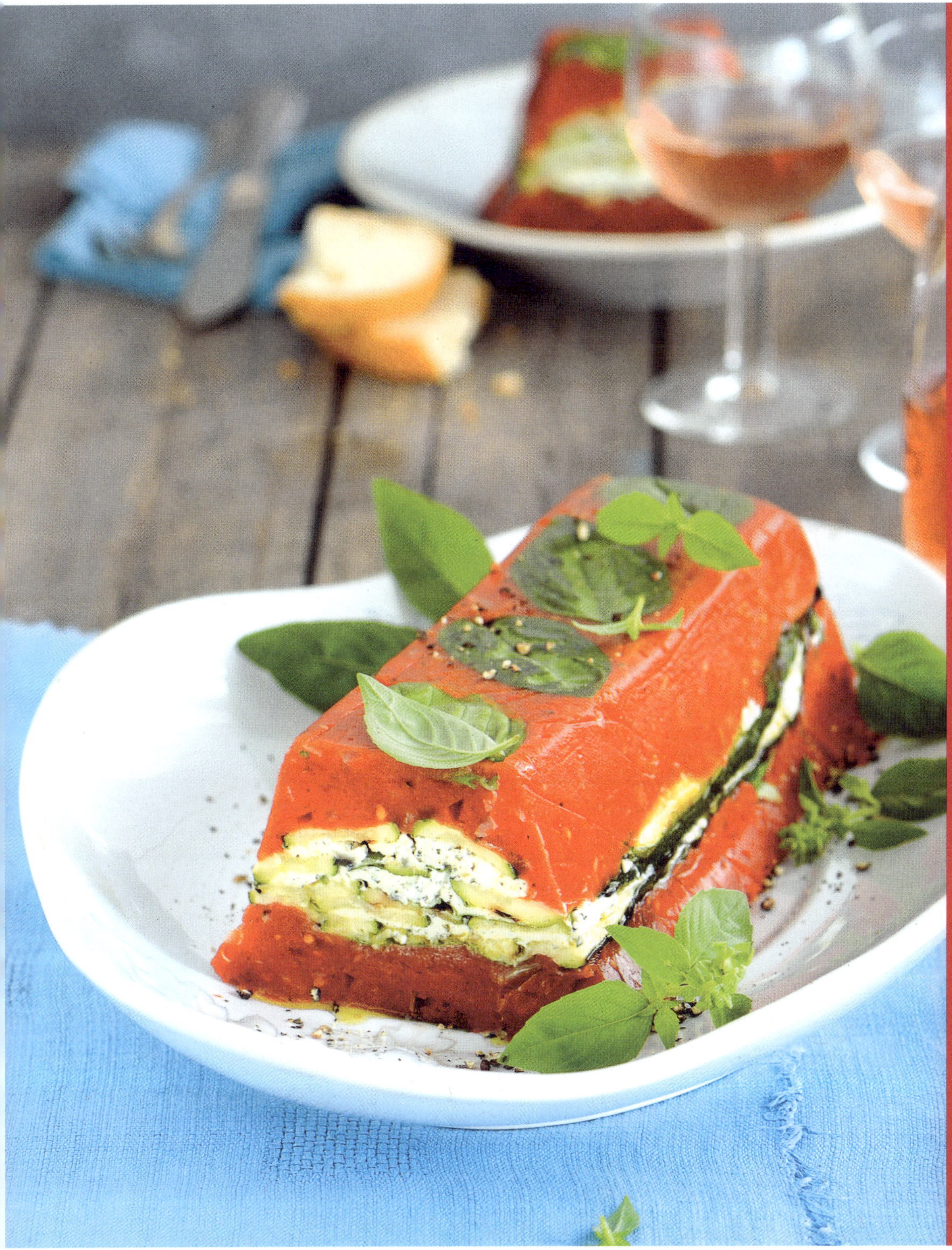

Kidneybohnenpaste mit Chili

Für 15 Portionen
150 g Kidneybohnen (Dose)
1 Zwiebel, 1 kleine rote Chilischote
1 Bund Koriander
2 EL Rapsöl, ½ TL Fenchelsamen
100 g ungesalzene Erdnüsse
100 g Räuchertofu
schwarzer Pfeffer
30 ml Tomatensaft (ungesalzen)

1. Die Kidneybohnen in ein Sieb geben und abtropfen lassen. Bei Bedarf einmal abspülen. Zwiebel schälen und grob zerteilen. Die Chilischote waschen, halbieren und Kerne mit Zwischenwänden entfernen. Den Koriander waschen, trocken schütteln und die Blättchen von den Stielen zupfen.
2. 1 EL Öl in einer beschichteten Pfanne erhitzen. Zwiebel mit den Fenchelsamen, Chili und Erdnüssen hinzufügen und 2 Minuten rösten. Die abgetropften Bohnen dazugeben und weitere 2 Minuten garen.
3. Den Tofu grob hineinbröseln. Pfeffer, Korianderblätter, Tomatensaft und das restliche Öl dazugeben und alles mit einem Pürierstab cremig musen. Die Paste in eine Schüssel geben, abkühlen lassen und im Kühlschrank einen Tag ziehen lassen. Gekühlt ist sie mind. 1 Woche haltbar.

Zeit: 20 Min.
Pro Portion: 66 kcal, 5 g F, 1 g KH, 3 g E, 90 mg NaCl, 36 mg Na, 63,4 mg K
Pro 100 g: 117 mg Na und 206 mg K

Linsenaufstrich mit Apfel & Zwiebel

Für 15 Portionen
200 g rote Linsen, 1 Zweig Thymian
1 Zwiebel
100 g fetter Speck ohne Schwarte
1 TL gemahlenen Kreuzkümmel
50 g getrocknete Apfelringe
1 Prise Salz (1 g), Muskatnuss
½ TL Chiliflocken

1. Die Linsen und den Thymian in ein feines Sieb geben und waschen. Beides mit 400 ml Wasser in einen Topf geben und bei mittlerer Hitze in ca. 15 Minuten weich kochen. Den Thymian entfernen.
2. Die Zwiebel schälen und in feine Würfel schneiden. Den Speck ebenfalls in feine Würfel schneiden. Speckwürfel in einer beschichteten Pfanne bei kleiner Hitze langsam auslassen. Sobald er beginnt zu brutzeln, die Zwiebeln und den Kreuzkümmel zufügen. So lange bei mittlerer Hitze braten, bis die Zwiebeln goldgelb sind.
3. Nun die Linsen mit dem Pürierstab fein pürieren. Die getrockneten Apfelringe fein hacken. Alle Zutaten vermischen und ca. 20 ml Wasser unterrühren. Mit Salz, geriebener Muskatnuss und Chiliflocken abschmecken. Den Aufstrich im Kühlschrank mind. 24 Stunden ziehen lassen. Gekühlt etwa 1 Woche haltbar.

Tipp: Den Kreuzkümmel können Sie auch gegen gemahlenen Schwarzkümmel tauschen und Thymian gegen Majoran.
Zeit: 25 Min.
Pro Portion: 103 kcal, 6 g F, 9 g KH, 4 g E, 70,3 mg NaCl, 28,1 mg Na, 32,5 mg K
Pro 100 g: 98,9 mg Na und 114 mg K

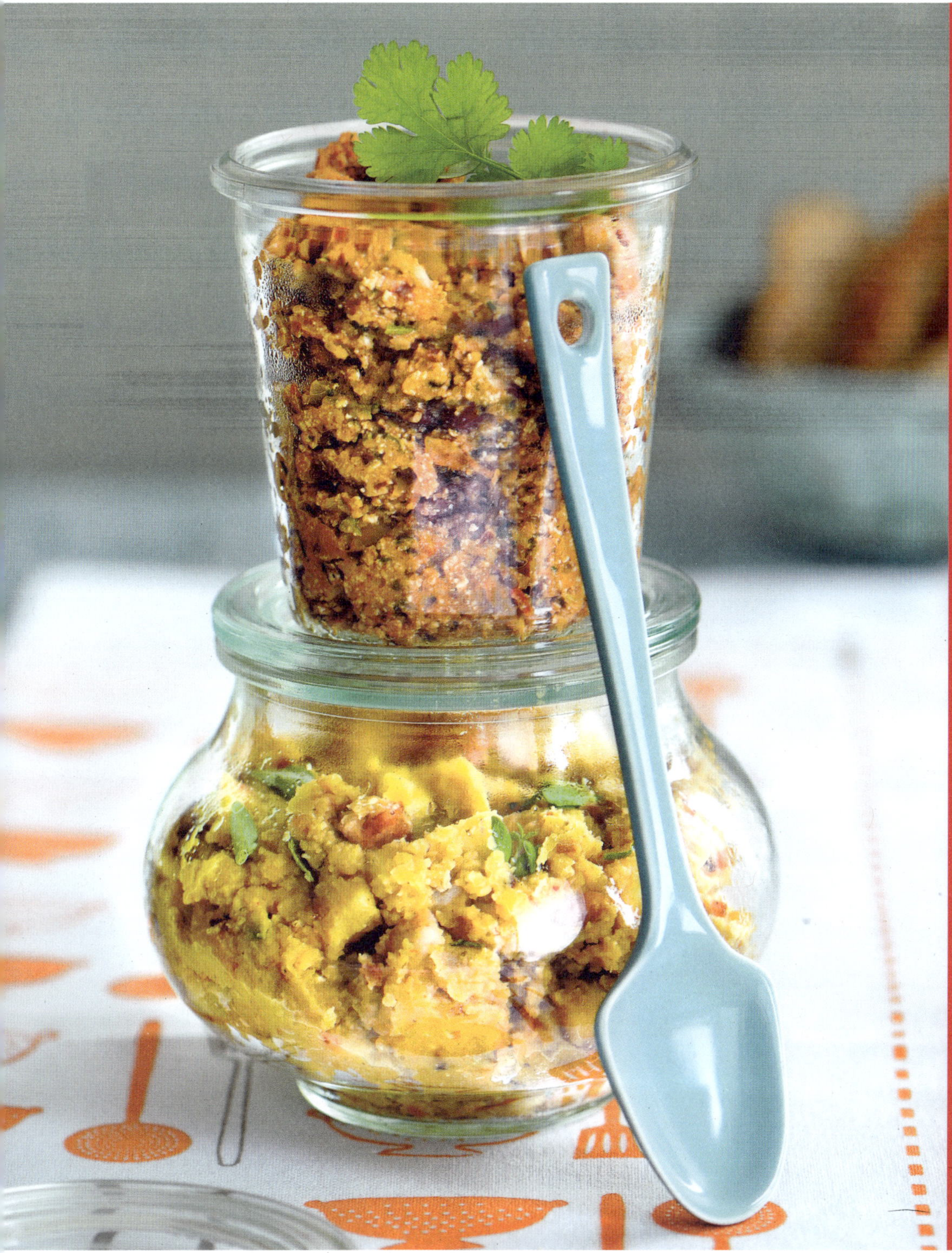

Rindertatar

Für 4 Portionen
1 Zwiebel, 1 TL Kapern, 1 Cornichon-Gurke
300 g sehr frisches Rindertatar
1 TL Worcestersauce
Cayennepfeffer, 1 TL mittelscharfer Senf
4 EL Olivenöl
1 sehr frisches Eigelb

1. Zwiebel schälen, halbieren und sehr fein würfeln. Kapern und Cornichon fein hacken.
2. Rindfleisch mit den Zwiebelwürfeln und der gehackten Kapern-Gurken-Mischung mischen. Das Rindertatar mit Worcestersauce und Cayennepfeffer würzen.
3. Senf, Olivenöl und Ei mit dem Tatar mischen. Noch mal mit Cayennepfeffer abschmecken und frisch mit Brot genießen.

Tipp: Hackfleisch ist leicht verderblich, weil es durch eine große Oberfläche Keimen eine gute Angriffsfläche bietet. Deshalb am Tag des Einkaufs verarbeiten und frisch genießen. Reste vom fertigen Tatar können Sie einfrieren und vor dem Verzehr im Kühlschrank auftauen lassen.
Variante: Alternativ schmeckt auch Carpaccio vom Rind. Dazu 300 g mageres Rinderfilet vom Metzger hauchdünn aufschneiden lassen. Auf einer Platte gefächert anrichten. Mit 30 g gerösteten, gehackten Kürbiskernen und 30 g Parmesanspänen bestreuen. 100 g Rucola waschen, trocken schütteln und darauf verteilen. 2 EL Olivenöl mit 1 EL Rotweinessig und 2 TL Worcestersauce verrühren und das Carpaccio damit beträufeln. Hier liegt der Na-Gehalt bei 113 mg pro 100 g.
Zeit: 25 Min.
Pro Portion: 226 kcal, 17 g F, 1 g KH, 17 g E, 365 mg NaCl, 146 mg Na, 312 mg K
Pro 100 g: 116 mg Na und 248 mg K

Lachstatar

Für 4 Portionen
300 g ganz frischer Lachs
1 Prise Zucker
100 ml Himbeeressig
100 g frische Himbeeren
Cayennepfeffer, 1 Tomate 4 Stiele Staudensellerie, 2 EL Gewürzöl (z. B. Basilikum- oder Chiliöl)

1. Den Lachs waschen, trocken tupfen und von Haut und Gräten befreien. Den Zucker mit dem Essig verrühren. Die Hälfte der Himbeeren mit dem Essig und etwas Pfeffer pürieren. Auf dem Fisch verteilen. Abgedeckt für ca. 30 Minuten in den Kühlschrank stellen.
2. In der Zwischenzeit die Tomate waschen und in feine Würfel schneiden. Den Stielansatz dabei entfernen. Sellerie waschen, putzen, die Fäden abziehen und in feine Scheiben schneiden.
3. Dann den gebeizten Lachs mit einem Messer fein hacken und mit Tomate, Sellerie, der übrigen Fischbeize und dem Gewürzöl mischen. Das Lachstatar auf Tellern anrichten und mit den restlichen Himbeeren garnieren. Dazu schmeckt grüner Blattsalat oder frisches Brot.

Variante: Statt Himbeeren passt auch Wassermelone, statt Staudensellerie Fenchel oder gehobelte Pastinaken.
Zeit: 25 Min. + 30 Min. Ziehzeit
Pro Portion: 218 kcal, 15 g F, 4 g KH, 16 g E, 220,5 mg NaCl, 88,2 mg Na, 625 mg K
Pro 100 g: 40,3 mg Na und 285 mg K

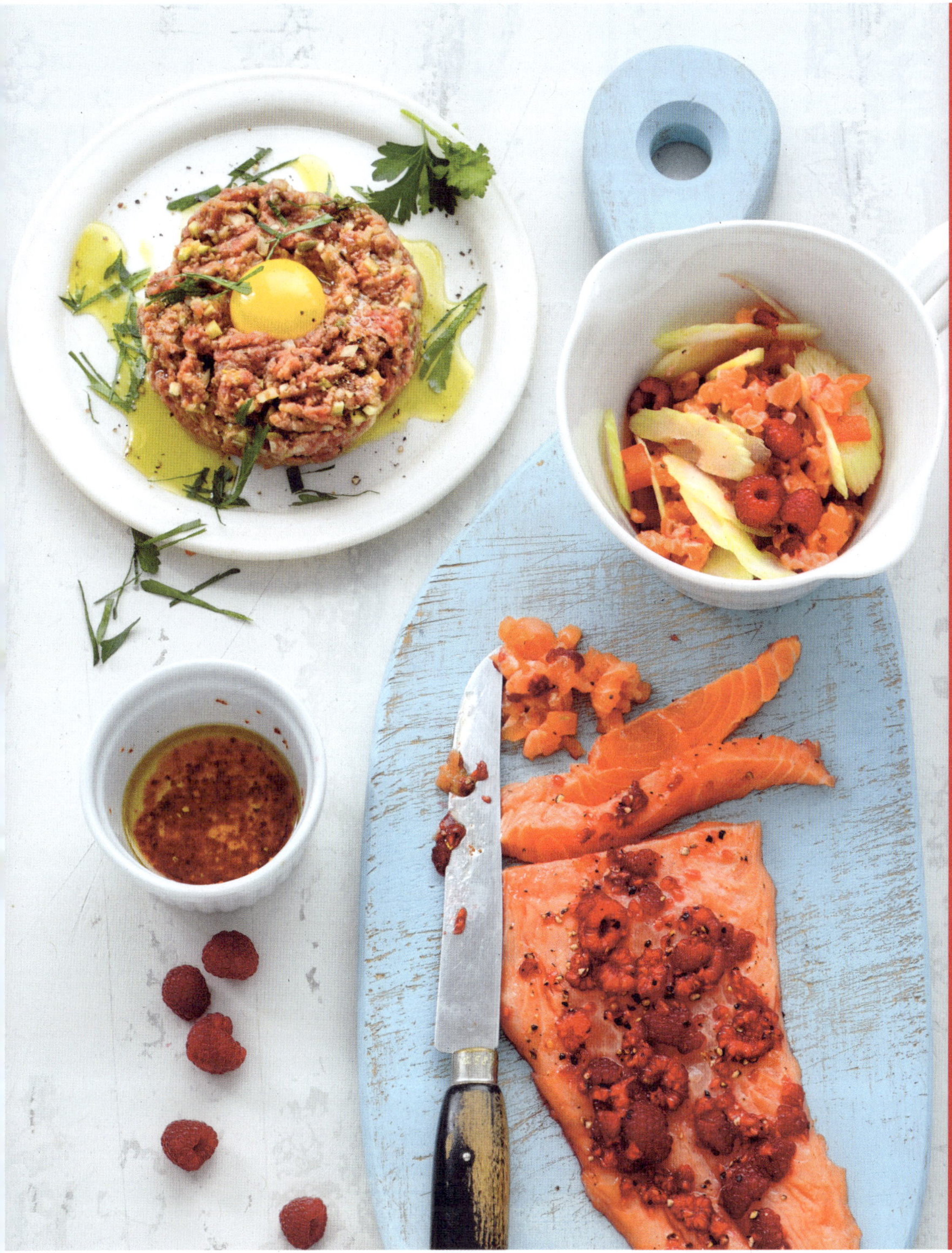

Papriziertes Schweinefilet

Für 20 Portionen
2 EL mildes Ajvar (Paprikapaste)
2 TL Paprikapulver edelsüß
Cayennepfeffer
1 EL Rapsöl
1 Schweinefilet (ca. 500 g)

1. Ajvar mit dem Paprikapulver und ca. 1 TL Cayennepfeffer verrühren.
2. Den Backofen auf 80 °C vorheizen. Das Rapsöl in einem Bräter erhitzen und das Schweinefilet darin rundherum 2 Minuten kräftig anbraten.
3. Das Filet auf ein mit Alufolie ausgelegtes Backblech legen und von oben gleichmäßig mit der Paprikapaste bestreichen. Das Ganze mittig im Ofen für 35–40 Minuten langsam garen. Anschließend im abgeschalteten Ofen ca. 5–10 Minuten ruhen lassen. Dann in Alufolie wickeln und mind. 6 Stunden im Kühlschrank ziehen lassen.
4. Das papriziierte Filetstück nach Bedarf in dünne Scheiben schneiden und als herzhaften Aufschnitt genießen.

Variante: Senf-Roastbeef

2 EL frischen gehackten Rosmarin mit 30 g mittelscharfem Senf, etwas schwarzem Pfeffer und 2 EL Rapsöl verrühren. Ein ca. 500 g schweres Roastbeef mit Pfeffer und 1 TL Chiliflocken von allen Seiten einreiben und in 1 EL Rapsöl in einer Pfanne rundherum 2–3 Minuten anbraten. Das Roastbeef auf ein mit Alufolie ausgelegtes Backblech legen und mit der Senfpaste bestreichen. Nun mittig im Backofen bei 80 °C etwa 1½ Stunden garen. Nach dieser Zeit ist das Roastbeef innen noch rosa. Mögen Sie es lieber richtig durch, dann garen Sie es ca. 2 Stunden.
Der Natriumgehalt liegt hier bei 113 mg pro 100 g.

Variante: Ingwer-Erdnuss-Pute

5 cm frische Ingwerwurzel schälen und mit 4 EL ungesalzenem Erdnussmus, 1 TL 5-Gewürze-Pulver, etwas schwarzem Pfeffer und 1 TL Sojasauce im Blitzhacker zermusen. 500 g Putenbraten kurz unter kaltem Wasser abspülen, mit einem Küchenpapier abtupfen und mit etwas schwarzem Pfeffer und 5 Gewürze-Pulver zusätzlich einreiben. 1 EL Rapsöl in einem Bräter erhitzen und den Putenbraten darin rundherum 3–4 Minuten anbraten. Mit der Ingwer-Erdnuss-Paste bestreichen und mittig im Backofen bei 80 °C ca. 3 Stunden garen.
Der Natriumgehalt pro 100 g liegt bei nur 119 mg.

Info: Aufschnitt ist in der Regel sehr salzig. Wer nicht darauf verzichten möchte, für den kommt nur Selbstgemachtes infrage. Besonders gut gelingt das mit kalten Braten. Durch das Niedrig-Temperatur-Garen bleiben sie saftig. Man kann auf Vorrat garen, den Braten nach 1 Tag Ruhe im Kühlschrank dünn aufschneiden und dann portionsweise einfrieren.
Zeit: 15 Min. + 50 Min. Garzeit
Pro Portion: 35 kcal, 1 g F, 0,3 g KH, 6 g E, 83,8 mg NaCl, 33,5 mg Na, 91,1 mg K
Pro 100 g: 116 mg Na und 316 mg K

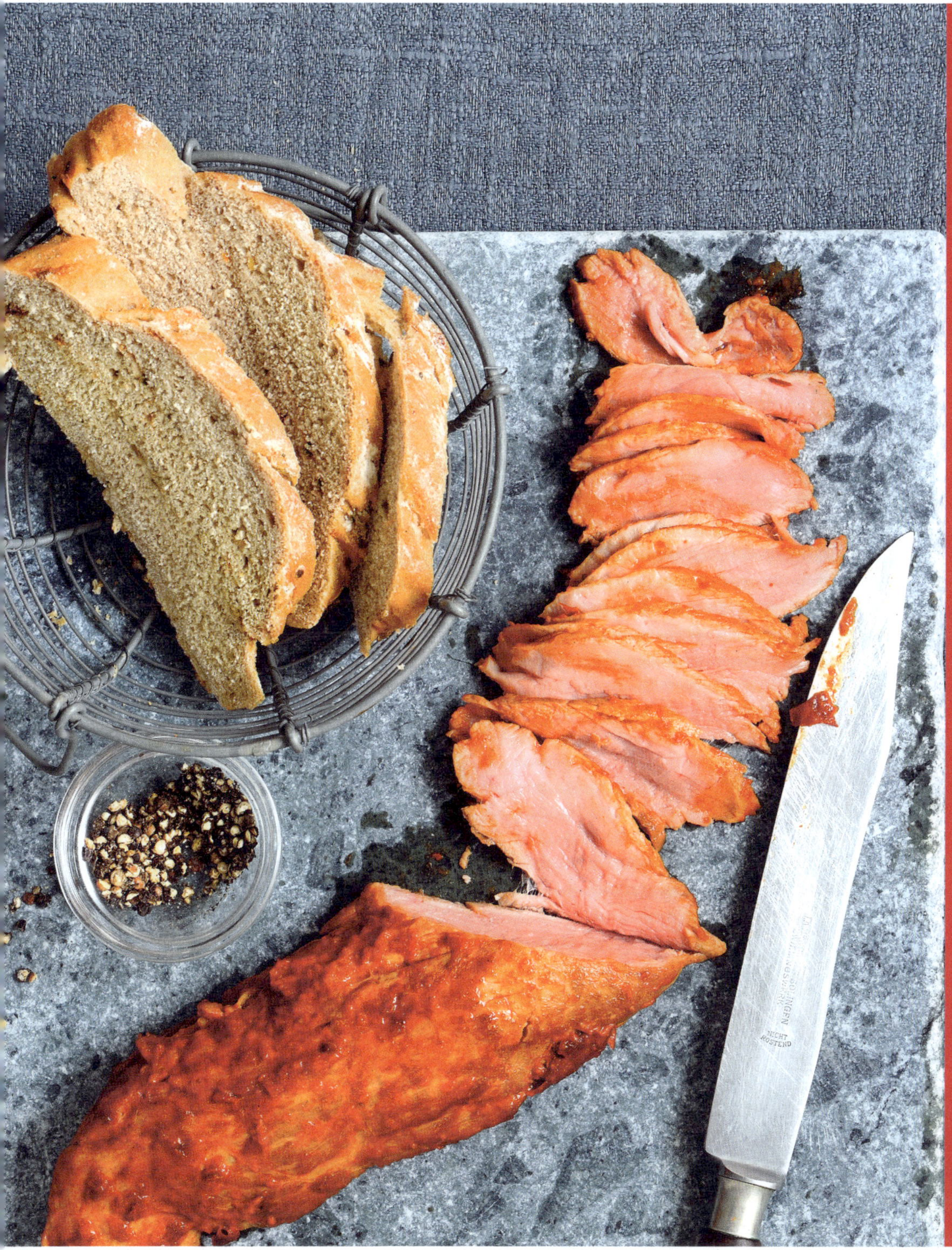

Lebercreme

Für 6 Portionen (ca. 200 g)
100 g frische Hähnchenleber
1 Zweig Rosmarin
2 EL Cognac, 2 TL Worcestersauce (8 g)
schwarzer Pfeffer
50 g Butter, 20 g Walnüsse

1. Den Backofen auf 200 °C vorheizen. Wenn vorhanden, die Leber von Fett und Häutchen befreien. Die gesamte Hähnchenleber auf ein großes Stück Bratalufolie legen und die Seiten der Folie hochklappen. Rosmarin waschen, trocken schütteln und die Nadeln vom Stiel abstreifen. Rosmarinnadeln zusammen mit dem Cognac und der Worcestersauce über der Leber verteilen. Leicht mit Pfeffer bestäuben.
2. Das Alufolienpäckchen nun gut verschließen, auf ein Backblech legen und in den Ofen schieben. Für 10 Minuten garen. Päckchen aus dem Ofen nehmen und in der Folie 10 Minuten nachziehen lassen.
3. Nun die Leber samt Sud aus der Folie nehmen und mit der weichen Butter pürieren. Die Walnüsse fein hacken und unterziehen. Mit Pfeffer abschmecken und für mind. 1 Stunde kalt stellen.

Variante: Die Lebercreme schmeckt auch mit Kalbsleber. Statt Rosmarin passt Thymian, Bohnenkraut oder Salbei. Die Walnüsse können Sie gegen 2 EL Tahin (Sesampaste) austauschen, dann liegt der Natriumgehalt bei 117 mg pro 100 g.
Zeit: 35 Min. + 1 Std. Ziehzeit
Pro Portion: 123 kcal, 10 g F, 1 g KH, 4 g E, 96,5 mg NaCl, 38,6 mg Na, 63,5 mg K
Pro 100 g: 110 mg Na und 181 mg K

Hähnchen-Curry-Cocktail

Für 4 Portionen
250 g gegartes Brathähnchen oder Hühnerbrust
1 Knoblauchzehe
1 Orange (unbehandelt)
½ Bund frischer Koriander
1 reife Avocado, 2 EL Worcestersauce
schwarzer Pfeffer, 1–2 TL Currypulver
50 ml süße Sahne

1. Das Hühnerfleisch ggf. von Knochen befreien und in 1 cm dicke Würfel schneiden. Die Knoblauchzehe schälen und zum Fleisch pressen. Gut vermengen und zugedeckt im Kühlschrank ziehen lassen.
2. Die Orange heiß waschen, trocken tupfen, die Schale oberflächlich abreiben und den Saft auspressen. Den Koriander waschen, trocken schütteln, Blättchen von den Stielen streifen und fein hacken. Avocado halbieren, Kern entfernen, das Fruchtfleisch mit einem Löffel herausheben und mit dem Orangensaft pürieren. Mit Worcestersauce, Pfeffer, Curry, Orangenschale, Koriander und Sahne verrühren.
3. Das Hühnerfleisch nun mit der Sauce mischen und mindestens für eine halbe Stunde zugedeckt ziehen lassen.

Zeit: 25 Min. + 30 Min. Ziehzeit
Pro Portion: 256 kcal, 16 g F, 9 g KH, 18 g E, 457,5 mg NaCl, 184 mg Na, 580 mg K
Pro 100 g: 99 mg Na und 312 mg K

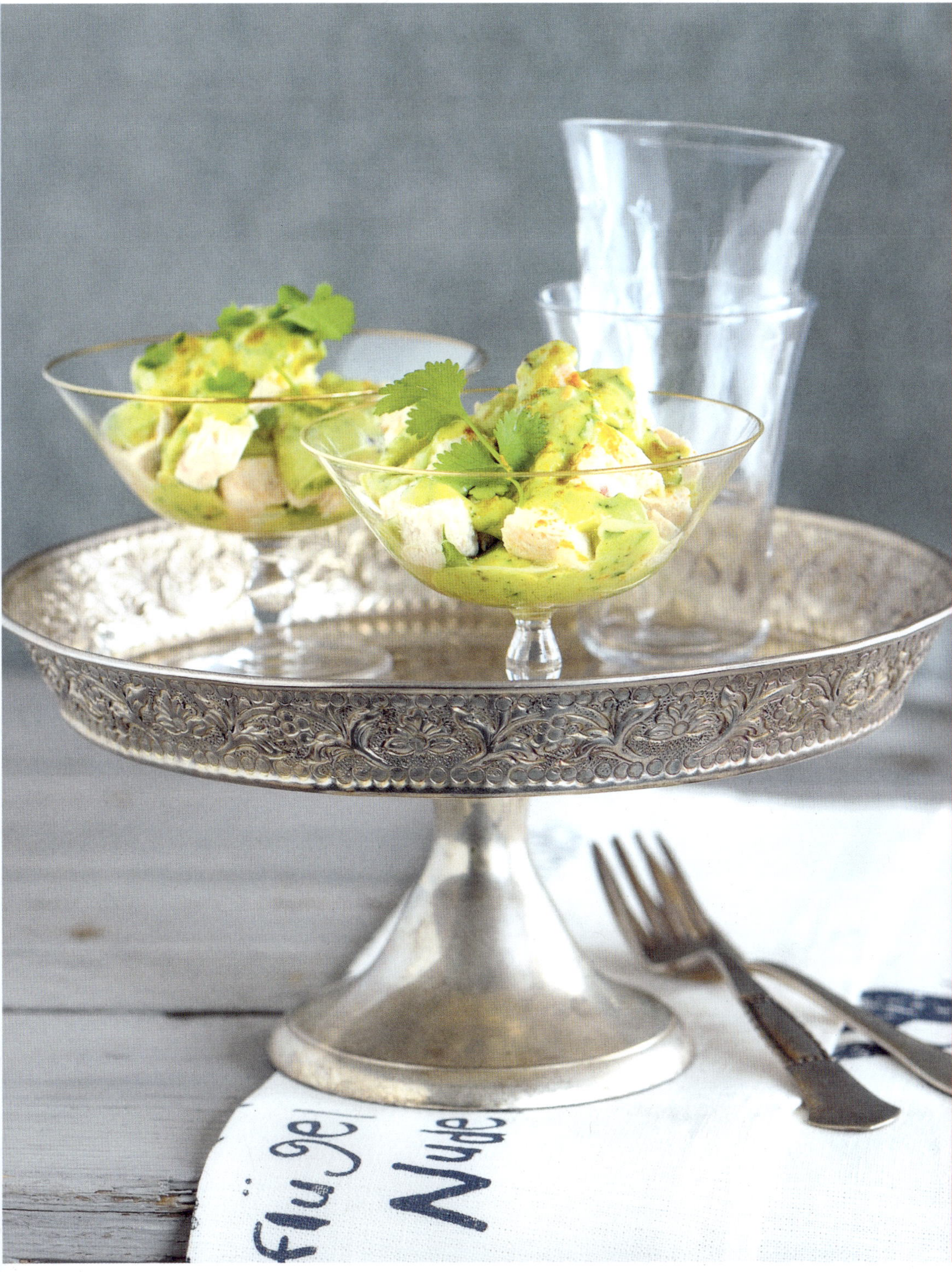

Obatzda

Für 4 Portionen
1 Bund Schnittlauch
1 Zwiebel, 1 Knoblauchzehe
1 hartgekochtes Ei
70 g reifer Camembert
80 g Butter
80 g Frischkäse, 200 g Magerquark
Pfeffer
½ TL Paprikapulver, scharf
2 TL Paprikapulver, mild

1. Den Schnittlauch waschen, trocken schütteln und in feine Röllchen schneiden. Die Zwiebel und den Knoblauch schälen und fein hacken. Das gekochte Ei schälen und hacken.
2. Den Camembert in eine Schüssel geben und mit einer Gabel gut zerdrücken, dabei die weiche Butter einarbeiten. Mit Frischkäse, Quark, Schnittlauch, Zwiebel, Knoblauch und Ei zu einer geschmeidigen Masse vermengen.
3. Den Obatzda mit Pfeffer und beiden Paprikapulvern kräftig würzen. Dieser würzige Brotaufstrich bleibt im Kühlschrank mind. 5 Tage frisch.

Zeit: 15 Min.
Pro Portion: 293 kcal, 24 g F, 4 g KH, 15 g E, 420 mg NaCl, 168 mg Na, 198 mg K
Pro 100 g: 111 mg Na und 130 mg K

Eier-Parmesancreme

Für 4 Portionen
4 Eier
½ Bund Bohnenkraut, ½ Bund Petersilie
1 TL eingelegter grüner Pfeffer
1 Bund Schnittlauch
25 g Parmesan, 60 g Pinienkerne
5 EL Crème fraîche, 3 EL Milch 3,5 %
1 EL Weißweinessig

1. Die Eier in einem Topf mit kochendem Wasser in 7 Minuten wachsweich kochen. Abschrecken, pellen und fein hacken.
2. Die Kräuter waschen und trocken schütteln. Von Bohnenkraut und Petersilie die Blättchen von den Stielen streifen und zusammen mit dem grünen Pfeffer fein hacken. Den Schnittlauch in feine Röllchen schneiden. Parmesan sehr fein reiben. Die Pinienkerne in einer beschichteten Pfanne ohne Fett rösten, bis sie duften, und anschließend grob hacken.
3. Die Crème fraîche mit dem Kräuter-Pfeffer und der Milch verrühren. Eier, Schnittlauchröllchen und geriebenen Parmesan dazugeben und kräftig verrühren. Mit dem Weißweinessig abschmecken und zugedeckt im Kühlschrank mind. 2 Stunden ziehen lassen. Die Creme bleibt etwa 5 Tage frisch, wenn sie im Kühlschrank aufbewahrt wird.

Varianten: Die Kräuter können Sie nach eigenem Geschmack und Saison variieren: Liebstöckel, Majoran, Thymian, Sauerampfer oder junge zarte Brennnesselblätter. Eine Prise Senfpulver bringt pikante Schärfe.
Zeit: 15 Min. + 2 Min. Ziehzeit
Pro Portion: 275 kcal, 22 g F, 5 g KH, 14 g E, 385 mg NaCl, 154 mg Na, 285 mg K
Pro 100 g: 119 mg Na und 220 mg K

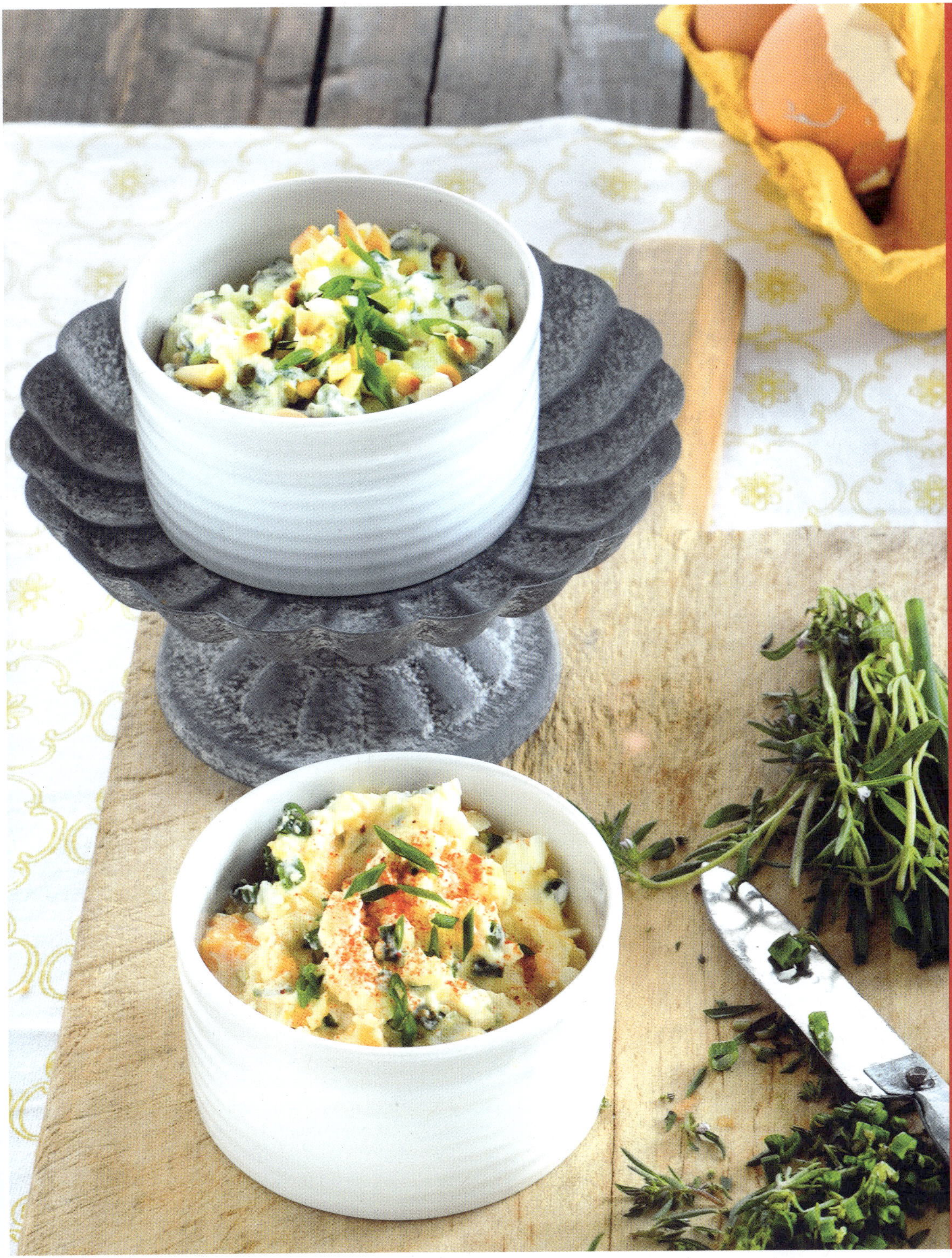

Zwiebelchutney

Für 20 Portionen
1 kg Zwiebeln, 2 Knoblauchzehen
1 rote Chilischote
2 EL Rapsöl
200 g roher Rohrzucker, 300 ml Rotwein
80 ml Rotweinessig
100 g Walnüsse
1 TL Kreuzkümmel, ½ TL Pimentpulver
½ TL Macispulver

1. Die Zwiebeln schälen und dünn über eine Gemüsereibe ziehen oder mit einer Küchenmaschine dünn hobeln. Den Knoblauch schälen. Die Chilischote waschen, entkernen, vierteln und hacken. Bei Bedarf Küchenhandschuhe verwenden.
2. Öl in einem großen Topf erhitzen und die Zwiebeln glasig dünsten. Knoblauch dazupressen. Mit Chili, Zucker, Rotwein und Essig vermengen. Alles für 20 Minuten mit Spritzschutz einkochen lassen.
3. In der Zwischenzeit die Walnüsse grob hacken und zusammen mit den Gewürzen zum Chutney geben. Alles für weitere 10 Minuten leise köcheln lassen. Das fertige Chutney in saubere Twist-off-Gläser füllen, fest verschließen und auf den Kopf drehen. Auskühlen lassen. So hält sich das Chutney ca. 6 Monate.

Zeit: 60 Min.
Pro Portion: 111 kcal, 5 g F, 13 g KH, 2 g E, 8,25 mg NaCl, 3,3 mg Na, 127 mg K
Pro 100 g: 3,8 mg Na und 148 mg K

Paprika-Zwiebel-Erdnussmus

Für 20 Portionen
2 rote Paprika (ca. 500 g)
200 g Zwiebeln, 1 Knoblauchzehe
2 EL Rapsöl
150 g Erdnüsse (ohne Salz)
1–2 TL Currypulver
1 EL Sojasauce (= 1,8 g Salz)

1. Die Paprika waschen, halbieren, Stielansätze und Kerne entfernen, grob würfeln. Die Zwiebeln schälen, vierteln und die einzelnen Schichten voneinander lösen. Den Knoblauch schälen.
2. Den Backofen auf 200 °C vorheizen. Das Öl in eine Auflaufform geben, etwas verteilen und das Gemüse hineinlegen. Die Erdnüsse und das Currypulver darüber verteilen und mit dem Gemüse mischen. Alles für 20–30 Minuten im Ofen rösten, bis es gut gebräunt ist.
3. Das ganze Gemüse in eine hohe Schüssel füllen und mit einem Pürierstab zermusen. Mit etwas Currypulver und der Sojasauce abschmecken. Noch warm in ein Schraubglas füllen. Das Mus bleibt so im Kühlschrank etwa 1 Woche frisch.

Variante: Sie können das Gemüse in einer großen beschichteten Pfanne in ca. 20 Minuten zugedeckt dünsten und für ca. 10 Minuten offen einkochen lassen, bis die Flüssigkeit verkocht ist.
Zeit: 20 Min. + 30 Min. Garzeit
Pro Portion: 61 kcal, 5 g F, 2 g KH, 3 g E, 96,75 mg NaCl, 38,7 mg Na, 106 mg K
Pro 100 g: 86,9 mg Na und 239 mg K

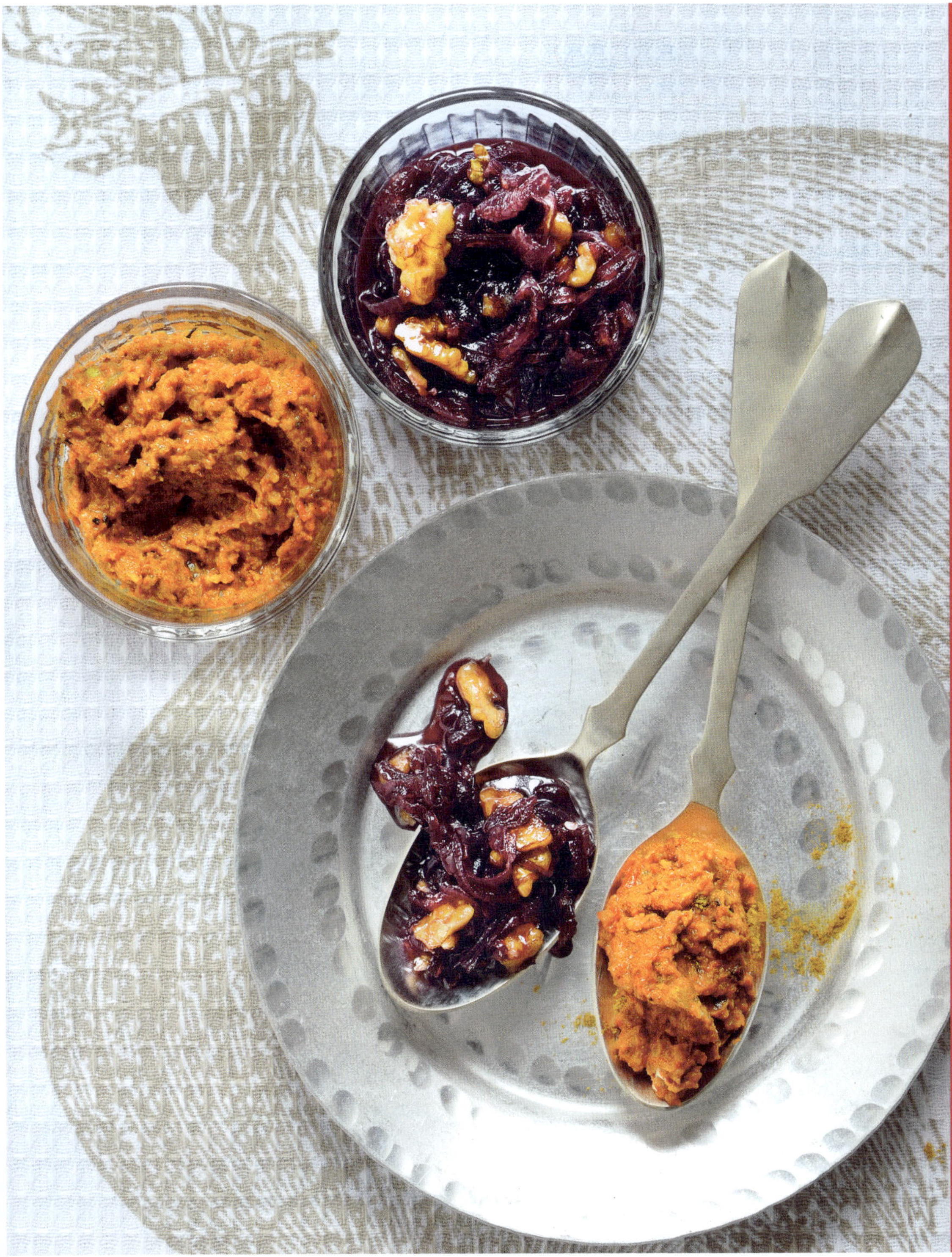

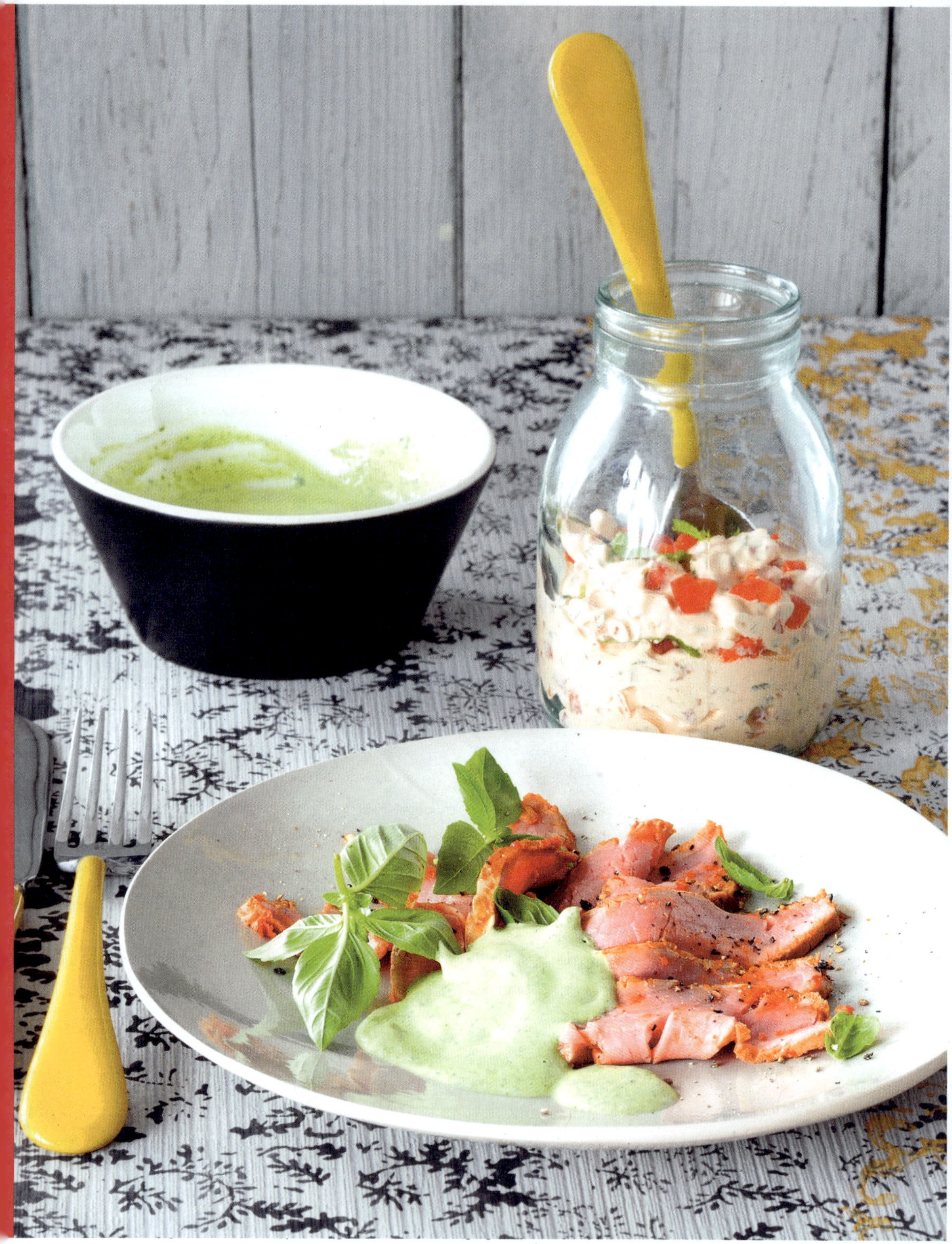

Dips und Saucen

Marinaden, salzarme, aber keineswegs geschmacksarme Salatsaucen und vielfältige Dips bieten Ihnen leckere Alternativen und einfache Variationen zu Altbekanntem und neu Kombiniertem.

Süßsaure Marinade

Für 4 Portionen
1 TL grüne Pfefferkörner
50 g Cashewkerne
2 EL Rapsöl, 1 TL Sojasauce
100 ml Ananassaft
1000 g Hühnerfleisch

1. Die Pfefferkörner mit den Cashewkernen, dem Öl, der Sojasauce und dem Saft in einen Blitzhacker geben und zermusen.
2. Hühnerfleisch mit der Marinade bestreichen und mind. 15 Minuten marinieren.

Variante: 150 g Mangofruchtfleisch mit ½ frischen roten Chili, 2 EL Sesamöl, 2 EL salzreduzierter Sojasauce, 100 ml Wasser und 50 g Cashewkerne im Blitzhacker pürieren. Mit dem Fleisch vermengen und 15 Minuten ziehen lassen. Diese exotische Marinade schmeckt besonders gut zu knackigem asiatischen Gemüse, Hühnchen und Fisch. Hier liegt der Natriumwert bei 118 mg und der Kaliumgehalt bei 240 mg pro 100 g.
Zeit: 5 Min. + 15 Min. Ziehzeit
Pro Portion: 555 kcal, 36 g F, 6 g KH, 53 g E, 737,5 mg NaCl, 295 mg Na, 774 mg K
Pro 100 g: 99,5 mg Na und 261 mg K

Scharf-pikante Marinade

Für 4 Portionen
2 EL Tamarindenpaste
1 EL Worcestersauce
100 ml Wasser, 1 Msp. Senfpulver
2 EL Rapsöl
1 TL Honig, 2 EL Tahin ohne Salz
4 Stiele Thymian
3 cm frischer Ingwer, 1 Knoblauchzehe
1 000 g Hühnerfleisch

1. Die Tamarindenpaste in eine Schüssel geben und mit Worcestersauce, Wasser, Senfpulver, Öl, Honig und Tahin verrühren.
2. Thymian waschen, trocken schütteln und die Blättchen von den Stielen zupfen. Ingwer und Knoblauch schälen und durch eine Knoblauchpresse in die Marinade pressen.
3. Alle Zutaten ordentlich miteinander verquirlen und das Hühnerfleisch darin mind. 15 Minuten marinieren.

Tipp: Diese Marinade passt nicht nur zu Huhn, sondern auch sehr gut zu fetterem Grillfleisch wie Rippchen, Schweinebauch oder Schweinenacken. Auch Schweinebraten mit einer fetten Kruste werden durch die Marinade schön würzig.
Zeit: 10 Min. + 15 Min. Ziehzeit
Pro Portion: 517 kcal, 33 g F, 5 g KH, 51 g E, 730 mg NaCl, 292 mg Na, 731 mg K
Pro 100 g: 96,3 mg Na und 241 mg K

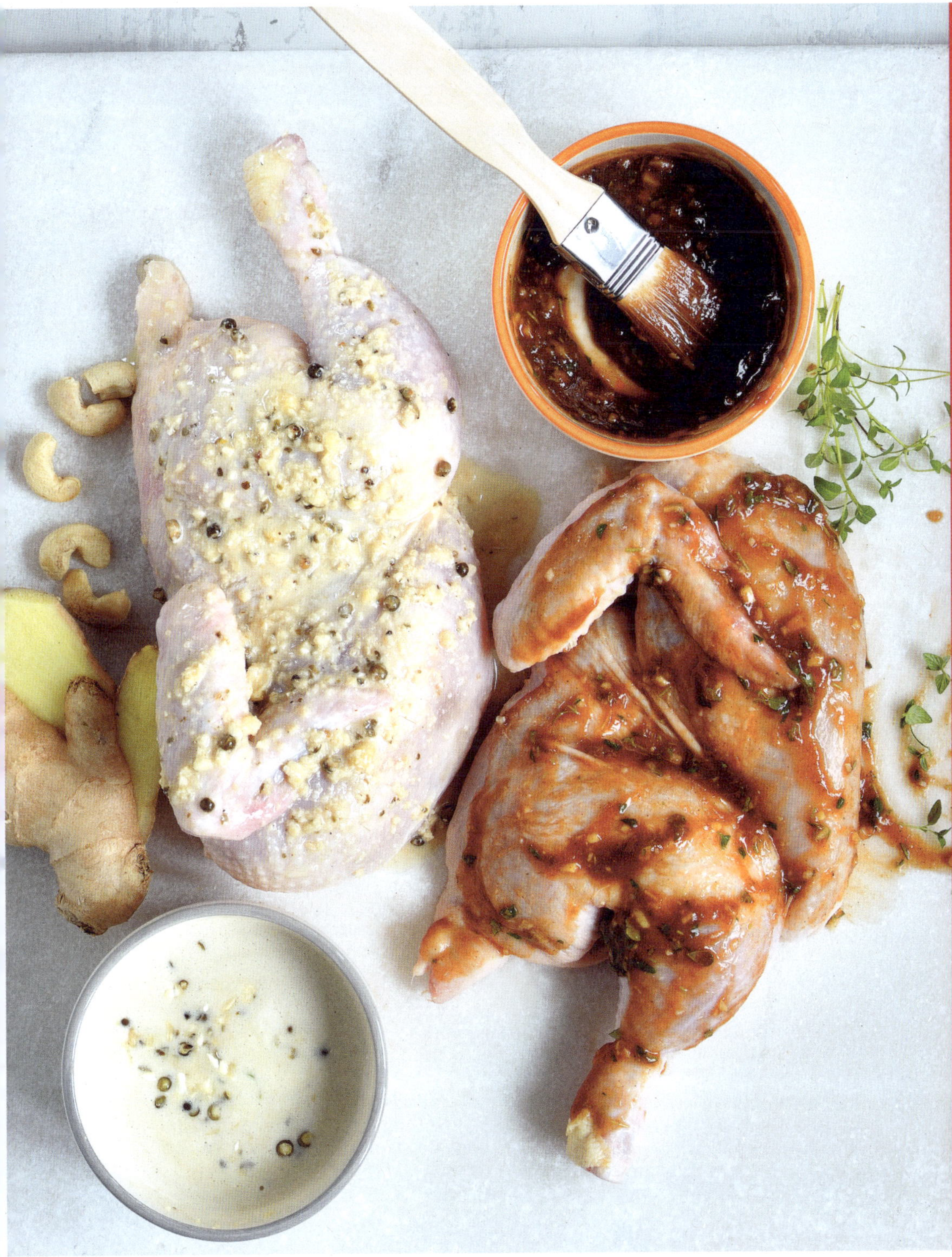

Salzarme Vinaigrette

Für 4 Portionen
1 Schalotte
½ Bund frische, gehackte Gartenkräuter (Petersilie, Sauerampfer, Kerbel, Dill, Bohnenkraut oder Schnittlauch)
2 EL Weißweinessig
8 EL Orangensaft
1½ TL Senfpulver, weißer Pfeffer
1 Prise Salz (1 g)
2 EL Rapsöl, 2 EL Olivenöl

1. Die Schalotte schälen und fein würfeln. Die Kräuter waschen, trocken tupfen und fein hacken.
2. Essig, Orangensaft, Senfpulver, Pfeffer und Salz mit einem Schneebesen gut verrühren, zum Schluss die beiden Ölsorten hinzufügen. Die Vinaigrette über den Salat träufeln.

Varianten: Neben Wein- und Obstessigen geben süßere Balsamessige einen besonderen Geschmack. Das intensive Olivenöl kann z. B. durch Kürbiskernöl, neutrale Öle wie Soja- oder Sonnenblumenöl oder aromatisierte Öle ersetzt werden. Wenn Sie sich für einen dunklen Rotweinessig oder Balsamico für die Vinaigrette entscheiden, können Sie das Salz entweder gegen ½ EL Sojasauce oder 1 EL salzreduzierte 43 % Sojasauce oder 1½ EL Worcestersauce ersetzen.
Zeit: 10 Min.
Pro Portion: 132 kcal, 12 g F, 4 g KH, 1 g E, 262,5 mg NaCl, 105 mg Na, 252 mg K
Pro 100 g: 100 mg Na und 240 mg K

Joghurtcreme mit Kräutern

Für 4 Portionen
1 Knoblauchzehe
1 Bund Schnittlauch
150 g Naturjoghurt 3,5 %
50 g Crème fraîche (30 % Fett)
2 EL Rapsöl
1 TL getrocknete Dillspitzen
Cayennepfeffer

1. Den Knoblauch schälen und fein hacken. Den Schnittlauch waschen, trocken schütteln und in feine Röllchen schneiden.
2. Den Joghurt mit der Crème fraîche, Öl, Dillspitzen, Knoblauch und Schnittlauch glatt rühren. Mit Cayennepfeffer kräftig würzen.

Varianten: Die Creme bekommt mit 1 EL Tomatenmark einen farbigen Pfiff. Passend sind auch 1 EL grünes oder rotes Pesto – dann nur 1 EL Öl verwenden. Mit Kürbiskernöl anstatt Rapsöl wird die Creme sehr grün und nussig. Sie können auch frischen oder tiefgekühlten Dill verwenden. Etwas gehackte frische Minze oder Zitronenmelisse sorgen für eine frische Note.
Tipp: Passt zu Gurken-, Zucchini- oder Endiviensalat. Sie können auch wunderbar Kartoffelsalat damit anmachen.
Zeit: 10 Min.
Pro Portion: 118 kcal, 11 g F, 3 g KH, 2 g E, 57,3 mg NaCl, 22,9 mg Na, 122 mg K
Pro 100 g: 35,4 mg Na und 190 mg K

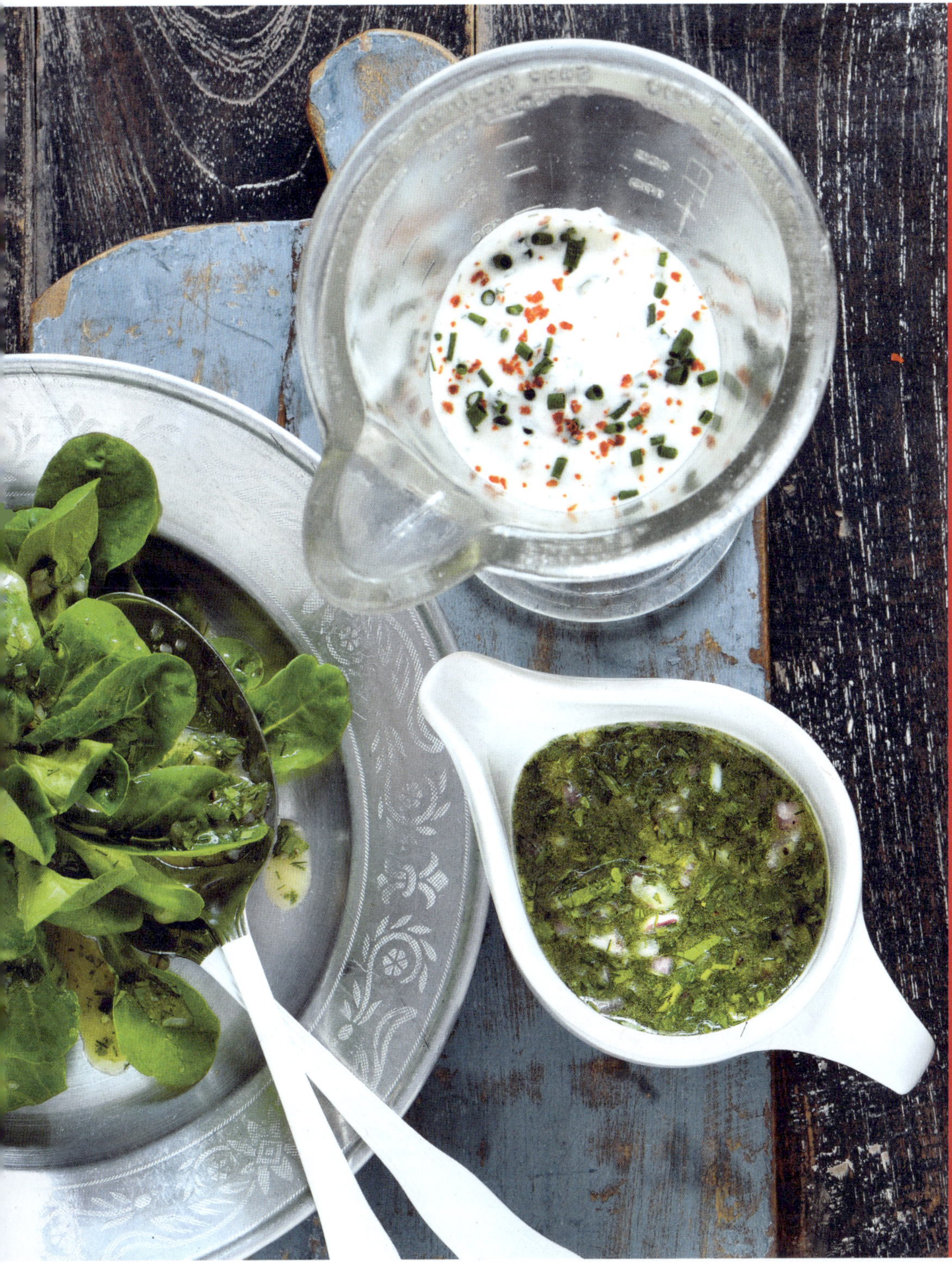

Auberginen-Paprika-Creme

Für ca. 6 Portionen
1 Aubergine (ca. 250 g), 1 rote Paprika
1 Bund Petersilie
1 Zwiebel, 2 Knoblauchzehen
3 EL Olivenöl
1 EL mildes Paprikapulver
1–2 TL scharfes Paprikapulver
1 EL Aceto Balsamico
1 EL Sojasauce (= 1,5 g Salz)

1. Die Aubergine waschen und vom Stielansatz befreien. Die Paprika ebenfalls waschen, halbieren, Stielansatz und Kerne entfernen. Beide Gemüse grob würfeln. Die Petersilie waschen, trocken schütteln und grob zerschneiden. Die Zwiebel und den Knoblauch schälen und vierteln.
2. 2 EL Olivenöl in einer großen beschichteten Pfanne erhitzen. Zwiebeln und Knoblauch für 2–3 Minuten kräftig andünsten. Dann Paprika- und Auberginenwürfel zugeben und bei großer Hitze unter Rühren ca. 5 Minuten rösten. Nach Bedarf das restliche Öl zugeben und weitere 5 Minuten braten, bis auch die Auberginen kräftig bräunen. Das Paprikapulver zufügen und für 3–4 Minuten weiter braten.
3. Das Gemüsemark mit dem Balsamico und der Sojasauce würzen, die Petersilie zugeben und alles mit dem Pürierstab pürieren. Die Creme in eine Schüssel geben, auskühlen lassen und kalt stellen. Bleibt im Kühlschrank bis zu 3 Tage frisch.

Zeit: 25 Min.
Pro Portion: 83 kcal, 6 g F, 5 g KH, 2 g E, 297,5 mg NaCl, 119 mg Na, 258 mg K
Pro 100 g: 113 mg Na und 244 mg K

Avocadodip

Für 4 Portionen
1 Bund Basilikum
3 Stiele Bohnenkraut
2 reife Avocados, 2 EL Zitronensaft
1 TL grüne Pfefferkörner (Glas)
schwarzer Pfeffer aus der Mühle

1. Das Basilikum und das Bohnenkraut waschen, trocken schütteln und die Blättchen von den Stielen zupfen. Die Avocados halbieren, den Kern entfernen und das Fruchtfleisch mit einem großen Löffel aus der Schale lösen.
2. Das Avocadofruchtfleisch sofort mit Zitronensaft, grünen Pfefferkörnern und Kräutern in einen Blitzhacker geben und zermusen. Die Avocadocreme mit schwarzem Pfeffer abschmecken.

Varianten: Schmeckt sehr gut mit Koriandergrün statt Basilikum und Bohnenkraut. Milder wird der Dip mit einer Avocado und 100 g Schmand. Eine leckere Vorspeise wird daraus, wenn Sie zum Dip ganze Artischocken mit etwas Weißwein und Wasser kochen – am besten ca. 40 Minuten im Schnellkochtopf, bis sich die Blätter leicht aus den Artischocken ziehen lassen. Diese mit dem Avocadodip warm oder kalt servieren. Der Dip schmeckt auch zu herzhaftem Gebäck.
Zeit: 15 Min.
Pro Portion: 106 kcal, 9 g F, 4 g KH, 1 g E, 2,2 mg NaCl, 0,88 mg Na, 448 mg K
Pro 100 g: <1 mg Na und 383 mg K

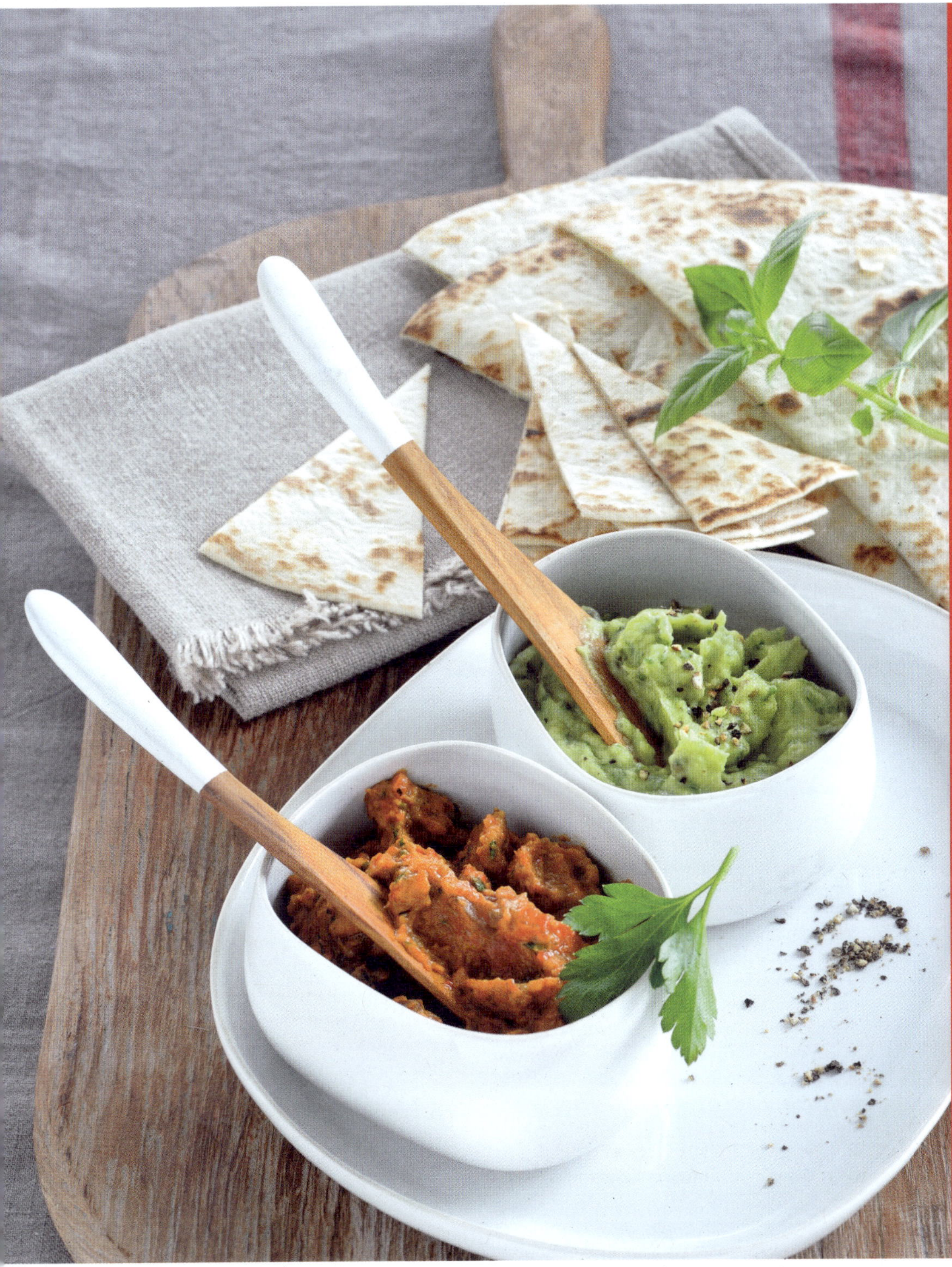

Chilischmand

Für 4 Portionen
1 rote Paprika
4 getrocknete Tomaten
10 Blätter Minze
200 g Schmand
2 EL süße Sahne
1 TL Sambal Oelek

1. Paprika waschen, halbieren, Stielansatz und Kerne entfernen und sehr fein würfeln. Die getrockneten Tomaten fein hacken. Die Minzeblätter waschen, trocken tupfen und in dünne Streifen schneiden.
2. Schmand mit der Sahne glatt rühren. Sambal Oelek und die anderen vorbereiteten Zutaten mit der Schmand-Sahne verrühren.
3. Zum Dip passen Erdnuss-Möhren-Waffeln (S. 92) oder orientalische Brötchen (S. 88). Außerdem Gurkenscheiben, Kirschtomaten oder geschälte, dicke, rohe Spargelstangen. Genießen Sie den Dip auch zu Reispuffer aus Räuchertofu (S. 148), Ofenkartoffeln (S. 160) oder gegrillten Steaks.

Varianten: Statt der Minze können Sie Zitronenmelisse, glatte Petersilie, Koriandergrün oder Thaibasilikum verwenden. Auch mit unterschiedlichen Gewürzen lässt sich experimentieren: mildes oder scharfes Paprikapulver, eine orientalische Prise Zimt, Kreuzkümmel für ein exotisches Aroma und Kümmel für einen eher rustikalen Geschmack.
Zeit: 15 Min.
Pro Portion: 233 kcal, 23 g F, 5 g KH, 2 g E, 54 mg NaCl, 21,6 mg Na, 223 mg K

Senfcreme

Für 4 Portionen
1 Handvoll Basilikumblätter
1 Anchovis (in Öl)
200 g Crème fraîche
2–3 TL Senfpulver
2 EL Weißweinessig
weißer Pfeffer aus der Mühle

1. Die Basilikumblätter waschen, trocken schütteln und mit der Anchovis und Crème fraîche im Blitzhacker pürieren.
2. Kräutermasse mit Senfpulver und Essig verrühren und mit Pfeffer abschmecken.
3. Passt zu gebratenen Fischfilets, die zuvor salzarm mariniert wurden. Auch zu kaltem Aufschnitt wie Schweinefilet, Roastbeef oder Pute köstlich.

Tipp: Wer kein Senfpulver im Haus hat, ersetzt es durch 2 TL mittelscharfen Senf und lässt die Anchovis weg. Besonders würzig, aber schwer zu bekommen ist englisches Senfpulver. Wer nur gelbe Senfkörner bekommt, kann die entsprechende Mengen Senfpulver auch selbst herstellen. Einfach in eine Gewürz- oder Kaffeemühle geben und fein mahlen. Vorsicht, ziemlich scharf.
Varianten: Die Senfcreme kann mit 100 g süßer und 100 g saurer Sahne statt Crème fraîche zu einem flüssigeren Dressing für grünen Salat umfunktioniert werden. Sie können auch 2 hartgekochte Eier fein hacken und mit 1 kleinen fein gehackten Cornichon statt Anchovis unterziehen. Kräuter- und Zwiebelzugabe sind ohne Begrenzung möglich!
Zeit: 10 Min.
Pro Portion: 155 kcal, 14 g F, 5 g KH, 2 g E, 51,75 mg NaCl, 20,7 mg Na, 108 mg K
Pro 100 g: 32,4 mg Na und 169 mg K

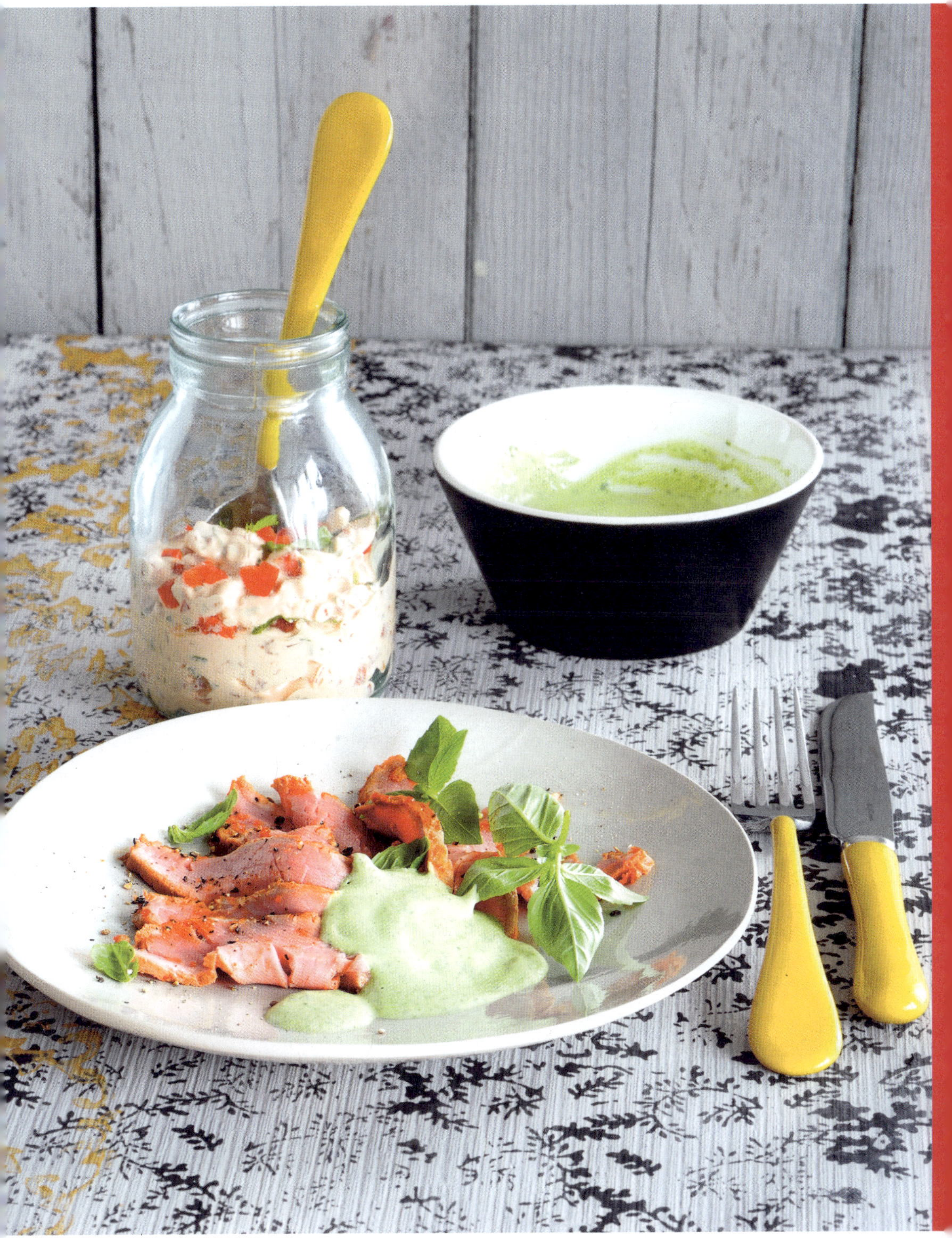

Gemüsebrühe & Co.

Für 4 Portionen

1 000 g Gemüseabfälle wie Möhrenschalen, Strunk von Kohl, Sellerie- und Lauchgrün
1 Chilischote
1 Zwiebel
1 Knoblauchzehe
2 EL Rapsöl
2 Lorbeerblätter
6 Blätter Liebstöckel
1 Thymianzweig
1 TL Salz (6 g)

1. Die Gemüsereste waschen und klein schneiden. Chili waschen und halbieren. Bei Bedarf Küchenhandschuhe verwenden. Die Zwiebel schälen und vierteln. Knoblauch schälen.

2. Das Öl in einem großen Topf erhitzen und die vorbereiteten Zutaten mit Lorbeerblättern, Liebstöckel, Thymian und Salz hineingeben und unter Rühren 5 Minuten kräftig rösten. Mit 2 l kaltem Wasser auffüllen, zugedeckt einmal aufkochen lassen und etwa 1 Stunde bei kleiner Hitze kochen lassen.

3. Dann absieben und mit Kräutern und Gewürzen ohne Salz nach Wahl nachwürzen. Als Suppe genießen oder einfrieren und als Basis für andere Suppen, Saucen und Gerichte verwenden.

Würzvarianten: Bei einer salzarmen Ernährung spielen Aromen eine große Rolle. Deshalb lohnt es sich, neutrale Öle mit Kräutern und Gewürzen zu versetzen. Probieren Sie doch mal Bärlauchöl aus: 1 gute Handvoll Bärlauchblätter waschen und sehr trocken tupfen. Die Blätter grob in Stücke zupfen und in eine dunkle 1,2-l-Flasche füllen. Das Ganze mit 1 l Raps- oder Sonnenblumenöl aufgießen. Flasche fest verschließen und 10 Tage ruhen lassen. Dann das Öl absieben und verwenden. Das Öl möglichst innerhalb von ca. 6 Wochen verbrauchen. Die Kräuter sollten immer gut trocken sein, bevor Sie diese verwenden. Für Kräuter- und Gewürzöle eignen sich besonders gut Rosmarin, Thymian, Salbei, Knoblauch, Ingwer oder Basilikum.

Zeit: 1 Stunde und 20 Min.
Pro Portion: 113 kcal, 7 g F, 10 g KH, 3 g E, 1 730 mg NaCl, 692 mg Na, 719 mg K
Pro 100 g: 87,8 mg Na und 91,2 mg K

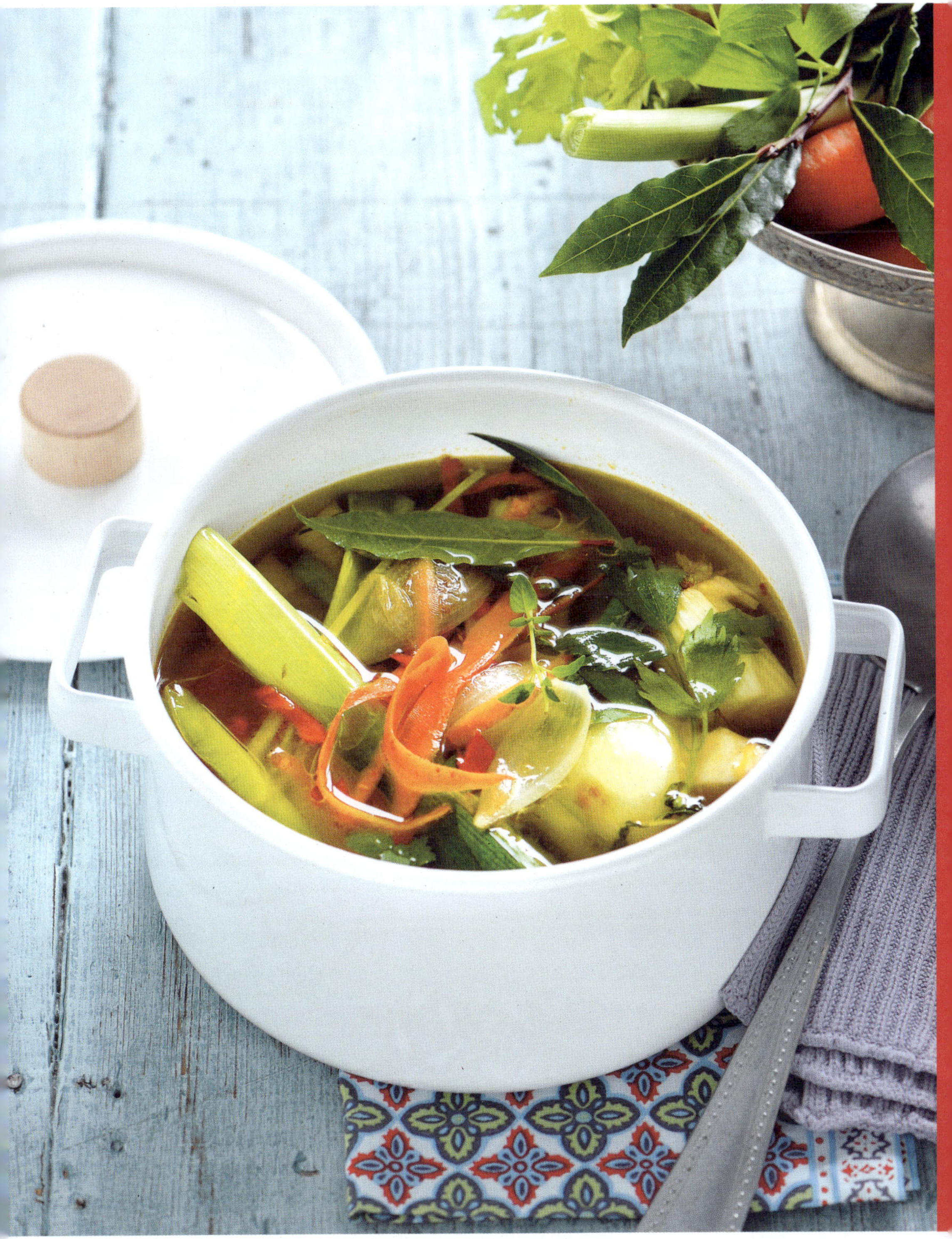

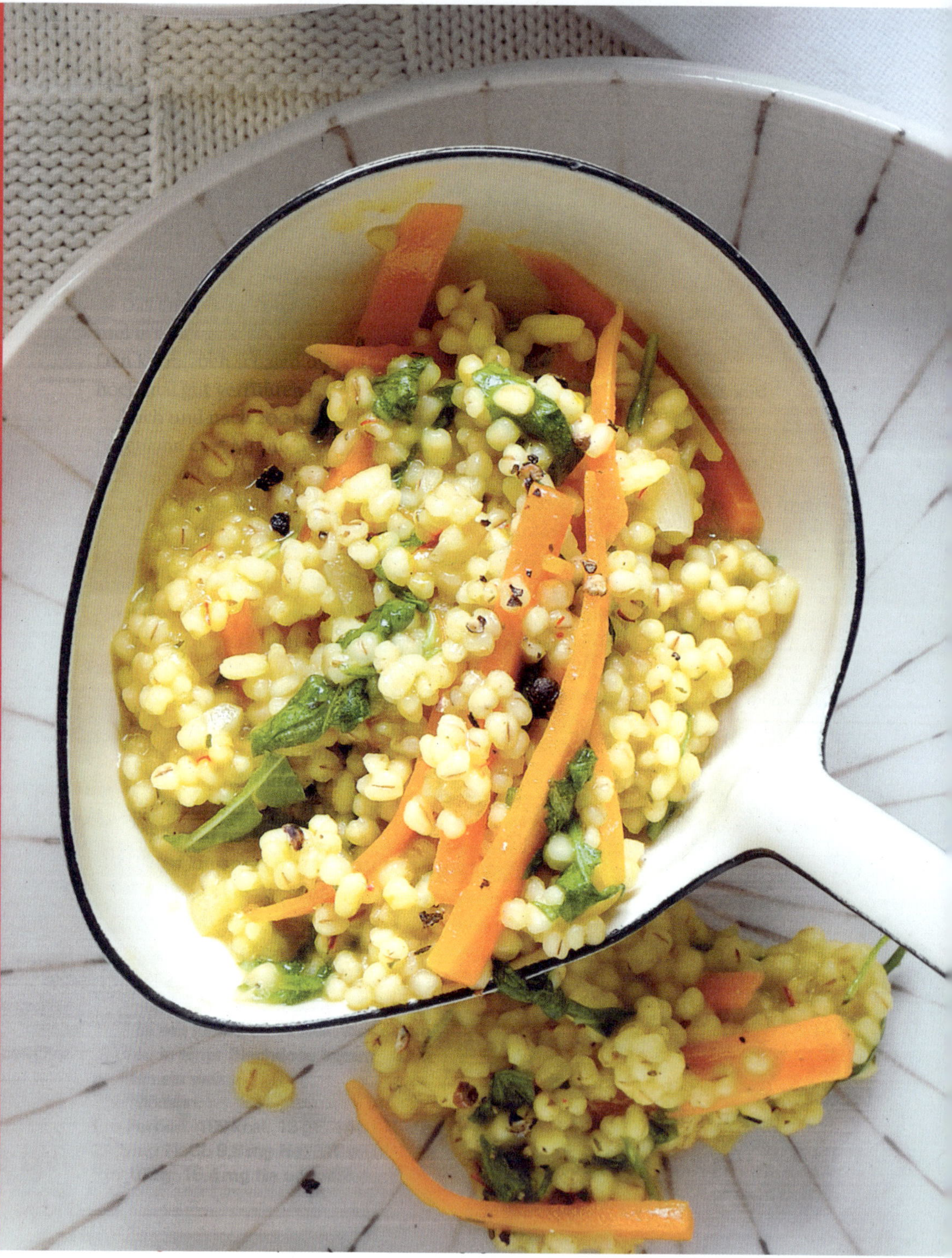

Suppen und Eintöpfe

Pikante Instantprodukte wie Suppen oder Würzmischungen sind sehr salzig. Hier ist besondere Vorsicht geboten. Gute Nachricht: Ausgewogene Gerichte, die gesunde Nährstoffe und wenig Natrium liefern, können Sie einfach selbst auf den Tisch zaubern.

Kräutersüppchen

Für 4 Portionen
1 Bund Frühlingszwiebeln, 2 EL Olivenöl
100 g Grünkernschrot
1 l Gemüsebrühe (salzarm)
50 g Rucola, 2 Bund Kräuter (z. B. Sauerampfer, Brennnesselspitzen, Kerbel)
100 g Schmand (30 %)
1 TL Senf, Pfeffer

1. Die Frühlingszwiebeln waschen, von Wurzel und Welkem befreien und in dünne Ringe schneiden. Das Olivenöl in einem Topf erhitzen und die Zwiebelringe darin 2–3 Minuten dünsten.
2. Den Grünkernschrot zugeben und für 2 Minuten mitdünsten. Mit der Brühe ablöschen, alles einmal aufkochen und für ca. 10 Minuten leise köcheln lassen.
3. Inzwischen den Rucola und die Kräuter putzen, waschen, trocken schütteln und grob hacken. Zusammen mit dem Schmand und dem Senf in die Suppe geben. Alles mit einem Pürierstab fein pürieren. Dabei einmal aufwallen lassen. Mit Pfeffer abschmecken.

Tipp: Die Gemüsebrühe besteht aus 1 l Wasser und 2 salzarmen Brühwürfeln (à 8,5 g). Ein Rezept für eine selbstgemachte salzarme Gemüsebrühe finden Sie auf S. 126. Statt Brühwürfel können Sie ½ TL Salz (93,1 mg Na/100 g) oder 2 EL Sojasauce (106 mg Na/100 g) verwenden.
Zeit: 30 Min.
Pro Portion: 235 kcal, 15 g F, 20 g KH, 6 g E, 445 mg NaCl, 178 mg Na, 325 mg K
Pro 100 g: 48,8 mg Na und 89,2 mg K

Pastinaken-Meerrettich-Suppe

Für 4 Portionen
400 g Pastinaken
200 g mehligkochende Kartoffeln
2–3 Zwiebeln, 1 Knoblauchzehe
½ Bund Petersilie
30 g frischer Meerrettich
2 EL Rapsöl, 2 Lorbeerblätter
150 g Räucherlachs
½ TL Salz (3 g), Pfeffer aus der Mühle

1. Pastinaken, Kartoffeln, Zwiebel und Knoblauch schälen und alles grob würfeln. Die Petersilie waschen, trocken schütteln und fein hacken. Meerrettich schälen und fein reiben.
2. Öl in einem Topf erhitzen und das Gemüse darin 3 Minuten andünsten. Mit 1 l Wasser aufgießen, Lorbeerblätter zugeben und nun zugedeckt 20–25 Minuten köcheln lassen, bis das Gemüse weich ist. Währenddessen den Räucherlachs in kleine Stücke schneiden.
3. Nun den Topfinhalt mit einem Pürierstab zermusen. Bei Bedarf noch etwas Wasser oder einen Schuss trockenen Weißwein dazugeben.
4. Die Suppe mit Salz und Pfeffer würzen und noch einmal kurz aufkochen lassen. Meerrettich und Räucherlachs unterrühren und mit der Petersilie bestreuen.

Tipp: Frischen Meerrettich einfach zusätzlich in dünne Scheiben hobeln und mit etwas Öl in einer Pfanne kurz knusprig braten. Als Chips über die Suppe streuen.
Varianten: Wer auf Lachs und Salz verzichtet, kann mit 3 EL Sojasauce würzen. Dann sind es pro 100 g 115 mg Natrium.
Zeit: 50 Min.
Pro Portion: 239 kcal, 11 g F, 23 g KH, 11 g E, 805 mg NaCl, 322 mg Na, 981 mg K
Pro 100 g: 65,2 mg Na und 199 mg K

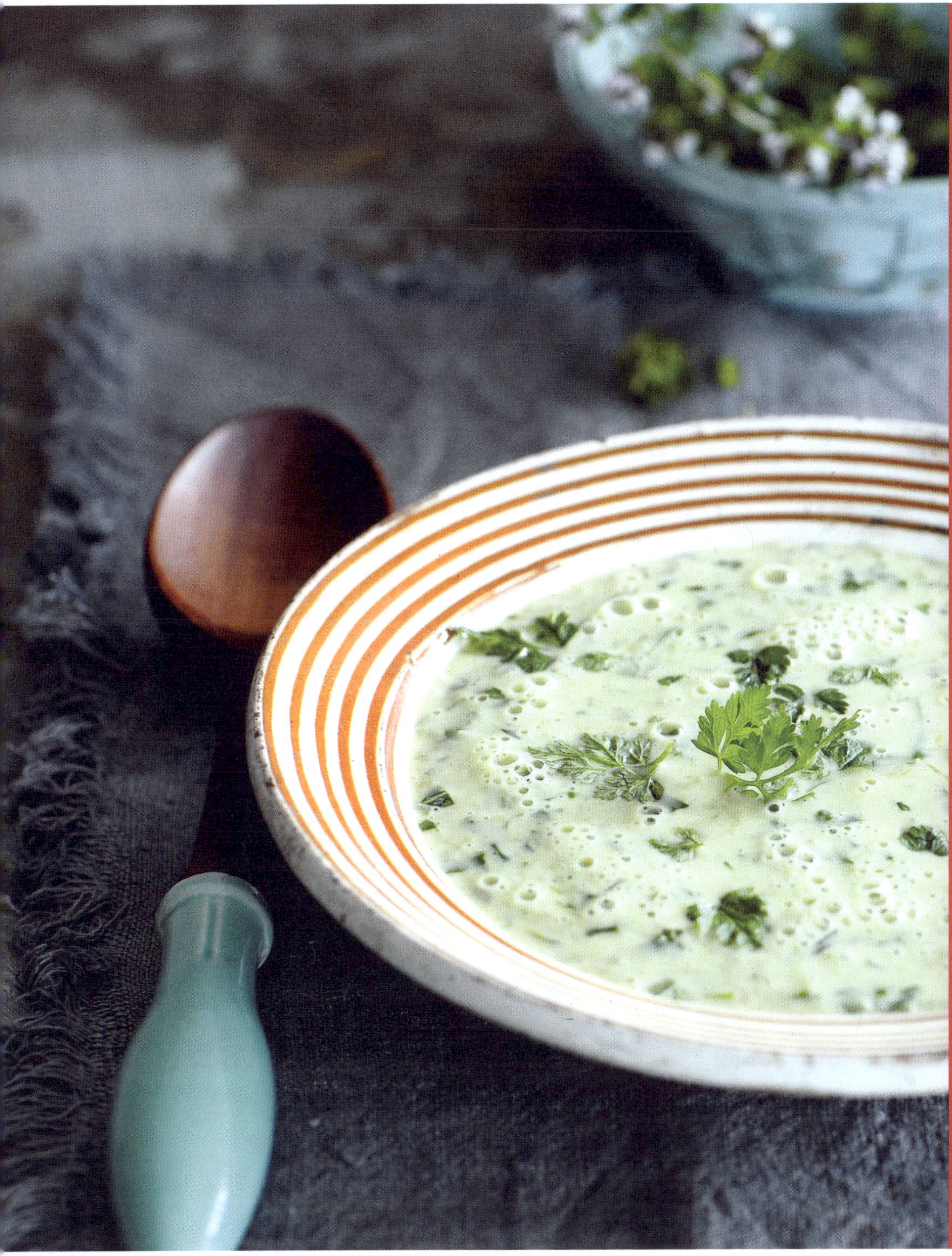

Sellerieessenz mit Knusperblättern

Für 4 Portionen
2 Möhren
1 Staudensellerie, 1 Knollensellerie
2 Lorbeerblätter
1 TL Pimentkörner, 1 Gemüsezwiebel
1–2 EL Zitronensaft
3 EL Sojasauce, Pfeffer
30 g Liebstöckelblätter
1 Ei, 2 TL Mehl
1 TL 5-Gewürze-Pulver
Erdnussöl zum Ausbacken (ca. 200 ml)

1. Die Möhren und den Staudensellerie waschen, putzen und trocken tupfen. Eine Stange Sellerie beiseitelegen, die restlichen Stangen in grobe Stücke teilen. Den Knollensellerie schälen, waschen und grob raspeln.

2. Das ganze Gemüse in eine Schüssel geben, Lorbeer und Piment hinzufügen und mit 1,5 l Wasser bedecken. Über Nacht zugedeckt ziehen lassen.

3. Die Zwiebel mit Schale halbieren, mit den Schnittflächen nach unten in einen Topf geben und rösten, bis sie braun sind. Das vorbereitete Gemüse aus dem Sud schöpfen, dazugeben und für 5 Minuten mitrösten. Alles mit dem Gemüsesud ablöschen und zugedeckt für 1 Stunde leise köcheln lassen.

4. Die Suppe durch ein Mulltuch oder ein sehr feinmaschiges Sieb gießen. Die Essenz mit Zitronensaft, Sojasauce und Pfeffer abschmecken. Die übrige Selleriestange in sehr feine Scheiben hobeln und 5 Minuten mit der Essenz erwärmen.

5. In der Zwischenzeit die Liebstöckelblätter waschen und trocken schütteln. Das Ei mit Mehl und 5-Gewürze-Pulver verquirlen. In einem Topf etwa zwei fingerbreit Öl erhitzen. Die Liebstöckelblätter durch den Teig ziehen und in dem heißen Öl goldgelb ausbacken. Auf Küchenpapier abtropfen lassen. Die ausgebackenen Blätter zur Suppe reichen.

Tipp: Sie können auch Blätter von Staudensellerie, Salbei und Petersilie verwenden.
Zeit: 1 Std. und 45 Min. + 12 Std. Ziehzeit
Pro Portion: 335 kcal, 27 g F, 15 g KH, 8 g E, 2 029,5 mg NaCl, 837 mg Na, 1,39 g K
Pro 100 g: 104 mg Na und 173 mg K

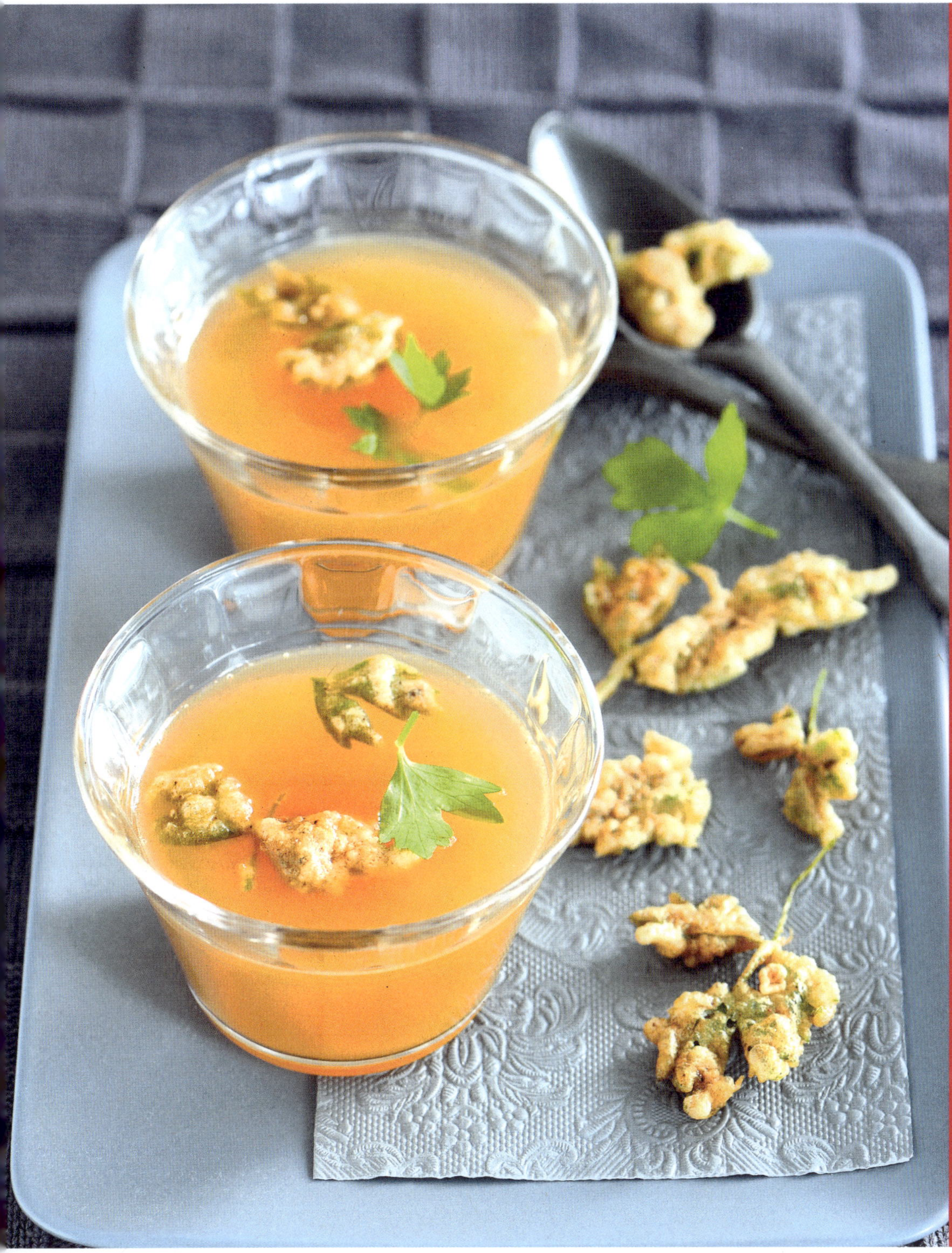

Gulasch mit Kraut

Für 4 Portionen
5 Zwiebeln
600 g frischer Weißkohl
3 EL Rapsöl oder Schweineschmalz
400 g Rindergulasch
1 EL mildes Paprikapulver
½ TL scharfes Paprikapulver
3 EL Balsamico-Essig
2 EL Sojasauce
Cayennepfeffer
3–4 EL Schmand 20 % Fett

1. Die Zwiebeln schälen, halbieren und in dünne Scheiben schneiden. Den Weißkohl waschen, putzen und in feine Streifen schneiden oder hobeln.
2. Das Öl in einen großen Topf geben und die Zwiebeln darin 1–2 Minuten anbraten. Das Gulaschfleisch zugeben und rundherum kräftig anbraten. Alles mit mildem und scharfem Paprikapulver würzen und zudecken, bei mittlerer Hitze 1½ Stunden schmoren. Gelegentlich umrühren und bei Bedarf etwas Wasser hinzugeben.
3. Nach etwa 1 Stunde, wenn das Fleisch beginnt zu bräunen, die Kohlstreifen hinzufügen. Etwa 10 Minuten vor Ende der Garzeit den Essig zugeben und das Gulasch mit Sojasauce und Cayennepfeffer pikant abschmecken. Das Gulasch mit dem Schmand sowie Pellkartoffeln oder Nudeln servieren.

Zeit: 30 Min. + 1½ Std. Garzeit
Pro Portion: 315 kcal, 18 g F, 13 g KH, 24 g E, 1 050 mg NaCl, 420 mg Na, 921 mg K
Pro 100 g: 119 mg Na und 261 mg K

Linsentopf mit Speck

Für 4 Portionen
150 g fetter Speck mit Schwarte
200 g Tellerlinsen
500 g Kartoffeln
400 g Zwiebeln
4 Knoblauchzehen
2 säuerliche Äpfel (ca. 300 g)
½ TL Kreuzkümmel
100 g Rucola
Pfeffer, Muskat
2 EL Obstessig (z. B. Apfelessig)
5 EL Sojasauce

1. Die Schwarte vom Speck abschneiden und diesen fein würfeln. Die Schwarte mit den Linsen in einen Topf geben und mit 1,5 l Wasser zum Kochen bringen.
2. Die Kartoffeln schälen und in Würfel schneiden. Nach 15 Minuten Kochzeit zu den Linsen geben und weitere 15 Minuten mitkochen.
3. Zwiebeln und Knoblauch schälen und fein hacken. Die Äpfel waschen, vierteln und das Kerngehäuse entfernen. Die Apfelspalten ebenfalls würfeln.
4. Vorbereitete Speckwürfel in einem kleinen Topf behutsam erhitzen, bis der Speck ausgelassen ist. Dann Zwiebeln, Knoblauch, Äpfel und Kreuzkümmel darin 2–3 Minuten anbraten, bis alles leicht bräunt. Den Mix zu den Linsen geben und weitere 5 Minuten kochen.
Die Schwarte entfernen.
5. Rucola waschen, trocken schütteln und grob hacken. In die Suppe geben, einmal aufkochen lassen und mit Pfeffer, Muskat, Essig und Sojasauce abschmecken.

Zeit: 40 Min.
Pro Portion: 605 kcal, 32 g F, 58 g KH, 19 g E, 2 230 mg NaCl, 892 mg Na, 1 320 mg K
Pro 100 g: 110 mg Na und 163 mg K

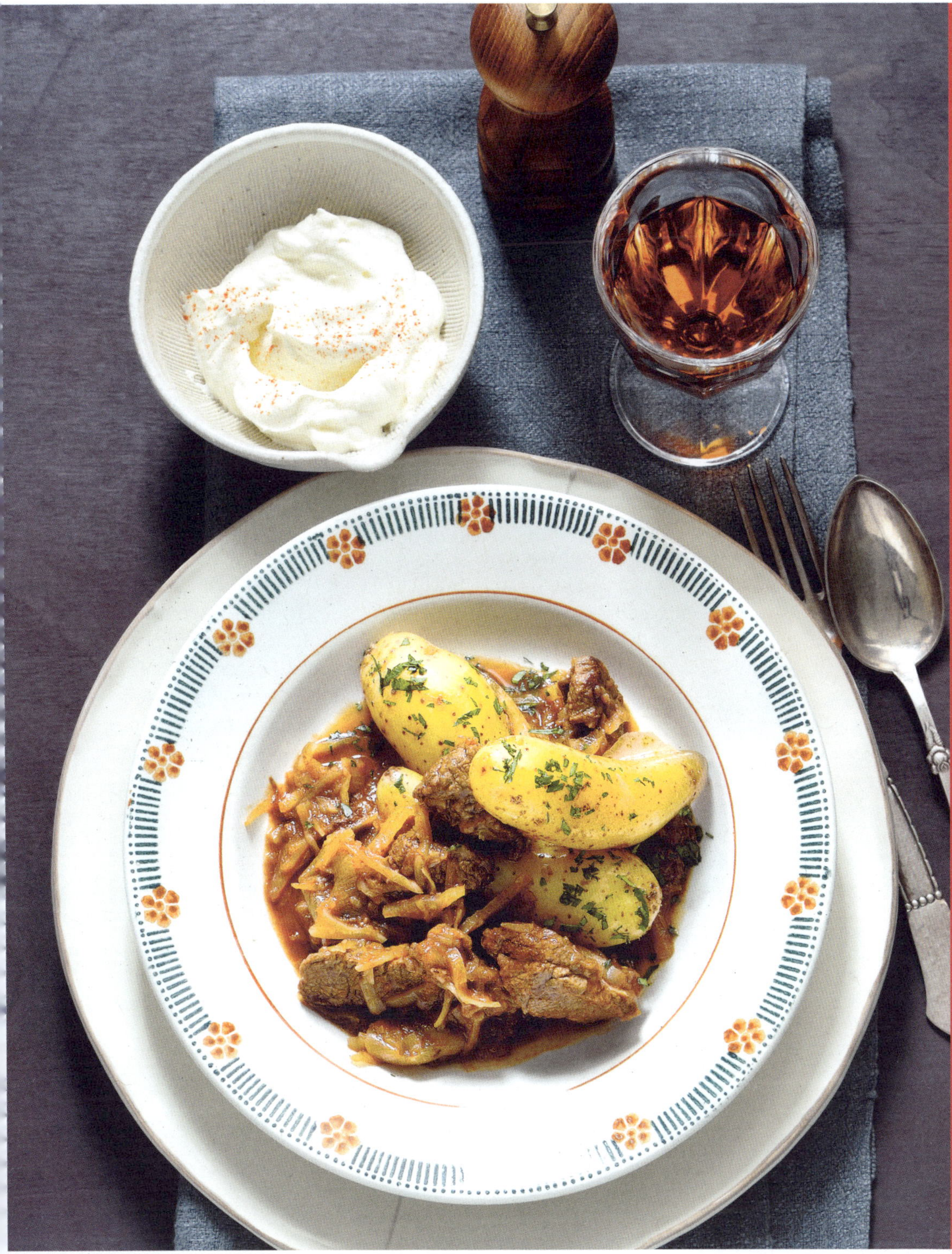

Frühlingseintopf

Für 4 Portionen
200 g Möhren, 200 g Teltower Rüben, 200 g Selleriestangen, 1 Bund Frühlingszwiebeln
300 g Spinat, 2 EL Rapsöl
500 ml Gemüsebrühe
1 Schuss Weißwein (ca. 10 g)
½ TL Salz (3 g)
Pfeffer, frisch geriebene Muskatnuss
300 g Nudeln (z. B. Hörnchen oder Penne)
1 Bund frische Kräuter (Petersilie, Schnittlauch, Liebstöckel, Kerbel)
35 g Pistazien, 30 g geriebener Parmesan
50 g Schlagsahne (10 % Fett)
250 g Magerquark

1. Möhren, Rüben und Sellerie waschen, schälen und in schmale Stifte schneiden. Frühlingszwiebeln waschen und in 1–2 cm lange Ringe schneiden. Spinat waschen, die Stiele abknipsen und grob hacken.
2. Öl in einem Topf erhitzen und das Wurzelgemüse ca. 5 Minuten andünsten. Wenn es droht anzusetzen, mit Gemüsebrühe und Weißwein ablöschen. 5 Minuten bei kleiner Hitze köcheln lassen. Nudeln, Frühlingszwiebeln und Sellerie zugeben, weitere 10 Minuten garen. Zuletzt den Spinat zugeben und warten, bis er zusammenfällt. Mit Salz, Pfeffer und Muskat würzen.
3. Kräuter waschen und trocken schütteln. Mit Pistazien und Parmesan fein pürieren und mit der Sahne unter den Quark mischen, mit Pfeffer abschmecken und zum Eintopf servieren.

Zeit: 60 Min.
Pro Portion: 528 kcal, 16 g F, 67 g KH, 27 g E, 1 497,5 mg NaCl, 599 mg Na, 1 360 mg K
Pro 100 g: 107 mg Na und 242 mg K

Spargel-Bechamel-Kartoffeln

Für 4 Portionen
1 kg grüner Spargel, 500 g weißer Spargel
800 g vorw. festkochende Kartoffeln
3 EL Butter, 2 EL Mehl, 1 EL Kurkuma
500 ml Spargelbrühe (Kochwasser)
1 TL Salz (6 g), weißer Pfeffer
½ Zitrone (unbehandelt), 100 g Sahne
1 Bd. Schnittlauch, je ½ Bd. Koriander und Petersilie
4 hart gekochte Eier

1. Den weißen Spargel ganz, den grünen nur im unteren Drittel schälen und Enden abschneiden. Spargelschalen mit 600 ml Wasser ca. 30 Minuten auskochen. Durch ein Sieb abgießen, Brühe beiseitestellen.
2. Spargel in Stücke (ca. 4 cm) teilen, die Spitzen zur Seite legen. Kartoffeln schälen und in Würfel (ca. 2 cm) schneiden.
3. Kartoffeln in der Butter andünsten, mit Mehl und Kurkuma bestäuben und die Spargelbrühe angießen. Mit Salz und Pfeffer würzen. Zitronenschale dünn abschälen, dazugeben. Zugedeckt 15 Minuten dünsten, nach 5 Minuten die Spargelstücke, nach weiteren 5 Minuten die Spitzen zugeben. Wenn nötig, etwas Brühe oder Wasser zugießen.
4. Die Zitrone auspressen. Sahne steif schlagen. Schnittlauch waschen, trocken schütteln und in dünne Röllchen schneiden. Koriander und Petersilie waschen, Blättchen abzupfen und fein hacken. Eier pellen und grob hacken.
5. Sauce mit Zitronensaft und Gewürzen abschmecken, Sahne und Kräuter unterziehen und mit dem Ei servieren.

Zeit: 1 Std. 20 Min.
Pro Portion: 496 kcal, 24 g F, 48 g KH, 21 g E, 1 755 mg NaCl, 702 mg Na, 1 810 mg K
Pro 100 g: 85,3 mg Na und 220 mg K

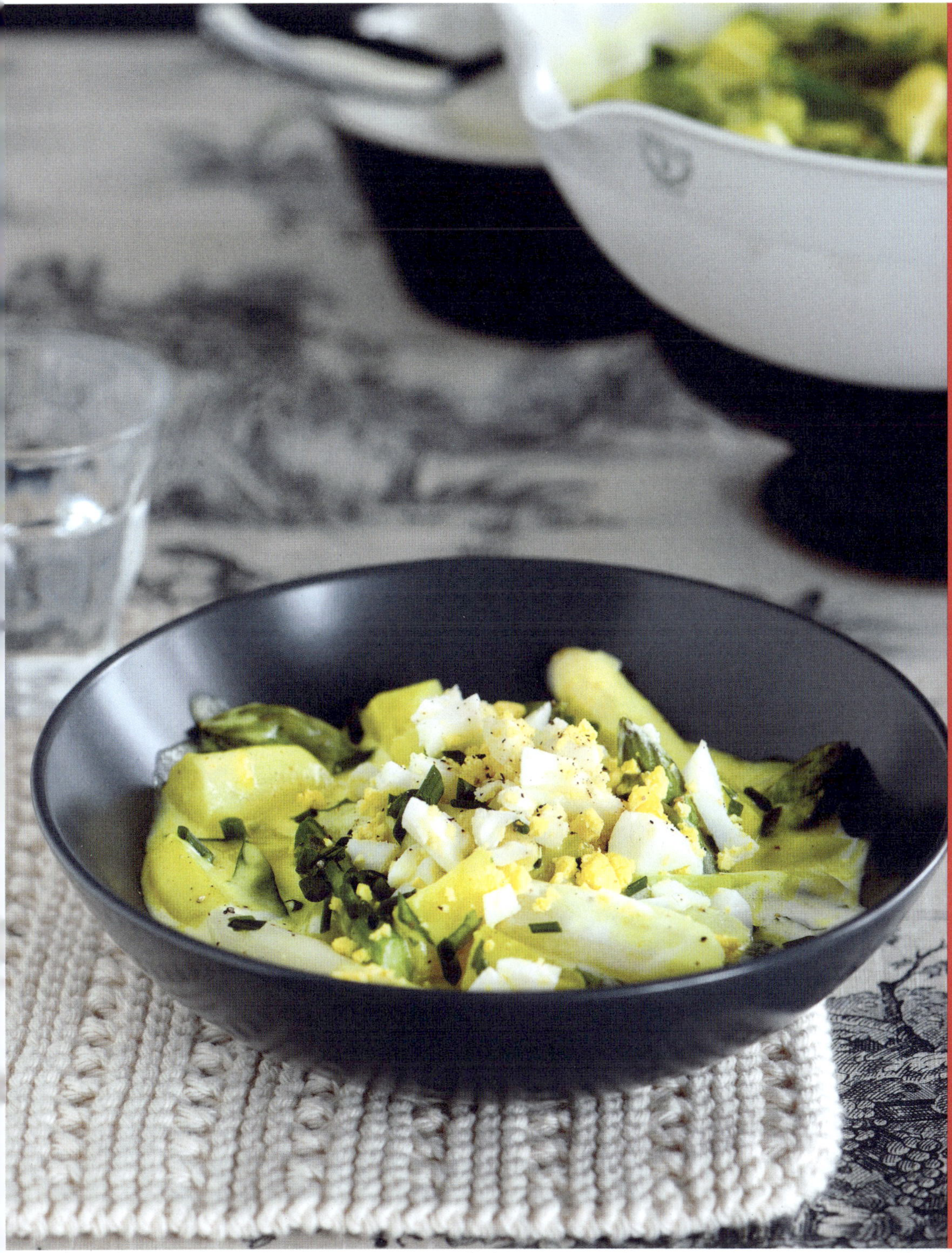

Fischsuppe

Für 4 Portionen
500–1 000 g Fischreste, Karkassen und Köpfe
½ unbehandelte Zitrone
1 Zwiebel, 1 Knoblauchzehe
500 g Zucchini
1 Kästchen Kresse
500 g vollreife Tomaten
150 g Erbsen (frisch oder TK)
300 g gekochter Reis
5 EL Sojasauce, Pfeffer

1. Die Fischreste waschen, gute Stücke von den Gräten lösen und beiseitelegen. Die Zitrone waschen, trocken tupfen und in dünne Scheiben schneiden. Zwiebel und Knoblauch schälen und grob zerteilen. Die Zucchini waschen und putzen. Gemüseschalen und Enden aufheben. Die Kresse waschen, Blättchen von den Stielen schneiden und beiseitelegen. Die Tomaten und ggf. frische Erbsen waschen.
2. Die Fischkarkassen mit 1 Liter Wasser, Zitronenenden, Gemüseabfällen, Zwiebel, Knoblauch und Tomaten in einen Topf geben und zugedeckt ca. 30 Minuten leicht köcheln.
3. Die Zucchini in kleine Würfel schneiden. Den Fischsud durch ein Sieb gießen. Karkassen entfernen und das Gemüse so weit wie möglich in die Suppe passieren.
4. Die gewürfelte Zucchini und die Erbsen in den Fischsud geben und ca. 3 Minuten bissfest köcheln lassen. Fischstücke, Zitronenscheiben und Reis in die Suppe geben und ca. 3 Minuten ziehen lassen. Die Fischsuppe mit Sojasauce und Pfeffer abschmecken. In tiefe Teller geben und mit reichlich Kresse bestreuen.

Variante: Bei 6 g Salz anstatt Sojasauce können Sie pro Portion 1 Vollkornbrötchen (110 mg Na/100 g) oder 2 Scheiben Roggenvollkorntoast (109 mg Na/100 g) verzehren. Bei 2 Scheiben Weizenvollkornbrot pro Portion liegt der Natriumgehalt pro 100 g bei 91,8 mg. Toasten Sie die Brotscheiben, reiben eine Knoblauchzehe darüber und legen Sie diese in die Teller und schöpfen die Suppe darüber.
Zeit: 1 Std. 20 Min.
Pro Portion: 540 kcal, 17 g F, 34 g KH, 60 g E, 2 492,5 mg NaCl, 997 mg Na, 1 790 mg K
Pro 100 g: 108 mg Na und 195 mg K

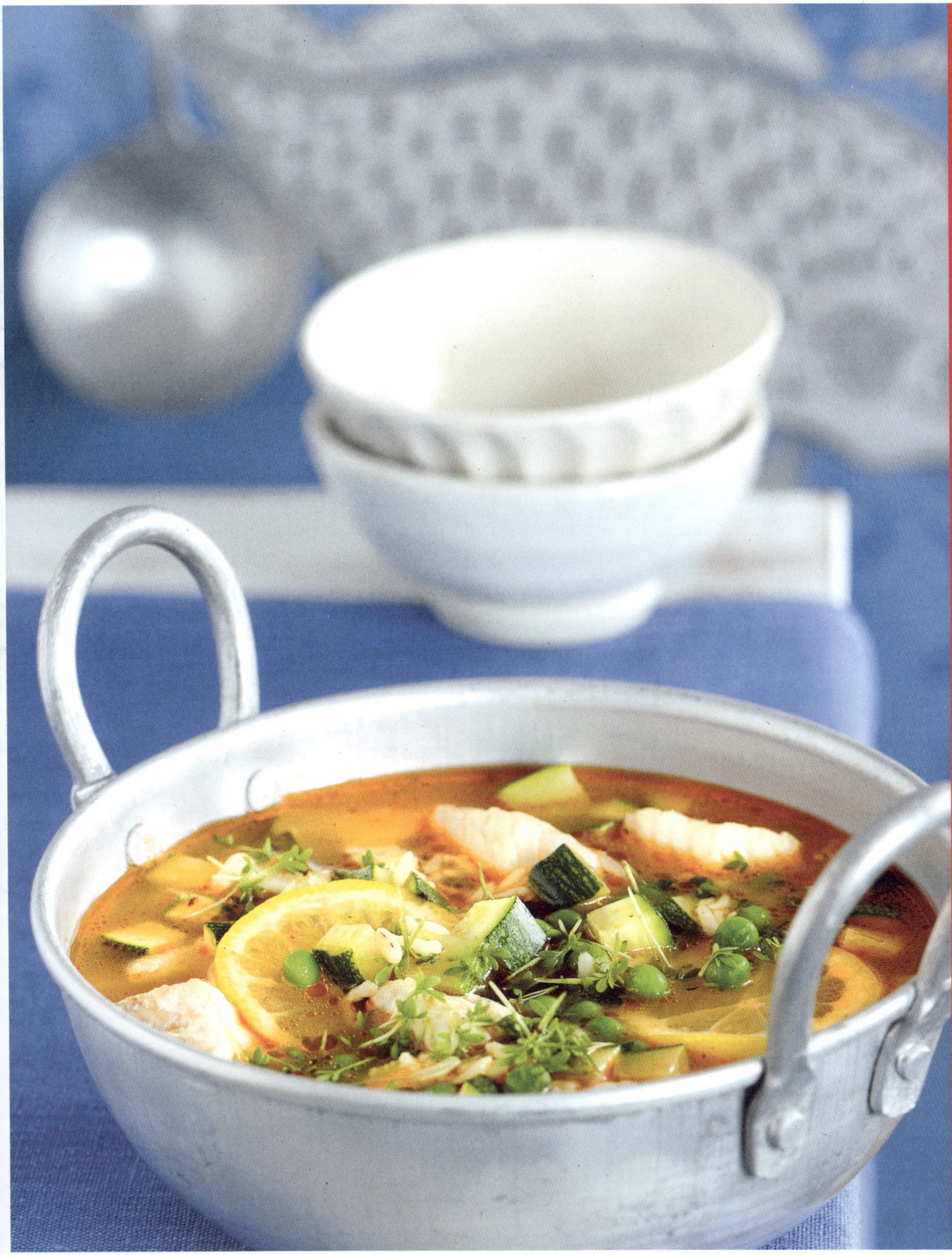

Irish Stew

Für 4 Portionen
400 g Lamm
1 Bund Suppengemüse
2 große Zwiebeln, 600 g Kartoffeln
½ Weißkohl (ca. 400 g)
3 Tomaten
1 Bund Bohnenkraut (ca. 30 g)
2 EL Öl, 1½ TL Salz (9 g)
Pfeffer, 1 TL Kümmel
100 g Schmand

1. Das Lamm in 3 cm große Würfel schneiden. Sämtliches Suppengemüse waschen und putzen. Die Zwiebeln und die Kartoffeln schälen und zusammen mit dem Suppengemüse in Würfel schneiden. Den Kohl in schmale Streifen schneiden. Den Strunk von den Tomaten entfernen und die Tomaten grob zerkleinern. Das Bohnenkraut waschen, trocken schütteln und die Blättchen von den Stielen zupfen.
2. Öl in einem großen Topf erhitzen und das Fleisch darin ca. 4–5 Minuten rundherum kräftig anbraten. Das gesamte Gemüse dazugeben und alles für ca. 2 Minuten mitbraten. Alles salzen und pfeffern.
3. Mit 1 l Wasser auffüllen und mit Kümmel würzen. Das Bohnenkraut hineingeben und alles zugedeckt für ca. 1 Stunde bei mittlerer Hitze garen. Vor dem Servieren den Schmand unterziehen.

Zeit: 1 Std. 20 Min.
Pro Portion: 443 kcal, 19 g F, 38 g KH, 28 g E, 2 575 mg NaCl, 1 030 mg Na, 1 830 mg K
Pro 100 g: 117 mg Na und 208 mg K

Ratatouille

Für 6 Portionen
500 g Kartoffeln
3 Zwiebeln
1 Aubergine, 2 Zucchini, 1 rote Paprika
2 Zuckermaiskolben
3 Stiele Rosmarin, 2 Stiele Bohnenkraut
4 EL Olivenöl
250 g Mozzarella (abgetropft)
1 große Dose geschälte Tomaten
Pfeffer, 1 TL Salz (6 g)
50 g geriebener Parmesan

1. Kartoffeln waschen, mit Schale in 20–25 Minuten gar kochen. Zwiebeln schälen, halbieren und in Ringe schneiden. Aubergine und Zucchini waschen, der Länge nach vierteln und in 1 cm dicke Stücke schneiden. Paprika waschen, Stiel und Kerne entfernen und in 1 cm große Würfel schneiden. Maiskörner von den Kolben schneiden.
2. Rosmarin und Bohnenkraut waschen, trocken schütteln, Blättchen und Nadeln abzupfen, mit Öl, Auberginen, Zwiebeln, Zucchini und Paprika mischen und auf ein Backblech verteilen. Unter dem heißen Backofengrill ca. 15 Minuten rösten, bis es kräftig braun ist, zwischendurch wenden.
3. Kartoffeln pellen und grob zerteilen. Mozzarella würfeln. In einem großen Topf Tomaten und Mais 5 Minuten erhitzen, Kartoffeln, Gemüse und Mozzarella zugeben und kurz erhitzen. Mit Pfeffer und Salz abschmecken und mit dem Parmesan bestreut servieren.

Varianten: Außerhalb der Saison den Zuckermais durch 200 g Mais aus der Dose ersetzen – dann aber nur ½ TL Salz verwenden.
Zeit: 45 Min.
Pro Portion: 352 kcal, 20 g F, 26 g KH, 16 g E, 1 375 mg NaCl, 550 mg Na, 890 mg K
Pro 100 g: 105 mg Na und 169 mg K

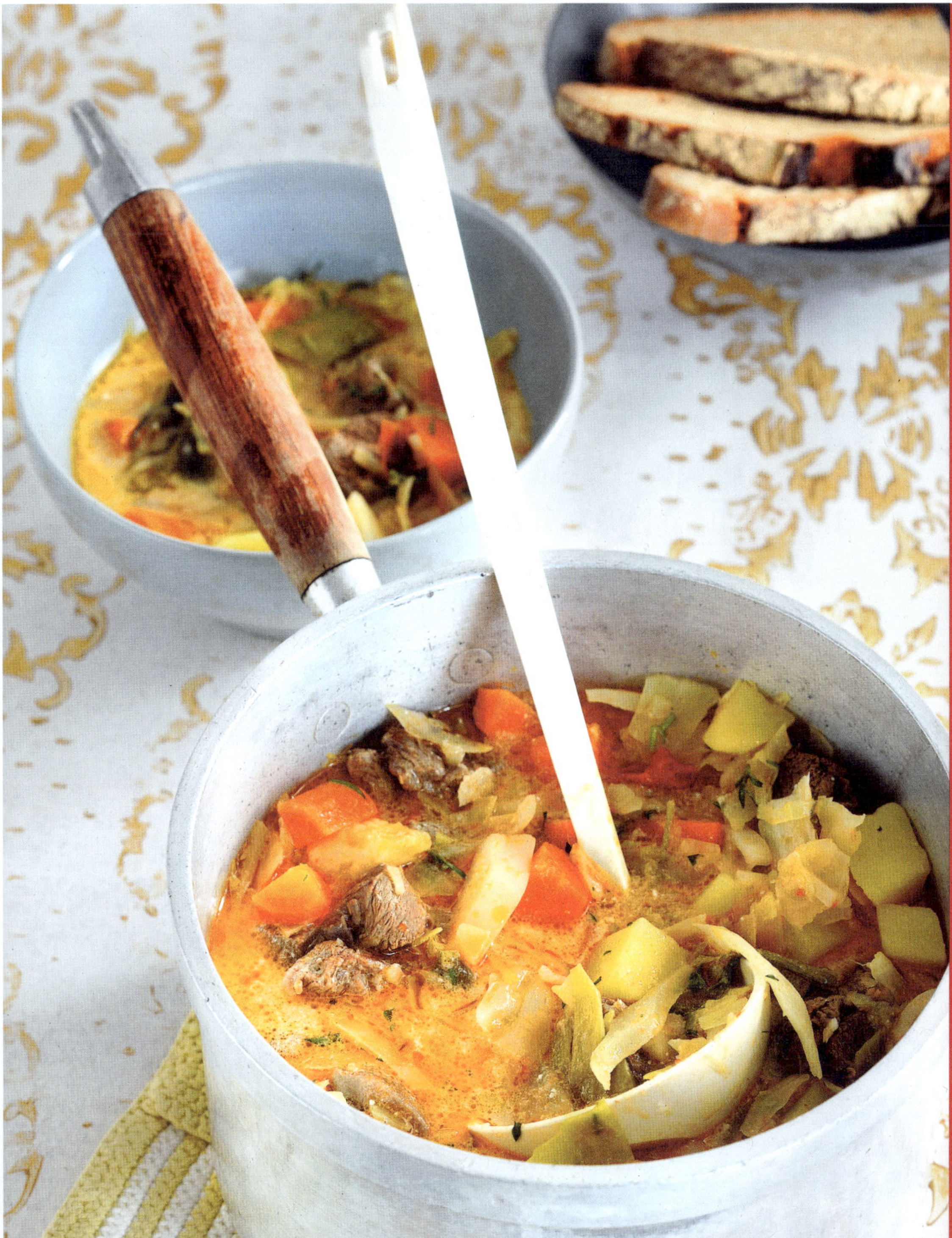

Safran-Risotto

Für 4 Portionen
1 Zwiebel
500 g Möhren, 200 g Rucola
1 Würfel salzarme Gemüsebrühe
2 EL Butter, 2 EL Rapsöl
300 g Risottoreis
150 ml Cidre
½ TL Safran
50 g geriebener Parmesan
Pfeffer, ½ TL Salz (3 g)

1. Die Zwiebel schälen und fein würfeln. Möhren waschen, schälen und in schmale Stifte schneiden. Den Rucola ebenfalls waschen, trocken schütteln und in 2 cm breite Stücke schneiden.

2. Den Brühwürfel in 600 ml heißem Wasser auflösen. 1 EL Butter und 1 EL Öl in einem großen Topf erhitzen. Die Möhrenstifte darin 3 Minuten andünsten. Die Brühe dazugießen und 5 Minuten köcheln lassen, bis die Möhren knapp gar sind. Alles absieben, dabei die Brühe auffangen und beiseitestellen.

3. Übriges Öl und Butter im Topf schmelzen, Zwiebeln darin 3 Minuten andünsten, Reis hinzufügen und kurz mitbraten. Mit Cidre ablöschen und einkochen lassen. Nun nach und nach die Brühe zugeben, immer sobald die Flüssigkeit vom Reis aufgenommen wurde. Dabei den Safran zugeben und den Reis in 15–20 Minuten gar kochen.

4. Zum Schluss die Möhren und den Rucola unterheben, aufkochen und den geriebenen Parmesan unterziehen. Mit Pfeffer und dem Salz abschmecken.

Variante Getreide: Andere Getreidesorten verleihen dem Gericht einen anderen Charakter: Dafür den Reis durch 250 g Hirse, Dinkel- oder Weizengraupen ersetzen und mit 650 ml Brühe aufgießen. Die Hirse vor dem Aufkochen noch 10 Minuten quellen lassen.

Zeit: 55 Min.

Pro Portion: 492 kcal, 17 g F, 69 g KH, 13 g E, 1 270 mg NaCl, 508 mg Na, 722 mg K
Pro 100 g: 104 mg Na und 148 mg K

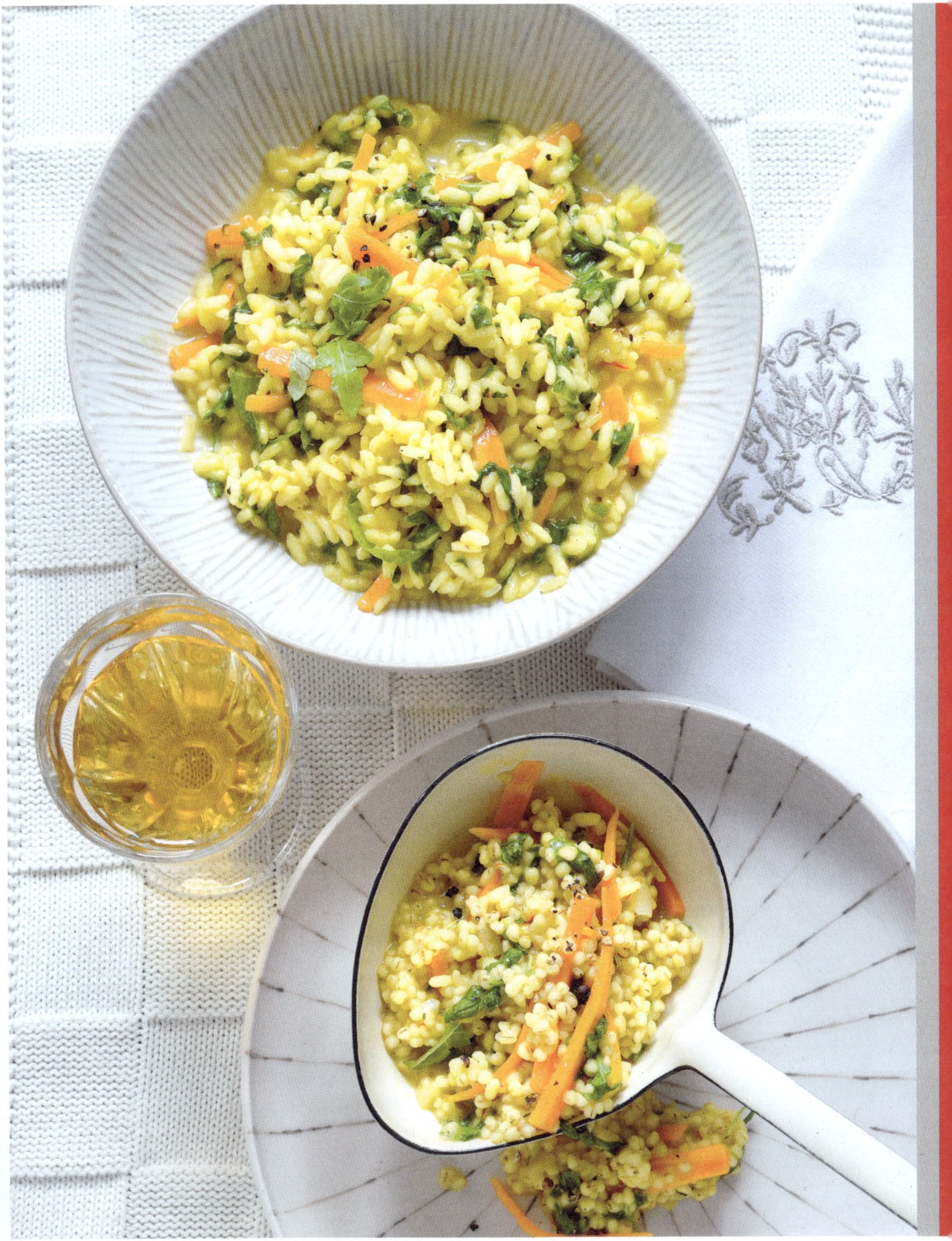

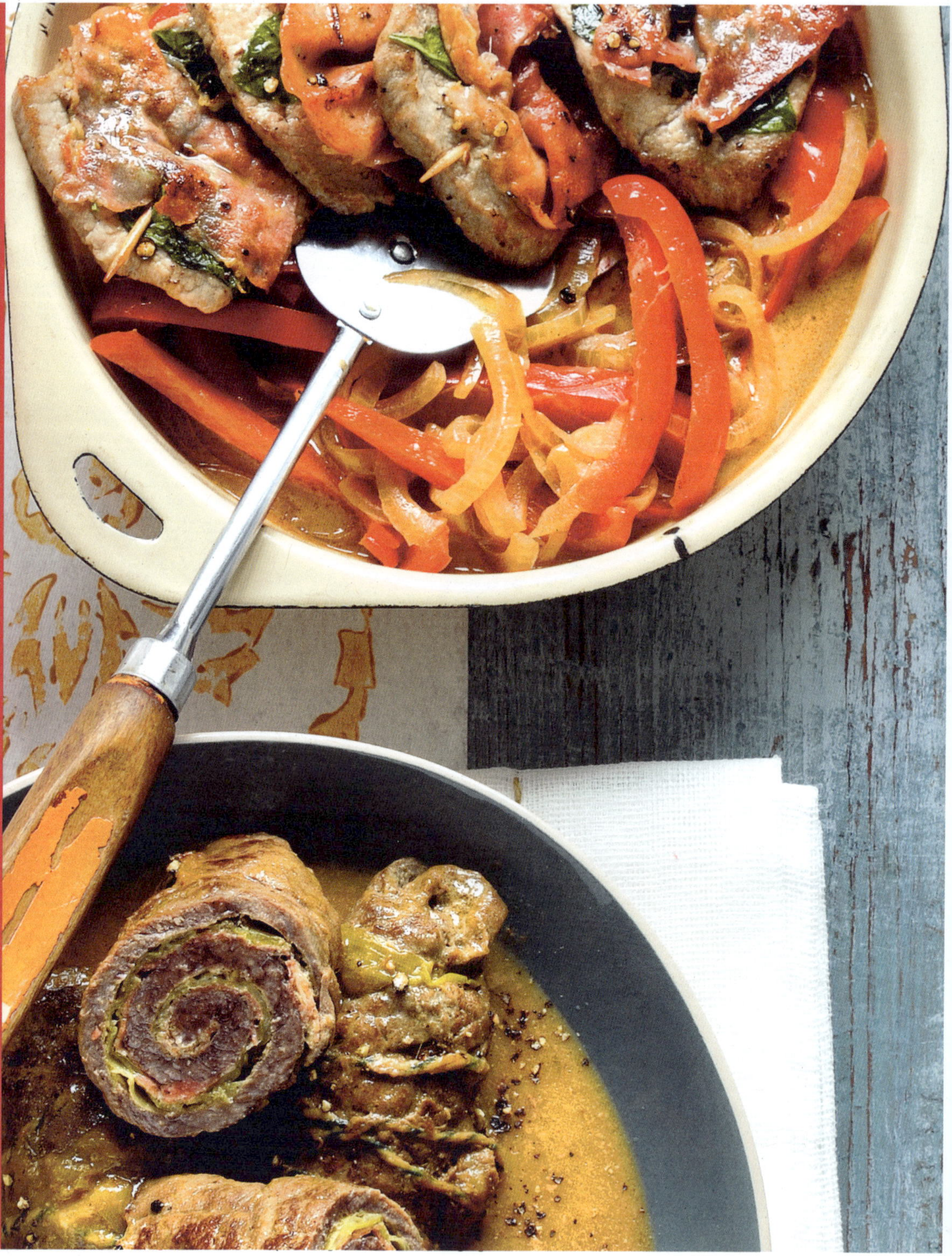

Alltags- und Sonntags-gerichte

Ganz einfach kann man Salz natürlich mit süßen Hauptspeisen wie Palatschinken oder Grießspeisen vermeiden, aber es gibt noch viele andere Anregungen. Hier finden Sie Rezepte von Schweinekrustenbraten über Forelle bis hin zu Kräutercouscous. Hauptgerichte und Beilagen, die Ihr Herz höher schlagen lassen, den Blutdruck aber unten halten.

Hühnerbrust-Ragout

Für 4 Portionen
1 Bund Frühlingszwiebeln
750 g frischer Blattspinat
200 g Hühnerbrüstchen
2 EL Rapsöl
1½ EL Sojasauce, 1 TL Honig
100 ml Weißwein, 250 ml Wasser
100 g geröstete, ungesalzene Erdnusskerne
Pfeffer, frisch geriebene Muskatnuss

1. Die Frühlingszwiebeln waschen, von Wurzeln und Welkem befreien und in Röllchen schneiden. Spinat waschen, die Stiele abzupfen und die Blätter grob zerschneiden. Ausgelöstes Hühnerfleisch in mundgerechte Stücke schneiden.
2. Öl in einem Topf erhitzen, Frühlingszwiebeln darin etwa 3 Minuten andünsten. Hühnerfleisch, Sojasauce und Honig zugeben und alles anbraten, bis der Honig karamellisiert. Mit Weißwein und Wasser ablöschen, etwa 5 Minuten leicht köcheln lassen.
3. Inzwischen die Erdnüsse fein mahlen, mit den Spinatblättern zugeben und köcheln lassen, bis die Blätter zusammenfallen. Mit Pfeffer und frisch geriebener Muskatnuss abschmecken.

Varianten: Statt Spinat eignen sich auch sehr gut andere, schnell garende Blattgemüse wie Mangold oder Wirsing. Wasser gegen 300 ml Kokosmilch tauschen, dann liegt der Natriumgehalt bei 118 mg pro 100 g. Zusätzlich 2 Zitronenkaffirblätter sorgen für frisches Aroma.
Zeit: 40 Min.
Pro Portion: 360 kcal, 25 g F, 7 g KH, 23 g E, 1 095 mg NaCl, 438 mg Na, 1 480 mg K
Pro 100 g: 113 mg Na und 382 mg K

Geschmorte Hühnerbeine

Für 4 Portionen
250 g Zwiebeln, 2 Knoblauchzehen
2 rote Paprika
2 Zweige Thymian
1 TL Paprikapulver scharf, 2 TL mild
4 Hühnerbeine (ca. 1 kg)
1 TL schwarzer Pfeffer, 2 EL Rapsöl
2 EL Mehl
400 ml milder Rotwein (z. B. Chianti)
2 EL Sojasauce (oder ½ TL Salz)

1. Zwiebeln und Knoblauch schälen und grob würfeln. Paprika waschen, putzen, Schoten in Streifen schneiden, diese halbieren. Thymian waschen und trocken schütteln. Die Paprikapulver mischen.
2. Die Hühnerbeine waschen, trocken tupfen, im Gelenk halbieren, mit Pfeffer und 2 TL Paprikapulver einreiben. Thymianblättchen abziehen und unter die Hühnerhaut schieben.
3. 1 EL Öl im Bräter erhitzen, Hühnerteile von allen Seiten bei mäßiger Hitze braun anbraten.
4. Zwiebeln, Knoblauch und Paprikastreifen dazugeben, das übrige Paprikapulver hinzufügen und alles 5 Minuten weiterschmoren, bis es droht anzusetzen. Übriges Öl zugeben. Mehl mit 100 ml Wein anrühren. Den restlichen Wein zum Gemüse geben, aufkochen lassen und die Mehlmischung unterrühren.
5. Zugedeckt bei mittlerer Hitze ca. 25 Minuten garen. Vor dem Servieren die Mischung mit Sojasauce abschmecken.

Zeit: 60 Min.
Pro Portion: 653 kcal, 35 g F, 19 g KH, 49 g E, 1 480 mg NaCl, 592 mg Na, 1 120 mg K
Pro 100 g: 111 mg Na und 210 mg K

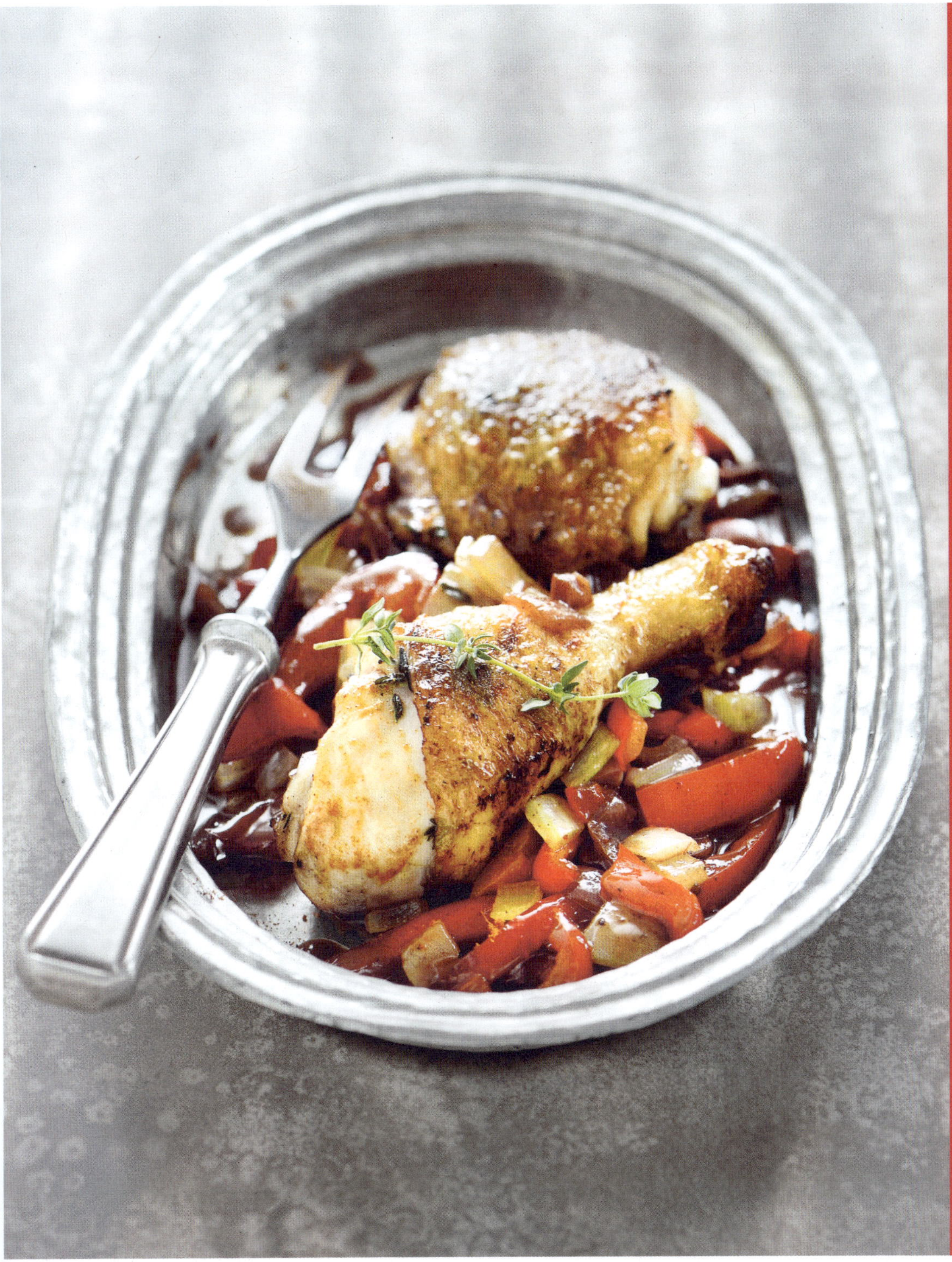

Reispuffer mit Tofu

Für 4 Portionen
100 g Milch- oder Klebereis
300 ml Milch (3,5 % Fett)
3 Frühlingszwiebeln
1 kleine rote Paprikaschote
2 Eier, 150 g Räuchertofu
60 g Mehl
1½ TL 5-Gewürze-Pulver
1 TL Chilipulver, Pfeffer
3 EL Rapsöl
150 g Schmand (30 % Fett)

1. Den Reis mit der Milch in einem kleinen Topf aufkochen und 20 Minuten bei kleiner Hitze zugedeckt köcheln. Den Herd ausschalten und den Reis noch 5–10 Minuten quellen lassen.
2. Die Frühlingszwiebeln von Wurzeln und Welkem befreien, waschen und bis nach oben in Ringe schneiden. Paprika waschen, Stielansatz und Kerne entfernen und die Schote in kleine Würfel schneiden. Eier in einer Schüssel aufschlagen und den Räuchertofu dazubröseln.
3. Reis, Frühlingszwiebeln, Paprika und Mehl dazugeben und zu einem Teig verarbeiten. Den Teig kräftig mit 5-Gewürze-Pulver, Chili und Pfeffer würzen.
4. Das Öl in einer Pfanne erhitzen. Den Teig in den Händen zu Kugeln formen, in die Pfanne geben und etwas platt drücken. Von beiden Seiten 2–3 Minuten braten. Vor dem Servieren auf einem Küchenpapier etwas abtropfen lassen.
Mit Schmand servieren.

Zeit: 40 Min.
Pro Portion: 482 kcal, 29 g F, 39 g KH, 16 g E, 570 mg NaCl, 228 mg Na, 350 mg K
Pro 100 g: 83,5 mg Na und 128 mg K

Gemüsewok

Für 4 Portionen
200 g Räuchertofu
200 g Zuckerschoten
500 g Möhren
1 Bd. Frühlingszwiebeln
1 Stück Ingwer (4 cm)
2 Knoblauchzehen
3 EL Rapsöl
3 TL Sesamsamen
50 g frische Rettichsprossen
50 g frische Sojasprossen
1 EL Sojasauce, Cayennepfeffer

1. Tofu in 1 cm große Würfel schneiden. Zuckerschoten waschen und die Enden abknipsen. Möhren schälen und in Streifen hobeln. Frühlingszwiebeln putzen und in Ringe schneiden. Ingwer und Knoblauch schälen und fein hacken.
2. Öl im Wok erhitzen, Sesam kurz anrösten, Möhren hineingeben und 5 Minuten unter Rühren braten. Zuckerschoten, Frühlingszwiebeln, Ingwer, Knoblauch und Tofu dazugeben und weitere 4 Minuten braten. Dabei rühren und leicht salzen.
3. Sprossen waschen, kurz abtropfen lassen und für 2 Minuten mit braten, mit Sojasoße und Pfeffer abschmecken. Dazu passen Reis oder Couscous.

Zeit: 30 Min.
Pro Portion: 266 kcal, 15 g F, 20 g KH, 12 g E, 980 mg NaCl, 392 mg Na, 787 mg K
Pro 100 g: 118 mg Na und 237 mg K

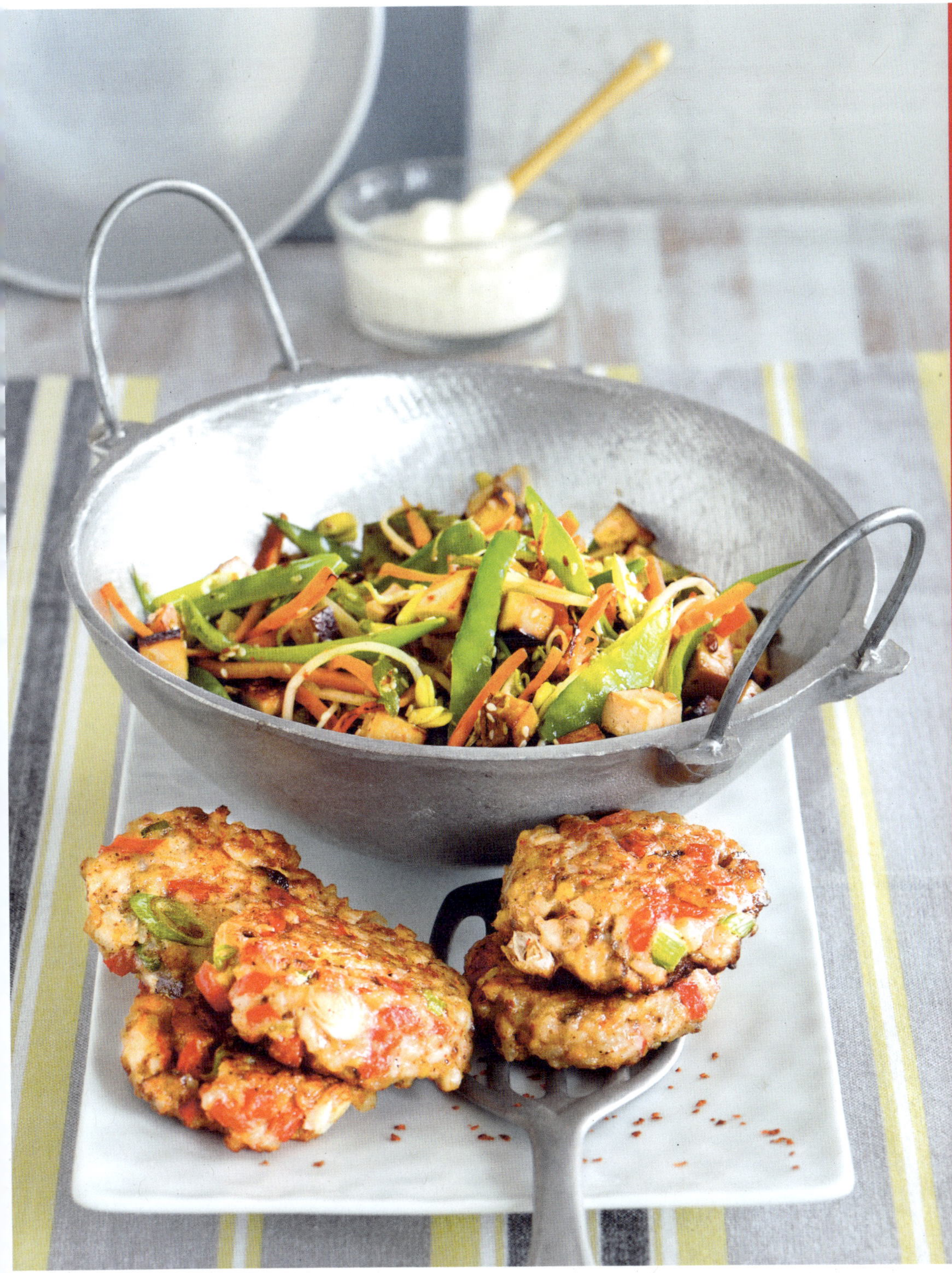

Kohlrabi-Schweine-Topf

Für 4 Portionen
1 Zwiebel
800 g Kohlrabi mit Grün, 1 Bund Petersilie
400 g Schweinegulasch
1 Würfel salzarme Gemüsebrühe
2 EL Rapsöl, 3 EL Mehl
100 g Schmand (30 % Fett)
1 EL Zitronensaft
3 EL Worcestersauce
Pfeffer, frisch geriebene Muskatnuss

1. Zwiebel schälen und fein würfeln. Kohlrabiknollen waschen, zarte Blättchen abschneiden und wenn möglich nur die harten Schalenstellen wegschneiden. Stiele in feine Röllchen schneiden, Kohlrabi würfeln. Petersilie waschen, trocken schütteln und mit den Kohlrabiblättern fein hacken. Große Gulaschstücke würfeln.

2. Brühwürfel in 400 ml Wasser auflösen. Öl in einem Topf erhitzen. Zwiebel und Fleisch hineingeben und 3 Minuten kräftig anbraten. Kohlrabiwürfel und -röllchen dazugeben und zugedeckt weitere 3 Minuten dünsten. Mit Mehl bestäuben, Brühe und Schmand hinzufügen, umrühren, mit Pfeffer und Muskat würzen.

3. Das Ganze für 10–15 Minuten zugedeckt schmoren lassen. Den Kohlrabitopf mit Zitronensaft, Worcestersauce, Pfeffer und Muskat abschmecken. Vor dem Servieren das gehackte Grün unterheben. Mit Reis oder Kartoffeln genießen.

Tipp: Anstatt Worcestersauce können Sie 3 g Speisesalz verwenden (99,2 mg Na pro 100 g).
Zeit: 40 Min.
Pro Portion: 427 kcal, 29 g F, 19 g KH, 23 g E, 930 mg NaCl, 372 mg Na, 939 mg K
Pro 100 g: 76,6 mg Na und 193 mg K

Lammcurry

Für 4 Portionen
500 g Lammragout
1 Zwiebel, 2 Knoblauchzehen
2 EL Öl, Pfeffer
2 TL Currypulver, etwas Zimtpulver
1 TL Tomatenmark
1 Dose Kichererbsen (400 g)
500 g Spinat
2 TL Sojasauce

1. Lammragout abspülen und trocken tupfen. Zwiebel und Knoblauch schälen und fein würfeln.

2. Öl in einem Topf erhitzen. Fleisch darin ca. 10 Minuten rundherum kräftig anbraten, dabei gelegentlich umrühren. Kichererbsen abtropfen lassen, den Sud auffangen und mit Wasser auf 300 ml auffüllen. Das Fleisch mit Pfeffer würzen und mit Curry- und etwas Zimtpulver bestäuben. Zwiebel, Knoblauch und Tomatenmark zugeben, kurz mitrösten. Mit dem Sud ablöschen. Bei schwacher Hitze zugedeckt 30 Minuten schmoren, ab und zu umrühren.

3. In der Zwischenzeit Spinat waschen, Stiele abknipsen und abtropfen lassen. Nach ca. 20 Minuten Kochzeit Kichererbsen und Spinatblätter zufügen. Restliche 10 Minuten ohne Deckel mitgaren. Ragout noch mal mit Pfeffer, Curry, Zimt und der Sojasauce abschmecken und servieren.

Varianten: Kichererbsen können durch Linsen oder Kidneybohnen aus der Dose ersetzt werden.
Zeit: 50 Min.
Pro Portion: 322 kcal, 13 g F, 16 g KH, 35 g E, 1 260 mg NaCl, 504 mg Na, 1 140 mg K
Pro 100 g: 111 mg Na und 250 mg K

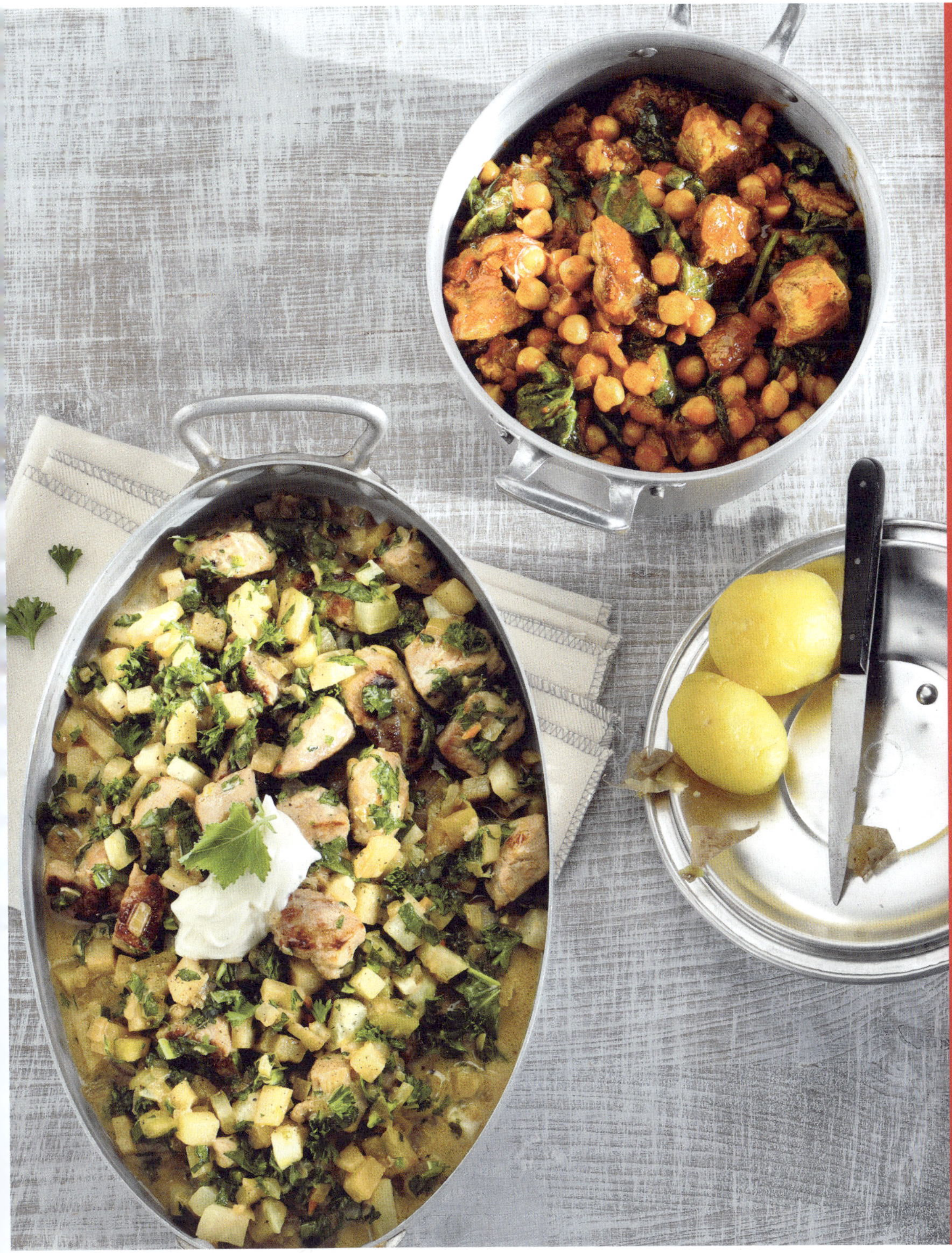

Kürbis-Paprika-Gulasch

Für 4 Portionen
600 g Hokkaidokürbis
250 g rote Spitzpaprika
200 g Maroni (vorgekocht)
1 rote Chilischote, 1 Zwiebel
2 EL Rapsöl
100 ml Weißwein
2 EL Sojasauce
frisch geriebene Muskatnuss
100 ml süße Sahne

1. Den Kürbis waschen, putzen und in ca. 2 cm dicke Würfel schneiden. Die Paprika waschen, Stiele und Kerngehäuse entfernen und ebenfalls würfeln. Maroni grob hacken. Chilischote entkernen und in dünne Ringe schneiden. Die Zwiebel schälen und ebenfalls grob würfeln.
2. Öl im Topf erhitzen. Kürbis, Maroni, Chili und Zwiebel hineingeben und für 3 Minuten kräftig braten. Die Paprikawürfel dazugeben und alles für 5 Minuten bei mittlerer Hitze zugedeckt schmoren lassen.
3. Das Ganze mit Weißwein ablöschen und für 6–8 Minuten weiter schmoren lassen. Gulasch mit Sojasauce, frisch geriebener Muskatnuss und Sahne abschmecken. Heiß mit Kartoffeln oder Reis servieren.

Varianten: Statt Maroni können Sie auch die halbe Menge ungesalzene Erd-, Cashew- oder Walnüsse verwenden. Der Kürbis kann durch Pastinaken oder Topinambur ausgetauscht werden. Bei allen Varianten bleibt der Natriumgehalt pro 100 g unter der Grenze von 120 mg/100 g. Fettgesünder ist es, statt süßer Sahne Sojacreme zu verwenden.
Zeit: 35 Min.
Pro Portion: 314 kcal, 16 g F, 33 g KH, 5 g E, 902,5 mg NaCl, 361 mg Na, 996 mg K
Pro 100 g: 107 mg Na und 294 mg K

Knusper-Zucchini vom Blech

Für 4 Portionen
1 kg Zucchini
60 g Semmelbrösel
60 g geriebener Parmesan
1 TL mildes Paprikapulver
1 TL Rohrzucker
60 g Butter, 1 rote Chilischote
60 g Rapsöl, Öl für das Blech

1. Die Zucchini waschen und die Enden abschneiden. Zucchini in fingerdicke Scheiben schneiden. Ein tiefes Backblech einölen und die Zucchini gleichmäßig darauf verteilen.
2. Die Semmelbrösel mit dem Parmesan, dem Paprikapulver und dem Zucker mischen und auf den Zucchinischeiben verteilen. Die Chilischote waschen, in Streifen schneiden, dabei Kerne und Stiel entfernen. Die Butter in einem Topf schmelzen und die Chilischote zugeben, mit dem Öl mischen. Alles über den Zucchini verteilen.
3. Das Zucchiniblech auf die mittlere Schiene des Backofens schieben und bei 180 °C (Umluft, ohne Vorheizen) 15–20 Minuten knusprig braun backen.

Varianten: Schmeckt auch mit Kürbisspalten! Statt Butter geriebene ungesalzene Nüsse oder Kerne zu nehmen ist fettärmer.
Zeit: 40 Min.
Pro Portion: 406 kcal, 33 g F, 17 g KH, 11 g E, 487,5 mg NaCl, 195 mg Na, 430 mg K
Pro 100 g: 62,3 mg Na und 138 mg K

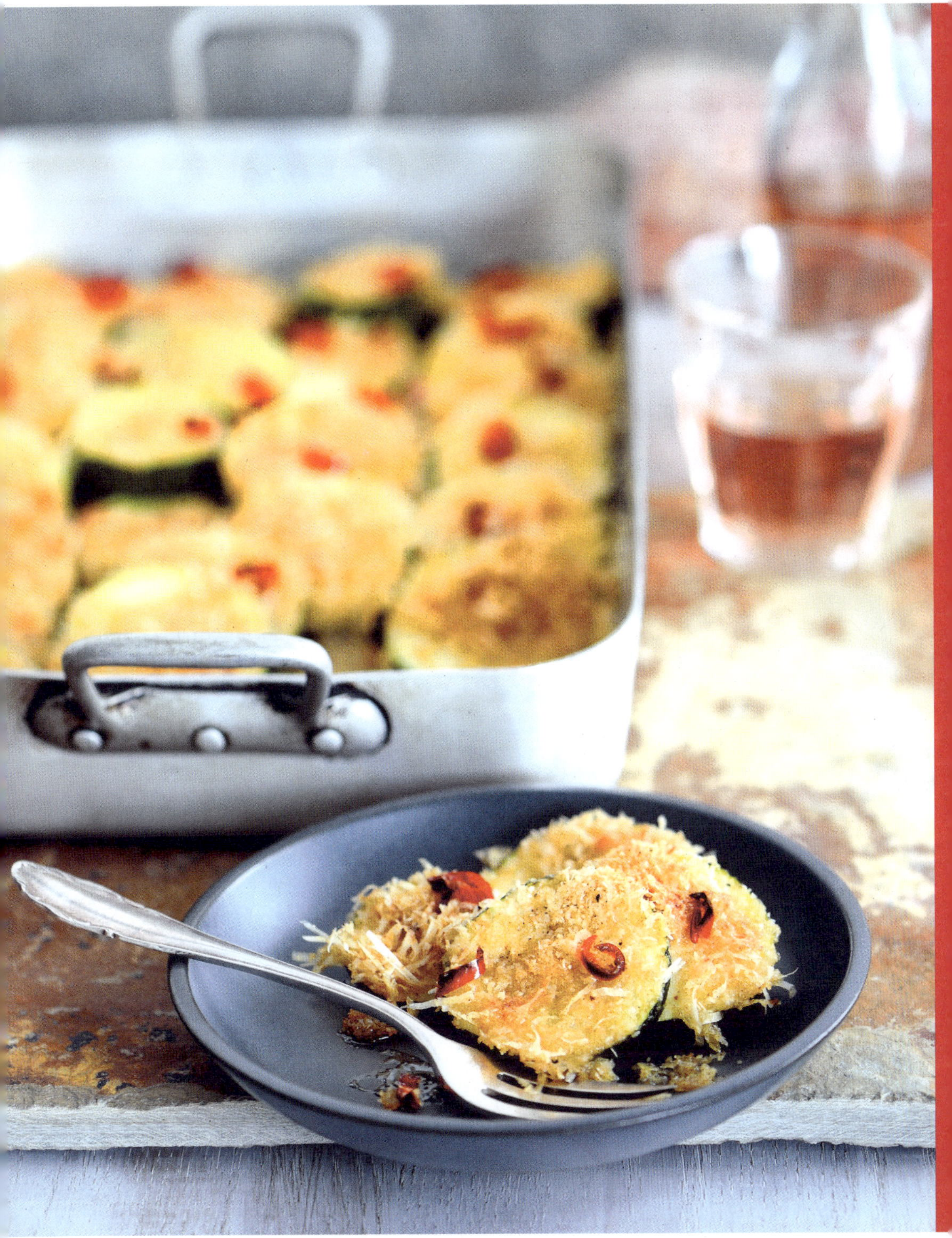

Polenta-Spinatgratin mit Lachs

Für 4 Portionen
800 g Spinat
2 Knoblauchzehen, 1 Zwiebel
2 EL Rapsöl, 200 ml Milch 3,5 % Fett
2 TL Sojasauce
Pfeffer, frisch geriebene Muskatnuss
180 g Polentagrieß
100 g Schmand
4 Lachsfilets ohne Haut (TK, à 125 g)
2 TL salzfreier Gewürzmix pikant oder milder Pul Biber
50 g geriebener Parmesan

1. Den Spinat gründlich waschen, putzen, grobe Stiele von den Blättern abknipsen und die Blätter hacken. Knoblauchzehen und Zwiebel schälen und fein hacken.
2. Zwiebel in 1 EL Rapsöl in einem Topf andünsten, den Knoblauch zugeben. Beginnen sie zu bräunen, Spinat nach und nach zufügen, etwas zusammenfallen lassen. Dann die Milch mit Sojasauce, Pfeffer und Muskat zugeben. Polenta einrieseln lassen und aufkochen. Schmand unterziehen und etwa 5 Minuten ziehen lassen.
3. Den Backofen auf 200 °C vorheizen. In der Zwischenzeit eine Auflaufform (2 cm x 30 cm) mit dem übrigen Öl einpinseln.
4. Lachs unaufgetaut rundherum mit Gewürzmix bestreuen. Die Hälfte Polenta in die Form gießen, Lachs darauflegen und mit der übrigen Polenta bedecken. Käse und etwas Gewürzmix über dem Gratin verteilen und auf der mittleren Schiene im Backofen 15–20 Minuten backen.

Zeit: 45 Min.
Pro Portion: 558 kcal, 39 g F, 14 g KH, 38 g E, 1 390 mg NaCl, 556 mg Na, 1 770 mg K
Pro 100 g: 115 mg Na und 365 mg K

Curry-Rübli-Rösti

Für 4 Portionen
600 g Kartoffeln, 600 g Möhren
1 Bund Frühlingszwiebeln
2 Knoblauchzehen
1 Stück Ingwer (ca. 2 cm)
3 Eier, Pfeffer, 3–4 TL Currypulver
2 EL Sojasauce, 3 EL Rapsöl
80 g ungesalzene gehackte Erdnüsse
½ Bund Petersilie
2 säuerliche Äpfel (z. B. Topas, Boskop)
½ TL Zimt
250 g Naturjoghurt (3,5 % Fett)
Cayennepfeffer, 4 g 50 % Leichtsalz

1. Kartoffeln und Möhren schälen und grob raspeln. Backofen auf 220 °C vorheizen (Umluft 200 °C). Frühlingszwiebeln in feine Ringe schneiden. Knoblauch schälen, sehr fein hacken. Ein Drittel für den Dip beiseitelegen. Ingwer schälen und fein reiben. Alles vermengen. Eier mit Pfeffer, Curry und Sojasauce verquirlen.
2. Auflaufform (30 x 22 cm) mit 2 EL Rapsöl fetten. Kartoffel-Möhren-Mix darin verteilen. Erdnüsse darüberstreuen und mit dem Ei übergießen. Das Rösti mittig im Backofen ca. 35 Minuten backen.
3. Inzwischen die Petersilie waschen und die Blättchen abzupfen. Äpfel waschen, putzen, grob zerkleinern, mit der Petersilie pürieren und mit dem übrigen Knoblauch, Zimt, Joghurt, Öl und Cayennepfeffer zum Dip verrühren.
4. Form aus dem Ofen nehmen, Rösti mit dem Leichtsalz bestreuen und mit dem Apfeljoghurt auftischen. Dazu passt ein gemischter Blattsalat.

Zeit: 1 Std. 25 Min.
Pro Portion: 523 kcal, 26 g F, 53 g KH, 19 g E, 1770 mg NaCl, 708 mg Na, 1 540 mg K
Pro 100 g: 115 mg Na und 250 mg K

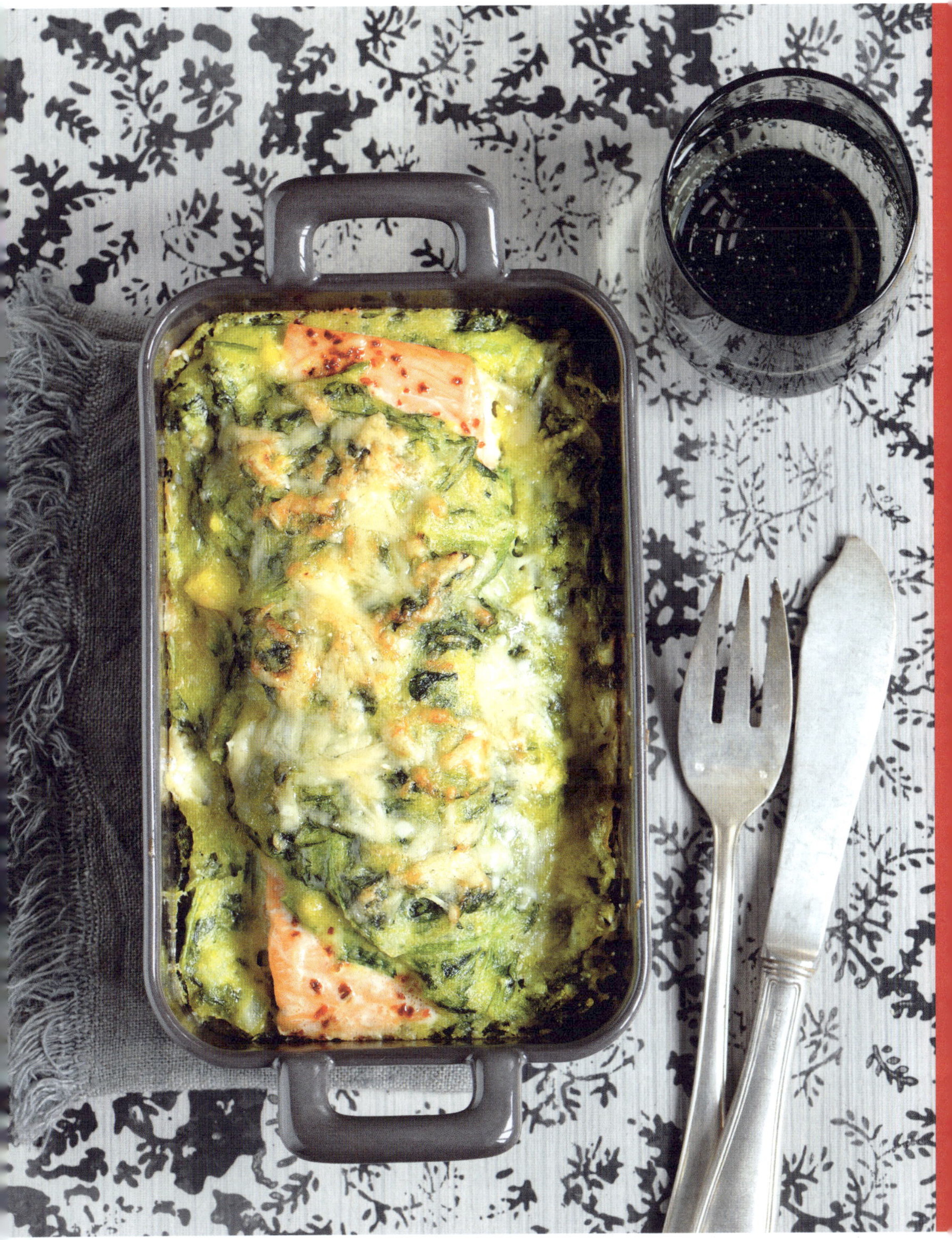

Hefeteigpizza

Für 6 Portionen (1 Blech)
Für den Teig:
400 g Weizenmehl Type 1050
1 Päckchen Trockenhefe
2 EL Olivenöl

Für den Belag:
2 Knoblauchzehen, 1 Bund Frühlingszwiebeln, 250 g geschälte ganze Tomaten (Dose)
je 1–2 EL Oregano, Rosmarin und Thymian (frisch oder getrocknet)
1 TL scharfe Chiliflocken
30 g grüne Oliven
400 g kleine Zucchini, 100 Cherrytomaten
50 g Pinienkerne, 100 g Bergkäse
1 Bund Basilikum
3 EL Olivenöl, 6 g 50 % Leichtsalz,
Pfeffer aus der Mühle

1. Das Mehl und die Trockenhefe mischen. 250 ml lauwarmes Wasser hinzufügen, verrühren und mit dem Olivenöl verkneten. So lange kneten, bis der Teig nicht mehr klebt. Den Teig mit etwas Mehl bestäuben und an einem warmen Ort ca. 30 Minuten zugedeckt gehen lassen.
2. Inzwischen Knoblauch schälen, fein hacken. Frühlingszwiebeln waschen, Welkes und Wurzeln abschneiden und die Zwiebeln bis nach oben in dünne Ringe schneiden. Die Tomaten gut abtropfen lassen, würfeln und mit Knoblauch, Zwiebeln, Kräutern und Chili mischen.
3. Die Oliven in Ringe schneiden. Zucchini waschen, putzen und in dünne Scheiben schneiden. Cherrytomaten waschen und mit einer Gabel mehrmals einstechen. Den Bergkäse grob reiben.
4. Backofen auf 200 °C vorheizen. Ein Backblech einfetten und mit etwas Mehl bestäuben. Den Teig auf das Blech geben und dünn ausrollen.
5. Den Hefeteig mit der Tomatensauce bestreichen und das Gemüse darauf gleichmäßig verteilen. Mit Pinienkernen und Bergkäse bestreuen. Die Pizza auf der untersten Schiene im Ofen 20–25 Minuten backen.
6. Basilikum waschen, gut trocken schütteln und die Blättchen von den Stielen zupfen. Wenn die Pizza aus dem Ofen kommt, Basilikumblätter darauf verteilen, mit Öl beträufeln und dem Leichtsalz bestreuen, mit Pfeffer übermahlen und warm servieren.

Varianten: Wer keine Dosentomaten mag oder bekommt, kann auch 250 g frische Tomaten verwenden.
Anstatt 6 g 50 % Leichtsalz zu verwenden, können Sie auch 3 g Speisesalz über die Pizza streuen. Das Basilikum können Sie durch 1 Bund Rucola ersetzen. Dieses dann waschen, trocken schütteln und entweder im Ganzen oder grob gehackt auf der Pizza verteilen.
Zeit: 1 Std. 10 Min.
Pro Portion: 487 kcal, 22 g F, 54 g KH, 18 g E, 907,5 mg NaCl, 363 mg Na, 641 mg K
Pro 100 g: 109 mg Na und 191 mg K

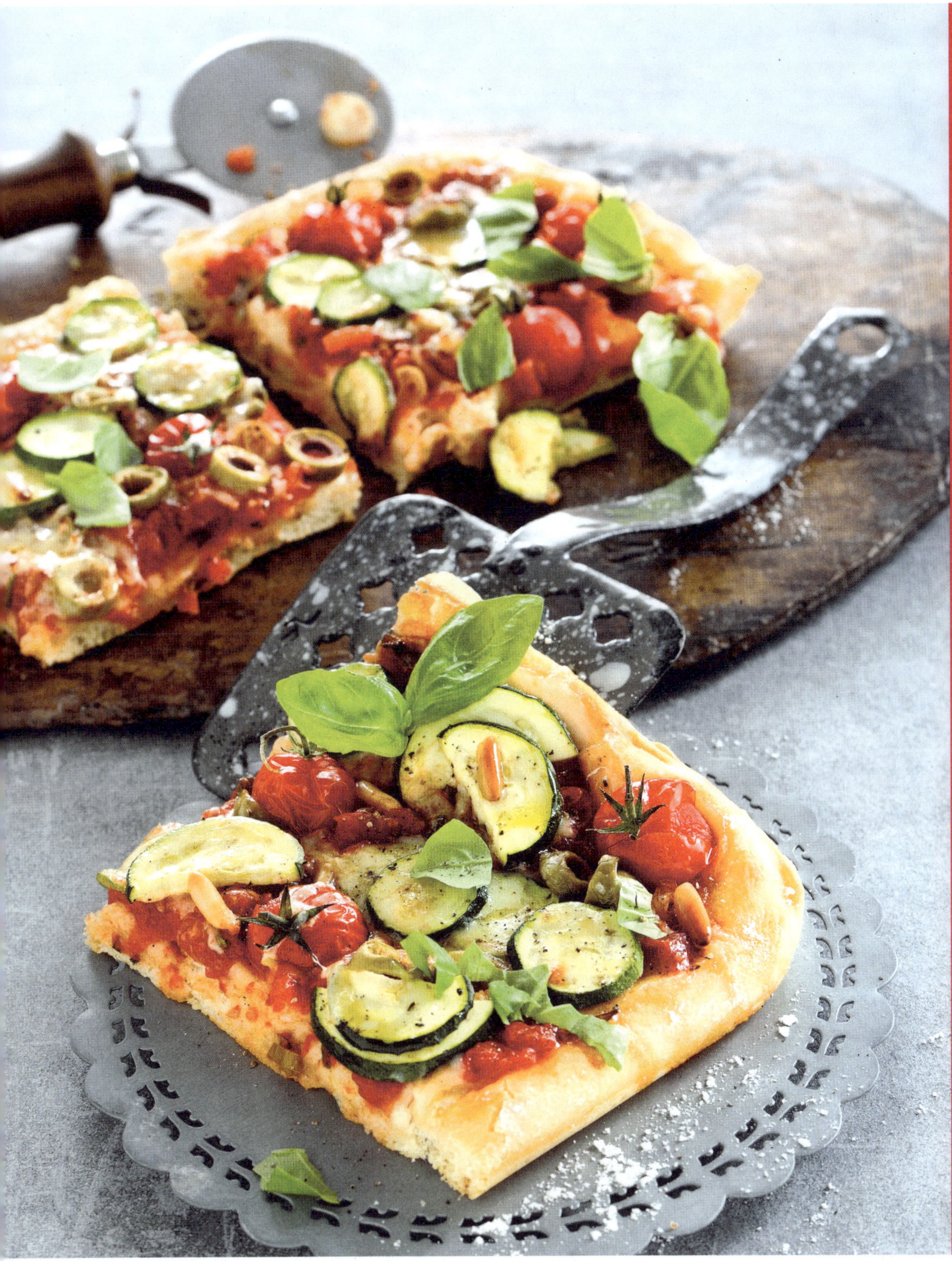

Pilzsauce

Für 4 Portionen
800 g Champignons
2 Zwiebeln, 1 Knoblauchzehe
1 EL Rapsöl
200 g Schweinehackfleisch
2 getrocknete Steinpilze
2 Lorbeerblätter
50 ml Madeira, 1 EL Sojasauce
1 Bund Petersilie
4 EL Schmand (30 % Fett)

1. Pilze putzen, entstielen und vierteln. Zwiebeln und Knoblauch schälen und grob hacken.
2. Das Öl in einer hohen beschichteten Pfanne erhitzen. Schweinehackfleisch zugeben und anbraten, bis das Fett austritt. Dann mit Zwiebeln und Knoblauch unter Rühren braten, bis es krümelig braun ist.
3. Die getrockneten Pilze klein hacken und mit den frischen Pilzen und den Lorbeerblättern zugeben. Alles etwa 10 Minuten offen schmoren. Dabei gelegentlich umrühren. Den Madeira, die Sojasauce und 100 ml Wasser dazugeben, ohne weitere Hitze 5 Minuten ziehen lassen.
4. Petersilie waschen, trocken schütteln und fein hacken. Lorbeerblätter entfernen. Die Pilzsauce mit Petersilie und Schmand abschmecken. Dazu passen Pellkartoffeln oder Polenta.

Variante: Wenn Sie keinen Madeira mögen, können Sie die Pilzsauce auch mit einem trockenen Rotwein verfeinern. Statt Schmand kann man die gleiche Menge Sojasahne verwenden.
Zeit: 35 Min.
Pro Portion: 252 kcal, 18 g F, 5 g KH, 15 g E, 567,5 mg NaCl, 227 mg Na, 767 mg K
Pro 100 g: 106 mg Na und 357 mg K

Vorrats-Tomatensauce

Für 8 Portionen
1 Bund Suppengemüse
2 Zwiebeln, 1 Knoblauchzehe
15 g Liebstöckel, 4 EL Rapsöl
250 g Rinderhackfleisch
1 EL Tomatenmark, 1 TL Salz (6 g)
2 große Dosen gehackte Tomaten (à 800 g)
2 Lorbeerblätter
1 TL Pul Biber (Chiliflocken)

1. Das Suppengemüse waschen und putzen. Sellerie, Karotten und Zwiebeln schälen und grob raspeln oder mit dem Messer hacken. Den Lauch in dünne Ringe schneiden. Die Petersilie und den Liebstöckel waschen, trocken schütteln und fein hacken. Den Knoblauch schälen.
2. Das Öl in einer großen beschichteten Pfanne erhitzen. Rinderhackfleisch dazugeben und so lange braten, bis es krümelig braun ist. Sellerie, Karotten, Zwiebeln, Lauch, Tomatenmark und Salz zugeben und anbraten. Lorbeerblätter und Liebstöckel ebenfalls zugeben. Knoblauch dazupressen und zugedeckt etwa 15 Minuten schmoren, bis es beginnt anzusetzen. Dann ohne Deckel unter Rühren ca. 5–6 Minuten rösten, bis es bräunlich wird.
3. Das Gemüse mit den Tomaten in einem Topf mit Spritzschutz ohne Deckel etwa 10 Minuten weiter kochen, bis sie dicklich wird. Lorbeerblätter entfernen und die Petersilie und den Pul Biber zugeben.

Zeit: 50 Min.
Pro Portion: 188 kcal, 11 g F, 11 g KH, 10 g E, 920 mg NaCl, 368 mg Na, 755 mg K
Pro 100 g: 111 mg Na und 228 mg K

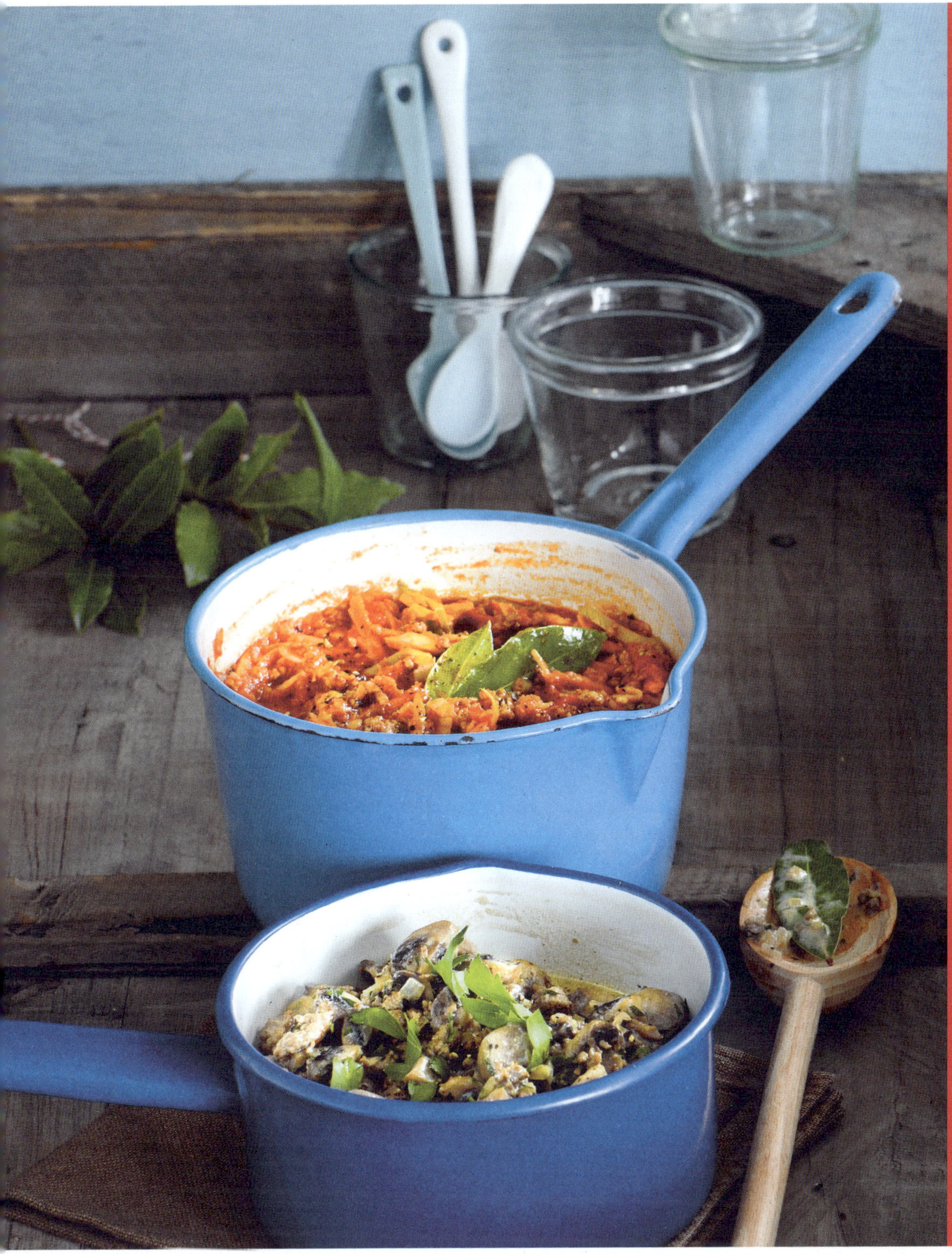

Ofenkartoffeln

Für 4 Portionen
800 g vorw. festkochende Kartoffeln
3 Stiele Rosmarin
4 EL Rapsöl
2 TL rosenscharfes Paprikapulver
1 frische Knoblauchknolle
4 g 50 % Leichtsalz

1. Die Kartoffeln gründlich unter fließendem Wasser waschen und abbürsten und je nach Größe vierteln oder achteln.
2. Den Rosmarin waschen, trocken schütteln und die Nadeln von den Stielen ziehen. Knoblauchzehen voneinander trennen. Den Ofen auf 180 °C (Umluft) vorheizen.
3. Das Öl mit dem Paprikapulver und den Rosmarinnadeln in einer großen Schüssel mischen. Die Kartoffelspalten hinzugeben und darin wenden. Ein Backblech mit Backpapier auslegen und die marinierten Kartoffelspalten mit der Schnittseite darauflegen. Die Knoblauchzehen dazwischen verteilen. Alles im Ofen für 20–25 Minuten knusprig braun backen.

Varianten: Backen Sie statt Knoblauchzehen zum Beispiel Spalten von 2 geschälten Zwiebeln oder 1–2 roten Paprikaschoten mit. Zum Hauptgericht wird es, wenn Sie mit Chili oder Paprikapulver eingeriebene Hühnerbeine (ca. 1 kg) mitgaren. Dann liegt der Natriumgehalt bei 93,4 mg pro 100 g. Oder legen Sie einfach etwas mehr Kartoffeln aufs Blech und genießen Sie diese mit einem der im Buch beschriebenen Dips.
Zeit: 50 Min.
Pro Portion: 261 kcal, 12 g F, 33 g KH, 4 g E, 505 mg NaCl, 202 mg Na, 793 mg K
Pro 100 g: 91,7 mg Na und 360 mg K

Kartoffel-Sellerie-Püree

Für 4 Portionen
500 g Knollensellerie
500 g mehlig kochende Kartoffeln
2 Zweige Rosmarin
100 g Crème fraîche
½ TL 50 % Leichtsalz (3 g)
Pfeffer, Muskat
60 g Semmelbrösel
30 g Butter

1. Den Sellerie schälen, waschen und grob zerkleinern. Die Kartoffeln waschen, schälen und ebenfalls grob klein schneiden. Den Rosmarin waschen und trocken schütteln. Von einem Zweig die Nadeln abziehen und fein hacken.
2. Sellerie, Kartoffeln und 1 Zweig Rosmarin in einem Topf mit wenig Wasser etwa 20 Minuten zugedeckt garen. Dann den Rosmarinzweig entfernen und alles mit einem Kartoffelstampfer fein zermusen. Die Crème fraîche dazugeben, verrühren und mit Salz, Pfeffer und Muskat abschmecken.
3. Inzwischen die Butter in einer Pfanne langsam schmelzen lassen. Die gehackten Rosmarinnadeln und die Semmelbrösel hinzugeben und goldbraun braten. Die Buttermischung über dem Püree verteilen und servieren. Dazu passt kurz gebratenes Fleisch.

Varianten: Wer mag, kann den Rosmarin gegen Salbei oder Majoran austauschen.
Zeit: 40 Min.
Pro Portion: 259 kcal, 14 g F, 28 g KH, 6 g E, 842,5 mg NaCl, 337 mg Na, 814 mg K
Pro 100 g: 113 mg Na und 273 mg K

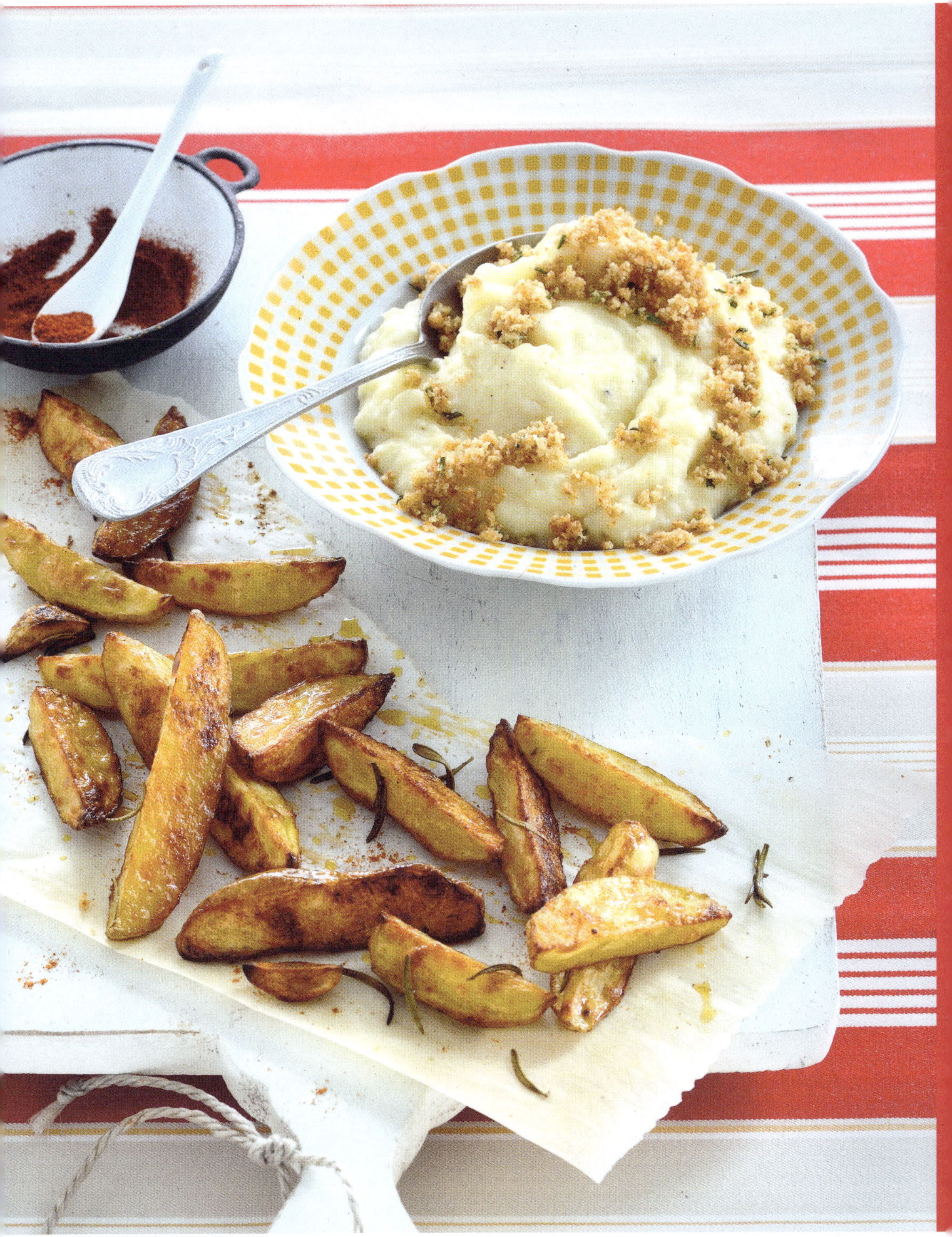

Kräuterspätzle

Für 4 Portionen
50 g gemischte Kräuter (z. B. Petersilie, Liebstöckel, Bohnenkraut, Oregano, Basilikum, Rucola)
50 g Hartweizengrieß
200 g Weizenmehl Type 1050
3 Eier
ca. 100 ml Wasser
1 g Salz, 1–2 EL Butter
1 TL grüne Kräuter-Gewürzmischung

1. Die Kräuter waschen, trocken schütteln und die Blättchen von den Stielen streifen. Im Blitzhacker fein hacken.
2. Grieß und Mehl in eine Schüssel sieben. Die Eier aufschlagen und mit dem Kräutermus dazugeben. Alles gut verrühren. Nun das Wasser zugeben, sodass ein zähflüssiger Teig entsteht.
3. Reichlich Wasser in einem großen Topf zum Kochen bringen. Einen Spätzlehobel (oder eine Kartoffelpresse) über den Topf stellen. Den Teig nach und nach einfüllen und durchhobeln oder pressen. Sobald die Spätzle im kochenden Wasser nach oben steigen, mit einer Schaumkelle herausnehmen, kurz abtropfen lassen und in eine Schüssel geben.
4. Die Spätzle mit den Butterflöckchen, dem Salz und dem Kräutergewürz mischen und auftischen.

Tipp: Wenn Sie keinen Spätzlehobel haben, sondern eine Presse oder die Spätzle vom Brett schaben möchten, dann nur wenig bis gar kein Wasser zugeben, damit der Teig fester ist.
Zeit: 20 Min.
Pro Portion: 333 kcal, 12 g F, 44 g KH, 13 g E, 418 mg NaCl, 167 mg Na, 262 mg K
Pro 100 g: 109 mg Na und 171 mg K

Polenta mit Zuckermais

Für 4 Portionen
2 Maiskolben (ca. 450 g)
2 Würfel salzarme Gemüsebrühe
200 g Polentagrieß
Cayennepfeffer oder Pul Biber
1 TL Curcuma, 1/3 TL Salz (2 g)
200 ml Milch (3,5 % Fett)
1 Handvoll Salbeiblätter
1 EL Butter
1 EL Olivenöl

1. Maiskolben von Außenblättern und Fäden befreien, waschen und die Körner mit einem scharfen Messer von den Kolben schneiden. Dazu auf ein Brett stellen und Partie für Partie nahe am Stiel schneiden.
2. 400 ml Wasser mit den Brühwürfeln in einem Topf erhitzen. Maisgrieß einrieseln lassen. Cayennepfeffer, Kurkuma und Salz zugeben und aufkochen lassen. Dann die Milch und den Zuckermais unterrühren. Bei kleiner Hitze etwa 5–10 Minuten quellen lassen.
3. Inzwischen die Salbeiblätter waschen und mit Küchenpapier trocken tupfen. Die Butter mit dem Öl in einer Pfanne erhitzen und die Blätter darin knusprig braten. Auf der Polenta anrichten. Passt zu Kurzgebratenem oder Gemüseragouts.

Tipp: Außerhalb der Saison können Sie statt der Maiskolben auch 200 g Mais aus der Dose nehmen – dann das Salz komplett weglassen.
Zeit: 25 Min.
Pro Portion: 306 kcal, 9 g F, 47 g KH, 8 g E, 880 mg NaCl, 352 mg Na, 236 mg K
Pro 100 g: 107 mg Na und 71,8 mg K

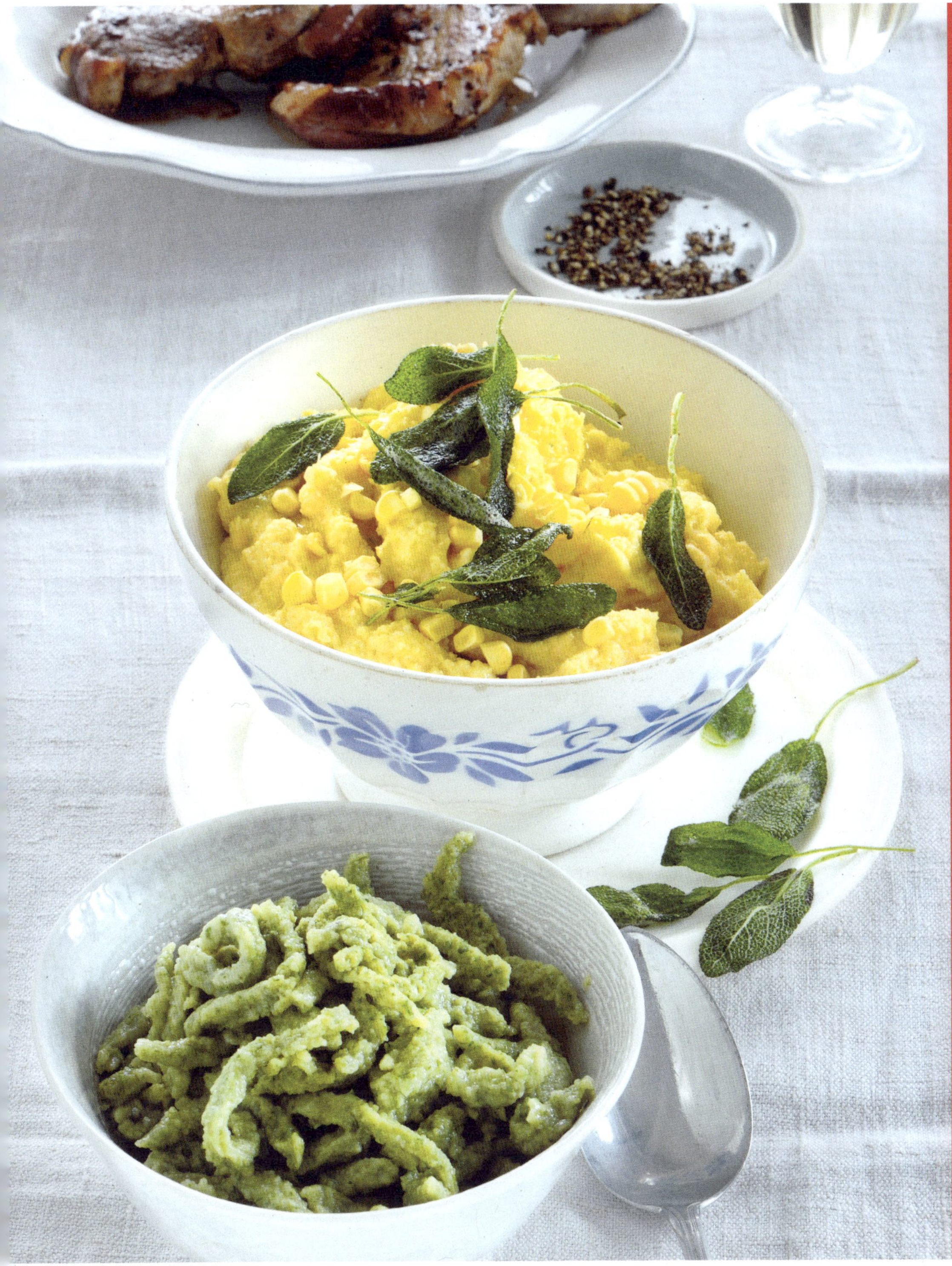

Paprikareis

Für 4 Portionen
1 rote Paprika, 1 grüne Paprika
1 kleine Zwiebel
2 EL Rapsöl
2 TL Paprikapulver edelsüß
½ TL scharfes Paprikapulver
300 g Parboiled Reis
1 Lorbeerblatt, 2 EL Sojasauce
Pfeffer

1. Paprikaschoten waschen, Kerne und Stielansatz entfernen und die Schoten fein würfeln. Zwiebel schälen und ebenfalls fein würfeln.
2. Das Rapsöl in einem Topf erhitzen. Paprikapulver, Zwiebel- und Paprikawürfel hineingeben und für 2 Minuten rösten.
3. Reis hinzufügen und die Körner in 2 Minuten glasig dünsten. Dann 500 ml Wasser dazugießen, Lorbeerblatt zugeben und alles einmal aufkochen lassen. Zugedeckt bei schwacher Hitze 10 Minuten garen.
4. Zum Schluss mit Sojasauce und Pfeffer würzen. Passt zu allen Gerichten mit Sauce!

Tipp: Wem Sojasauce für diese Beilage zu intensiv oder zu dunkel ist, der kann auch mit ½ TL (3 g) Speisesalz würzen. Dann sind es 102 mg Natrium auf 100 g.
Zeit: 25 Min.
Pro Portion: 349 kcal, 7 g F, 64 g KH, 7 g E, 885 mg NaCl, 354 mg Na, 352 mg K
Pro 100 g: 118 mg Na und 118 mg K

Kräutercouscous

Für 4 Portionen
300 g Couscous (Instant)
1 Würfel salzarme Gemüsebrühe
1 Bund gemischte Mittelmeerkräuter (Rosmarin, Salbei, Thymian, Basilikum)
2 EL Olivenöl
2 Frühlingszwiebeln
1 Knoblauchzehe
1 EL kleine Kapern
Cayennepfeffer

1. Couscous in eine Schüssel geben. Den Brühwürfel in 550 ml heißem Wasser auflösen, den Couscous damit bedecken, ziehen lassen.
2. Kräuter waschen, trocken schütteln, von den Stielen streifen und fein hacken. Im Öl kurz anrösten.
3. Frühlingszwiebeln waschen, Wurzeln abschneiden und die Zwiebeln bis ganz nach oben in feine Ringe schneiden. Knoblauch schälen.
4. Couscous mit einer Gabel auflockern. Geröstete Kräuter und Frühlingszwiebeln hinzufügen. Knoblauch durch eine Knoblauchpresse dazupressen. Kapern und 3 EL Kapernsud dazugeben und alles mit Cayennepfeffer abschmecken.

Varianten: Sie können die Kapern und den Kapernsud auch durch 2 g Salz oder 4 g 50 % Leichtsalz ersetzen. Statt Couscous passen auch Bulgur, Zartweizen oder Instant-Getreidegrütze. Mit Hirse verdoppelt sich die Garzeit.
Zeit: 30 Min.
Pro Portion: 324 kcal, 8 g F, 54 g KH, 9 g E, 680 mg NaCl, 272 mg Na, 293 mg K
Pro 100 g: 108 mg Na und 116 mg K

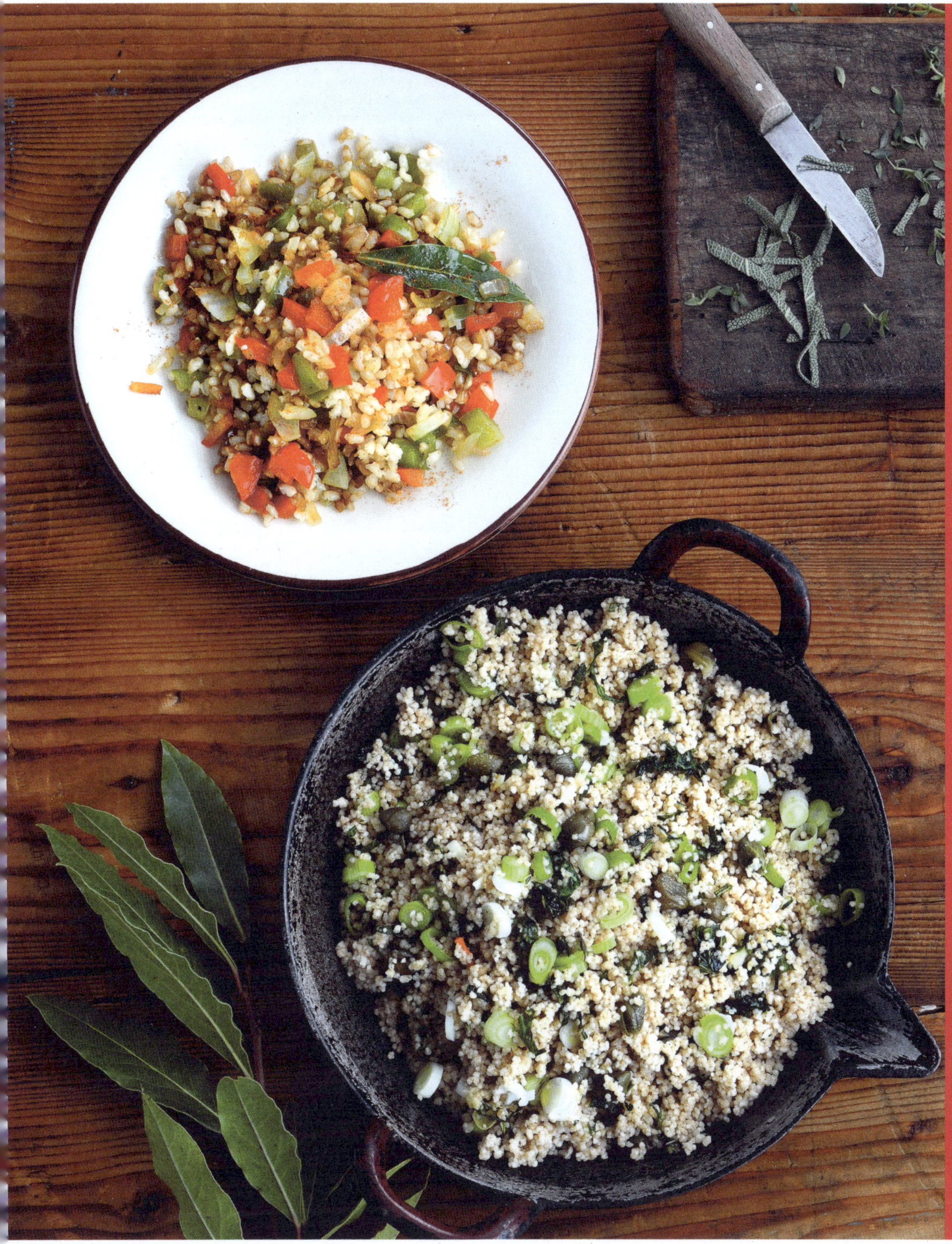

Palatschinken

Für 4 Portionen
2 Eier (L), 120 g Mehl, 230 ml Milch (1,5 % Fett), 1 Prise Salz (1 g)
250 g Magerquark
40 g Puderzucker, 1 EL Zitronensaft
etwas abgeriebene Zitronenschale
2–3 EL weiche Rosinen
ein Schuss Mineralwasser mit Kohlensäure
25 g Butter
150 g saure Sahne 10 %
Butter für die Form

1. Ein Ei verquirlen. Nun immer im Wechsel Mehl und 200 ml Milch zugeben, glatt rühren, bis ein geschmeidiger Teig entsteht. Mit Salz würzen und mindestens 15 Minuten ruhen lassen.
2. Inzwischen Quark mit übrige Ei und Puderzucker cremig schlagen. Zitronensaft und -schale sowie Rosinen unterziehen und kühl stellen.
3. Den vorbereiteten Teig mit dem Mineralwasser aufschäumen. Etwas Butter in einer beschichteten Pfanne zerlassen. Eine Kelle Teig hineingeben, gleichmäßig darin verteilen und zugedeckt 1–2 Minuten backen. Wenden, mit Deckel in 2 Minuten fertig backen. 6–7 weitere Palatschinken auf die gleiche Weise backen.
4. Backofen auf 180 °C vorheizen. Eine kleine Auflaufform (30 x 22 cm) einfetten. Palatschinken mit der Quarkfüllung bestreichen, aufrollen und nebeneinander einschichten.
5. Saure Sahne mit übriger Milch glatt rühren, darüber verteilen. Im heißen Backofen 15–20 Minuten überbacken.

Zeit: 1 Std. 20 Min.
Pro Portion: 403 kcal, 17 g F, 43 g KH, 18 g E, 535 mg NaCl, 214 mg Na, 352 mg K
Pro 100 g: 86,8 mg Na und 142 mg K

Nuss-Grieß-Gratin mit Aprikosen

Für 4 Portionen
600 ml Milch (1,5 % Fett)
100 g Grieß (möglichst Vollkorn)
1 Stück Zimtstange
700 g Aprikosen
20–22 Stück Würfelzucker (66 g)
3 Eier
1 Pck. Vanillezucker, 40 g Zucker
2 EL Butter
50 g geriebene Walnüsse
Puderzucker

1. Milch mit dem Grieß und der Zimtstange in einem Topf verrühren und in etwa 5 Minuten zu einem dicken Brei kochen, abkühlen lassen.
2. Aprikosen waschen, aufschneiden und den Kern durch ein Zuckerstück ersetzen.
3. Die Eier trennen. Eigelbe mit Vanillezucker, Zucker und der Butter cremig schlagen. Die Walnüsse und den abgekühlten Grießbrei unterziehen. Eiweiß steif schlagen und ebenfalls unterheben.
4. Den Backofen auf 180 °C vorheizen. Eine flache Auflaufform (ø ca. 27 cm) einfetten, Grießmasse darin verteilen. Die Aprikosen hineindrücken und im heißen Backofen (Ober-/Unterhitze) ca. 30 Minuten backen. Mit Puderzucker bestäubt servieren.

Variante: Außerhalb der Saison Aprikosen aus der Dose oder eingeweichte Trockenaprikosen verwenden – dann die Zuckerstückchen weglassen. Schmeckt auch mit Kirschen, Pflaumen oder Mango. Sind die Früchte selbst sehr süß, die Zuckermenge im Teig verringern!
Zeit: 25 Min. + 30 Min. Backzeit
Pro Portion: 555 kcal, 22 g F, 71 g KH, 17 g E, 347,5 mg NaCl, 139 mg Na, 874 mg K
Pro 100 g: 31 mg Na und 197 mg K

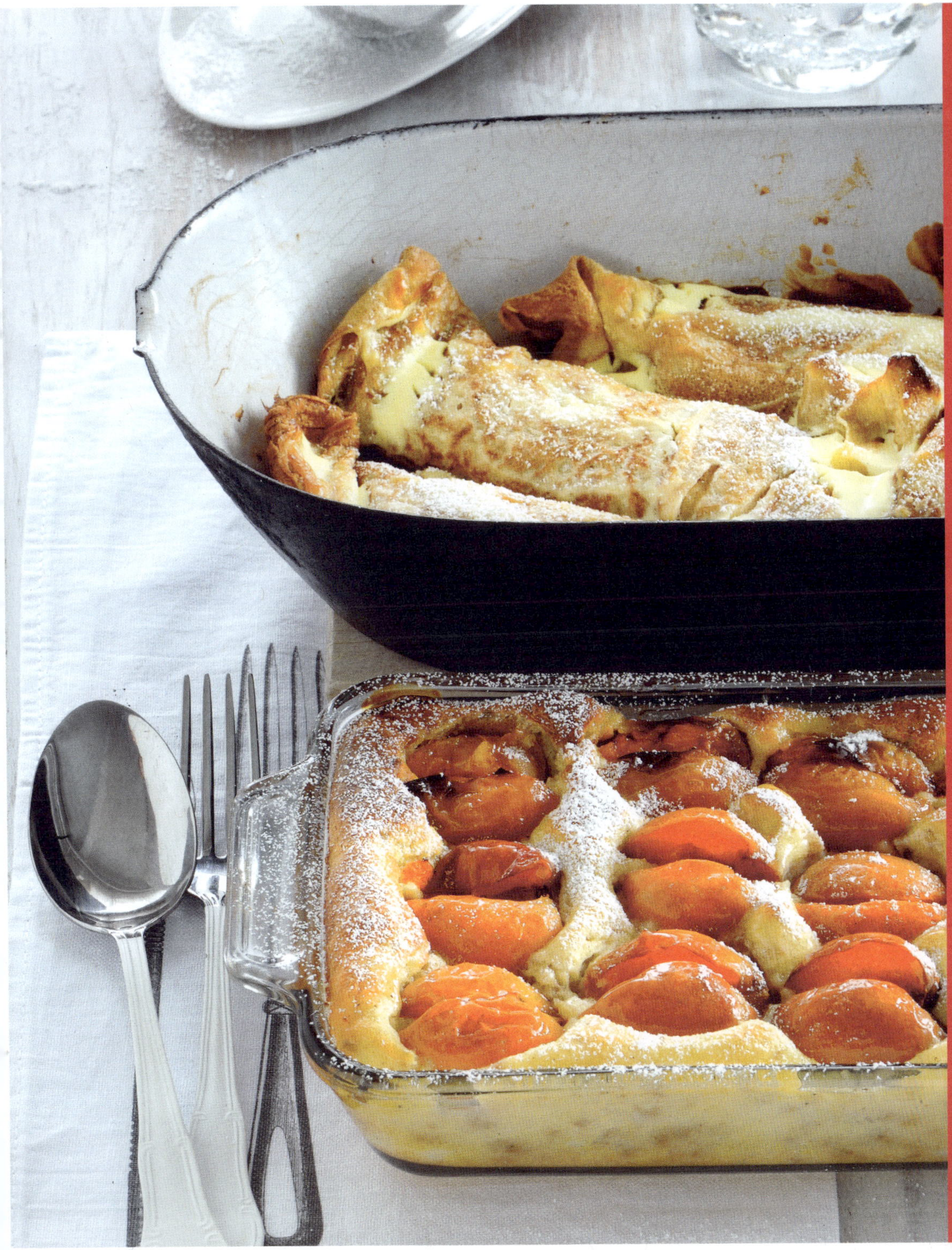

Mandel-Kirsch-Milchreis mit Schokolade

Für 4 Portionen
30 g geschälte Mandeln
1 TL Butter
150 g Milchreis
500 ml Milch (3,5 % Fett)
2 EL Zucker, 2 Pck. Vanillezucker
100 g süße Sahne
1 Prise Salz (1 g)
1 Glas Schattenmorellen (netto ca. 350 g)
20 g Schokoraspeln (Zartbitter)

1. Die Mandeln mit einem Messer grob hacken. Butter in einem Topf erhitzen und den Reis zusammen mit den gehackten Mandeln 1 Minute anschwitzen. Mit 500 ml Wasser ablöschen und 10 Minuten offen, bei mittlerer Hitze kochen, bis das Wasser vom Reis aufgenommen wurde.
2. Die Milch erwärmen und dazugießen. Alles bei kleiner Hitze 15 Minuten köcheln lassen. Zwischendurch immer wieder umrühren. Anschließend ohne Hitze zugedeckt noch 5 Minuten ziehen lassen.
3. Nach dem Kochen den Zucker mit dem Vanillezucker, der Sahne und der Prise Salz unterrühren. Die Schattenmorellen abgießen und im Wechsel mit dem Reis in eine Schüssel schichten. Vollständig abkühlen lassen.
4. Vor dem Servieren den Reis mit den Schokoraspeln garnieren.

Tipp: Schmeckt auch warm sehr gut. Dann vor dem Einschichten die Kirschen erhitzen oder die fertige Speise in der Mikrowelle einige Minuten erwärmen. Wer keinen Milchreis zur Hand hat, kann auch Risottoreis für dieses Gericht verwenden.
Zeit: 45 Min.
Pro Portion: 457 kcal, 14 g F, 71 g KH, 11 g E, 437,5 mg NaCl, 175 mg Na, 483 mg K
Pro 100 g: 41 mg Na und 113 mg K

Zwetschgenknödel

Für 4 Portionen
450 g mehligkochende Kartoffeln
ca. 200 g Mehl Type 1050
60 g Butter, 1 Ei
12 kleine Zwetschgen (ca. 600 g)
80 g Semmelbrösel
30 g Zucker

1. Die Kartoffeln mit Schale in wenig Wasser in 15–20 Minuten weich kochen. Dann pellen und noch heiß durch eine Kartoffelpresse drücken. Abkühlen lassen und mit Mehl, 1 EL Butter und dem Ei kurz zu einem geschmeidigen Teig kneten. Zu einer Rolle formen und in 12 gleich große Stücke teilen.
2. Zwetschgen waschen. Die Teigstücke möglichst flach drücken und je eine Zwetschge damit umwickeln. Mit den Händen zu gleich großen Kugeln formen.
3. Wasser in einem großen Topf zum Kochen bringen. Die Knödel hineingeben und ca. 10 Minuten bei niedriger Stufe ziehen lassen. Wenn die Knödel an der Oberfläche schwimmen, mit einer Schaumkelle herausheben.
4. Inzwischen die restliche Butter in einer Pfanne schmelzen. Semmelbrösel und Zucker hineingeben und goldbraun anrösten. Nun die Knödel hineingeben und rundherum für 1–2 Minuten schwenken.

Tipp: Statt den Zucker zu Butter und Semmelbröseln zu geben, können Sie ihn mit etwas Zimt mischen und extra reichen. Dazu passt zusätzlich Schmand.
Zeit: 50 Min.
Pro Portion: 550 kcal, 15 g F, 87 g KH, 13 g E, 275 mg NaCl, 110 mg Na, 941 mg K
Pro 100 g: 29,7 mg Na und 254 mg K

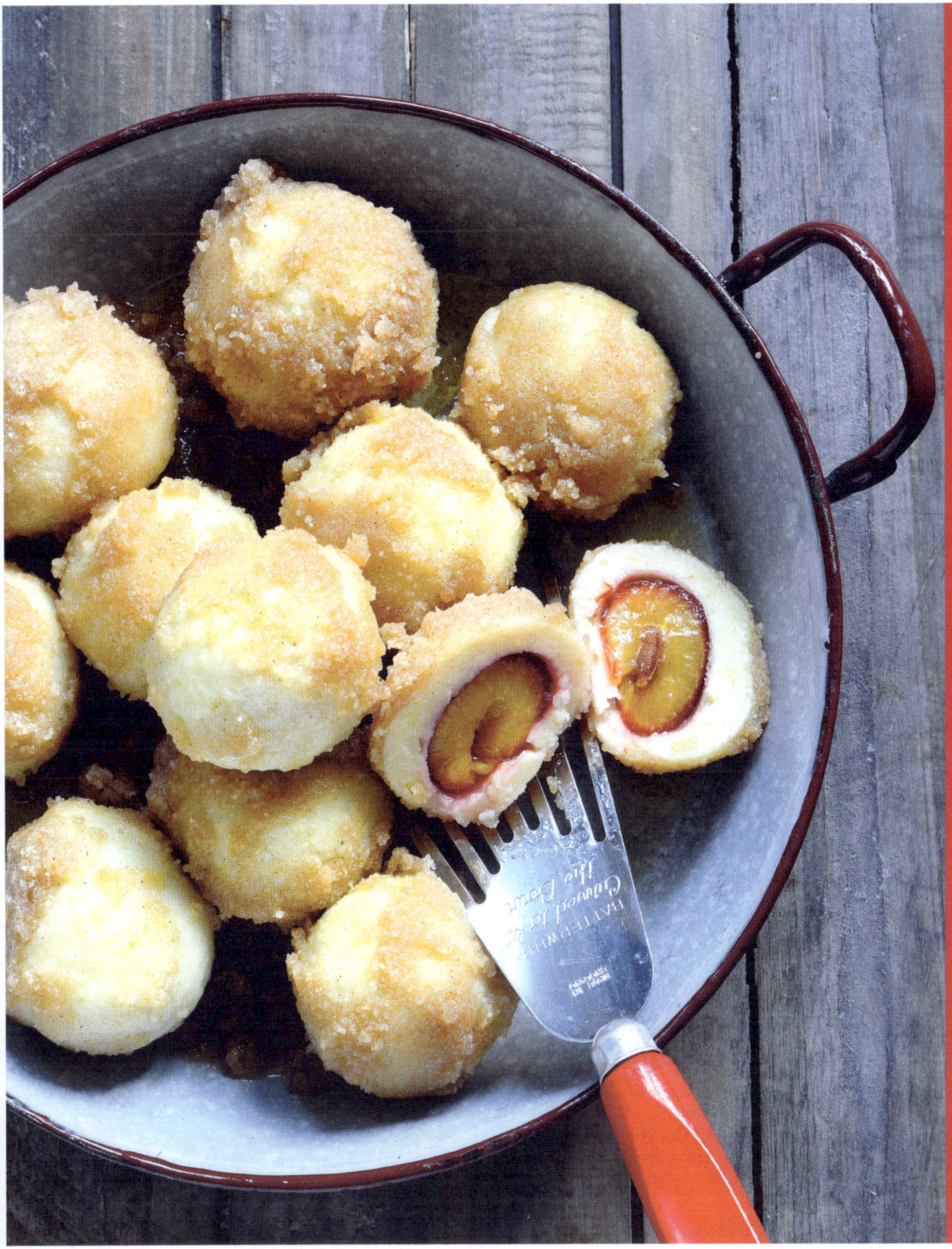

Krümelreis mit Trauben

Für 4 Portionen
150 g Milchreis
600 ml Milch (1,5 % Fett)
50 g gehackte Walnüsse
500 g kernlose Trauben (weiß oder rot)
4 Eier, 40 g Honig
1 Pck. Vanillezucker
2–3 TL Butter, 2–3 TL Rapsöl
Puderzucker

1. Den Reis mit der Milch in einem Topf aufkochen und bei geringer Hitze 20 Minuten quellen lassen, dabei ab und zu umrühren.
2. Inzwischen die Walnüsse in einer beschichteten Pfanne ohne Fett rösten, bis sie duften. Trauben waschen und von den Stielen streifen. Größere halbieren. Mit den Walnüssen unter den Reis mischen, leicht abkühlen lassen.
3. Die Eier mit Honig und Vanillezucker verrühren und mit dem Reis vermischen. 1 TL Butter und 1 TL Öl in einer großen, beschichteten Pfanne erhitzen. Die Hälfte des Teiges von beiden Seiten goldgelb ausbacken. Wenn nötig, noch etwas Fett zugeben. Mit der anderen Teighälfte ebenso verfahren, zum Schluss den ersten Teigfladen noch mal miterwärmen. Die beiden Teigfladen grob mit einer Gabel zerrupfen und mit Puderzucker bestäubt servieren.

Zeit: 45 Min.
Pro Portion: 542 kcal, 22 g F, 68 g KH, 18 g E, 402,5 mg NaCl, 161 mg Na, 671 mg K
Pro 100 g: 40 mg Na und 167 mg K

Kartoffel-Quark-Plätzchen

Für 4 Portionen
700 g mehligkochende Kartoffeln
3 große Äpfel (z. B. Topas, Jonagold)
3 EL Rapsöl
100 ml naturtrüber Apfelsaft
4 EL Zucker, 1 TL Zimt
50 g Vollkorngrieß
50–100 g Mehl Type 1050
150 g Magerquark, 2 Eier
2 EL Butterschmalz

1. Die Kartoffeln waschen und in wenig Wasser in etwa 30–35 Minuten gar kochen oder dämpfen.
2. Äpfel waschen, vierteln, entkernen und grob würfeln. 1 EL Öl in einem Topf erhitzen, Apfelstücke zugedeckt 3 Minuten schmoren. Apfelsaft zufügen und weitere 3 Minuten leicht kochen lassen. Beiseitestellen.
3. Kartoffeln abschrecken, pellen und heiß durch eine Kartoffelpresse drücken. Gut ausdampfen lassen.
4. Zucker und Zimt mischen. Grieß, 50 g Mehl und 1 EL Zimtzucker über den Kartoffelschnee streuen und mit einer Gabel mischen. Quark und Eier verquirlen, rasch mit den anderen Zutaten zu einem lockeren Teig verarbeiten. Nach Bedarf noch mehr Mehl einarbeiten. Nicht zu sehr kneten und lange stehen lassen – der Teig wird sonst klitschig.
5. 12 Puffer formen. In einer beschichteten Pfanne in dem restlichen Öl und Butterschmalz von beiden Seiten bei mittlerer Hitze 4–5 Minuten knusprig ausbacken. Mit Zimtzucker und Apfelmus servieren.

Zeit: 55 Min.
Pro Portion: 605 kcal, 20 g F, 88 g KH, 16 g E, 166,25 mg NaCl, 66,5 mg Na, 997 mg K
Pro 100 g: 13,8 mg Na und 207 mg K

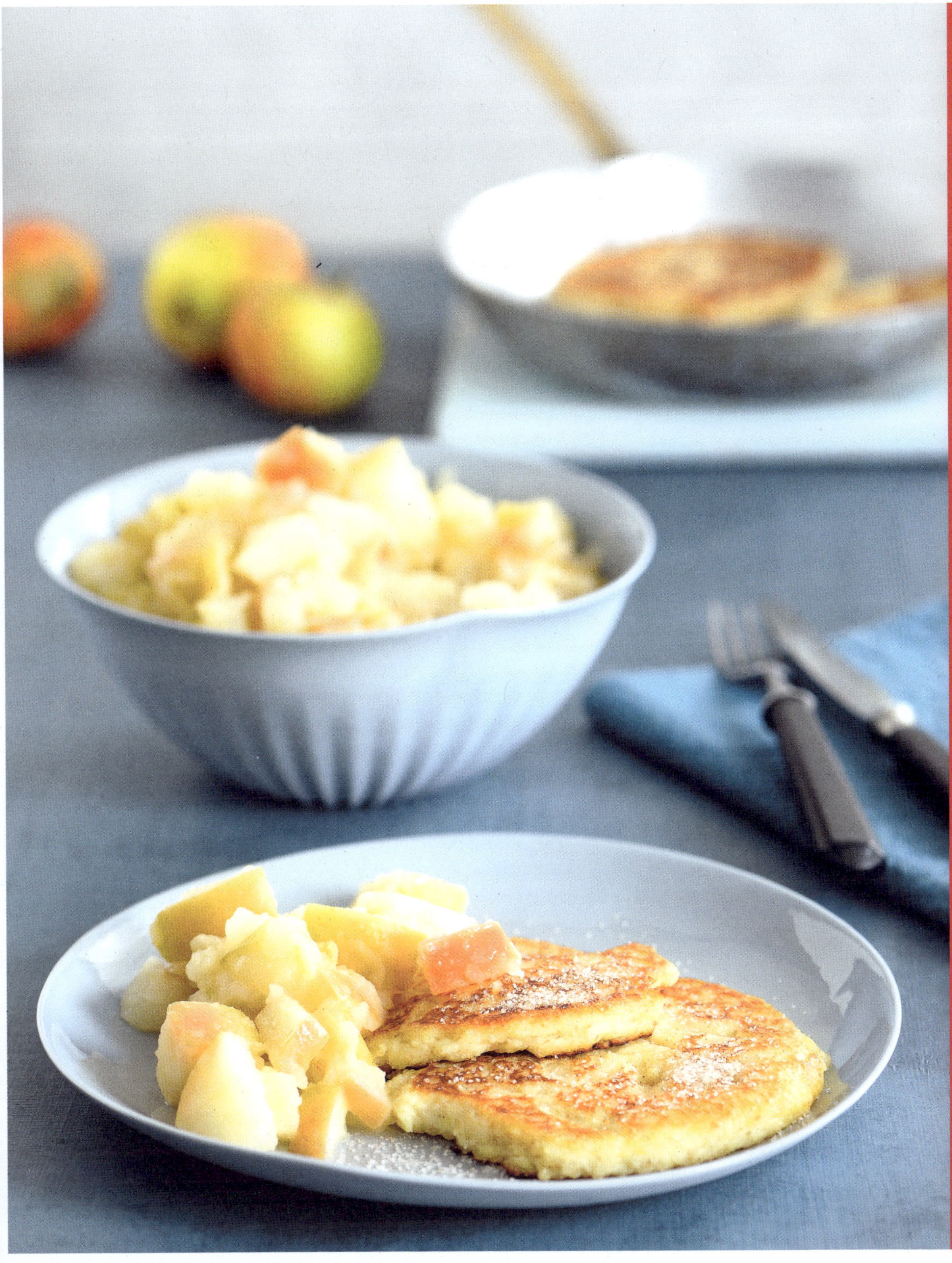

Schweinekrustenbraten

Für 6 Portionen
1,5 kg Schweineschulter mit Schwarte
1 TL Salz (6 g)
1 TL schwarzer Pfeffer
2 Zwiebeln, 2 Knoblauchzehen
1 Bund Suppengrün
1 säuerlicher Apfel (z. B. Boskop)
2 Lorbeerblätter
2 Nelken, 2 TL Kümmel
500 ml helles Weizenbier
1,2 kg festkochende Kartoffeln
1 EL Sojasauce

1. Auf ein tiefes Backblech 500 ml Wasser gießen, in den Backofen schieben und auf 220 °C vorheizen. Die Fleischschwarte mit einem sehr scharfen Messer kreuzweise einschneiden und rundum mit Salz und Pfeffer einreiben. Den Braten mit der Schwarte auf das Backblech legen und 30 Minuten braten.

2. Inzwischen die Zwiebeln und den Knoblauch schälen. Das Suppengrün waschen, putzen, wenn nötig schälen und alles mit den Zwiebeln in grobe Würfel schneiden, den Knoblauch halbieren. Den Apfel ebenfalls waschen und in Spalten schneiden, Kerngehäuse dabei entfernen. Die Petersilie vom Suppengrün waschen, trocken schütteln und fein hacken.

3. Den Schweinebraten wenden, mit dem Gemüse, Apfel und den Gewürzen umlegen und die Hitze auf 200 °C reduzieren. Wenn das Wasser verschmort ist, das Gemüse etwas anbraten lassen. Sobald es bräunt, den Braten mit etwas Bier begießen. Insgesamt weitere 45 Minuten braten und nach und nach mit dem restlichen Bier übergießen. Inzwischen die Kartoffeln schälen, halbieren oder vierteln.

4. Die Kartoffeln um den Braten verteilen und weitere 45 Minuten braten, bis die Kartoffeln gar sind. Mit Alufolie abdecken, wenn der Braten zu dunkel wird, und die Kruste immer wieder mit dem Bratensud beträufeln. Dann den Braten herausheben und in Scheiben schneiden. Kartoffeln und Gemüse mit Sojasauce abschmecken und mit der Petersilie bestreuen.

Tipp: Fette Braten am besten mit Wasser ansetzen – das Fett hält den Braten saftig. Magere Braten werden dadurch zu trocken: lieber in etwas Öl anbraten. Starkes Bräunen in Öl oder Schmalz bildet viele Röststoffe und macht Schmorgerichte sehr schmackhaft.

Zeit: 2 Std. 15 Min.

Pro Portion: 748 kcal, 42 g F, 42 g KH, 50 g E, 1 845 mg NaCl, 738 mg Na, 1 880 mg K
Pro 100 g: 119 mg Na und 303 mg K

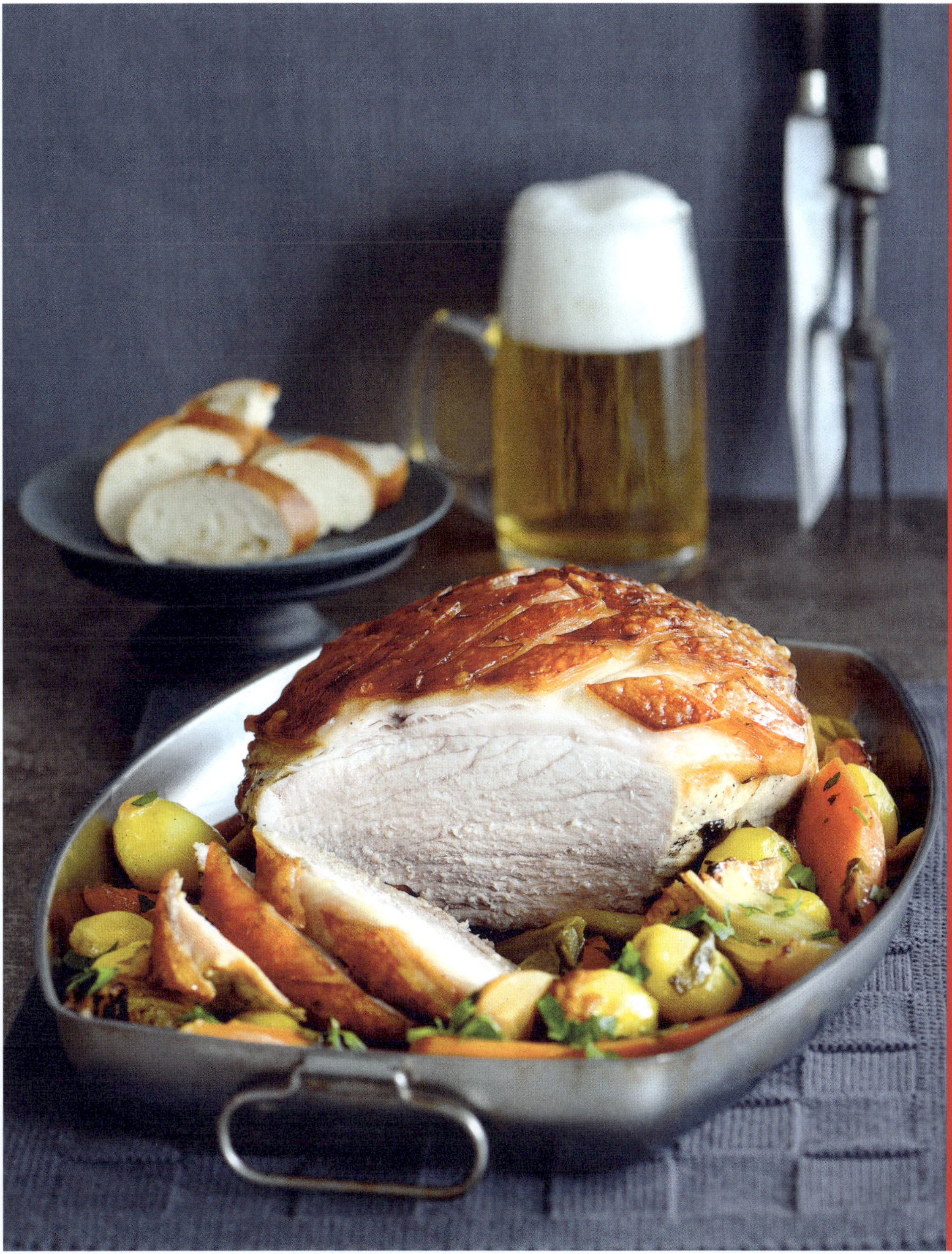

Saltimbocca

Für 4 Portionen
8 dünne Kalbsschnitzel (ca. 650 g)
16 Blätter Basilikum
4 Scheiben Parmaschinken
4 Zwiebeln, 2 rote Paprika
3 EL Rapsöl
1 Glas Rotwein (120 ml)
2 TL Sojasauce, 2 EL Sojasahne

1. Kalbsschnitzel mit Küchenkrepp abtupfen und bei Bedarf mit einem Fleischklopfer noch etwas dünner klopfen. Basilikumblätter waschen und trocken schütteln.
2. Auf die Kalbsschnitzel jeweils eine halbe Scheibe Parmaschinken legen und 2 Blätter Basilikum. Alles mit einem kleinen Holzspieß fixieren.
3. Zwiebeln schälen, halbieren und in dünne Scheiben schneiden. Paprika waschen, halbieren, Stielansatz und Kerne entfernen und in dünne Streifen schneiden.
4. Das Öl in einer großen beschichteten Pfanne erhitzen und die Schnitzel von jeder Seite 2–3 Minuten braten. Herausnehmen und warm halten. In dem Bratensud die Zwiebeln und die Paprika 5 Minuten schmoren und anschließend mit dem Rotwein ablöschen. Für 10 Minuten zugedeckt köcheln lassen, bei Bedarf noch etwas Wasser zugeben. Das Gemüse mit der Sojasauce und Sojasahne abschmecken und mit den zarten Saltimbocca servieren.

Zeit: 55 Min.
Pro Portion: 357 kcal, 17 g F, 8 g KH, 40 g E, 1 220 mg NaCl, 488 mg Na, 949 mg K
Pro 100 g: 119 mg Na und 231 mg K

Rinderrouladen

Für 4 Portionen
4 Rinderrouladen (je ca. 120 g)
schwarzer Pfeffer, 2 TL scharfer Senf
2 Stangen Lauch (ca. 500 g)
250 ml milder Weißwein
4 dünne Scheiben fetter, ungesalzener Speck, 2 EL Rapsöl
Pul Biber, geriebene Muskatnuss
1 EL Mehl, 4 EL Sahne
1 EL Sojasauce (= 1,8 g Salz)

1. Rouladen etwas plattieren. Kräftig pfeffern und mit Senf bestreichen. Lauch von Wurzeln und Welkem befreien, der Länge nach einschneiden, gründlich waschen und weiße Teile auf Rouladenlänge zuschneiden. Restlichen Lauch in dünne Ringe schneiden.
2. Wein in einer Pfanne erhitzen und die Lauchstreifen darin 5–8 Minuten pochieren. Abgießen, dabei den Wein auffangen.
3. Rouladen mit Speck und Lauch belegen, zusammenrollen und mit Nadeln oder Zwirn fixieren.
4. Öl in einem Bräter erhitzen, Rouladen rundherum scharf anbraten, übrigen Lauch zugeben und 2 Minuten mitrösten. Mit Weißwein ablöschen, mit Pul Biber und Muskat würzen. Zugedeckt bei mittlerer Hitze 60 Minuten schmoren lassen.
5. Rouladen herausnehmen. Mehl mit etwas Sahne glatt rühren und mit der restlichen Sahne in den Sud geben. Aufkochen, Rouladen zugeben und 30 Minuten leicht kochen lassen. Mit Sojasauce, Pfeffer und Muskat abschmecken. Dazu passen Kartoffelbeilagen oder Knöpfle.

Zeit: 2 Std.
Pro Portion: 465 kcal, 29 g F, 13 g KH, 27 g E, 762,5 mg NaCl, 305 mg Na, 804 mg K
Pro 100 g: 87,9 mg Na und 232 mg K

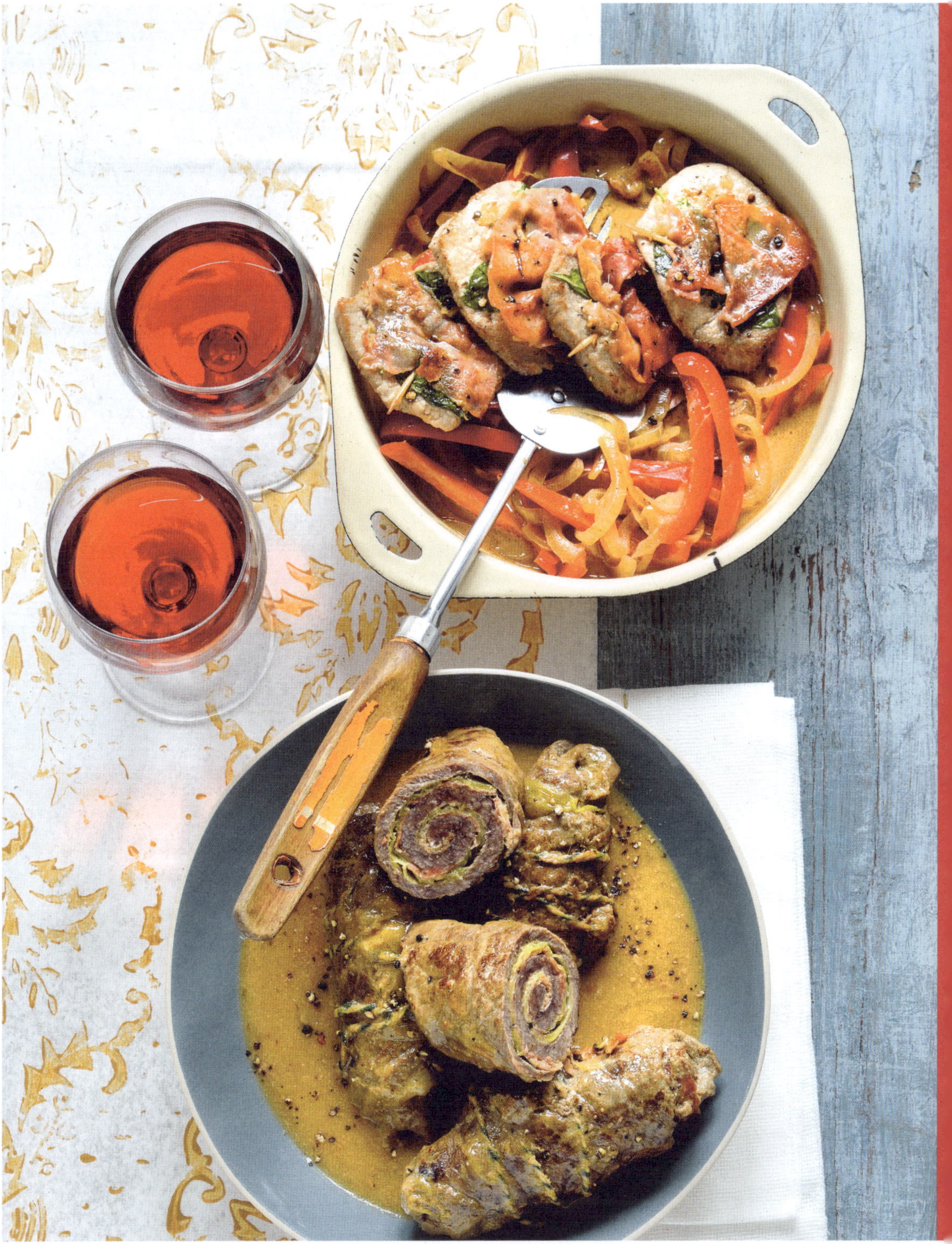

Ente à l'Ananas

Für 4 Portionen
1 Ente (ca. 2,3 kg)
1 frische Ananas (2 kg)
2 cm Stück frische Ingwerknolle
1 rote Chilischote
4 EL Worcestersauce
1 TL Rapsöl
300 g Basmatireis
1 Msp. gemahlenes Piment, 1 TL Salz
1 Bund Frühlingszwiebeln
250 g Kirschtomaten

1. Die Ente waschen, trocken tupfen und das Fett im Bauchraum entfernen. Evtl. vorhandene kleine Federkiele entfernen. Die Ananas vierteln, die harten Mittelstrunke entfernen. Ananasviertel halbieren, in 1 cm dicke Scheiben schneiden und von der Schale trennen. Den Ingwer schälen und fein hacken. Chilischote aufschneiden, Kerne und Stiel entfernen und die Schote fein hacken. Ananas mit Ingwer und Chili mischen.
2. Die Ente innen mit 3 EL Worcestersauce einreiben. Den Reis im Öl 2 Minuten andünsten, mit 300 ml Wasser aufgießen, zum Kochen bringen und 10 Minuten zugedeckt dünsten. Mit Piment und Salz würzen.
3. Inzwischen Frühlingszwiebeln und Tomaten waschen, Zwiebeln von Wurzeln und Welkem befreien und in dünne Ringe schneiden. Dabei den grünen Teil von dem Weißen trennen. Tomaten wenn nötig halbieren. Den Backofen auf 180 °C vorheizen.
4. Den gegarten Reis mit je der Hälfte der Tomaten, den grünen Zwiebelringen und der Ananasmischung verrühren. Nun etwa die Hälfte der Füllung in die Ente füllen und die andere Hälfte als Beilage beiseitestellen. Die Ente mit Zahnstochern, Zwirn oder Metallspießen gut verschließen.
5. Die Ente mit der Brust nach unten in den Bräter legen, in den Ofen schieben und für 1 Stunde braten. Danach die Ente herausheben und das Bratenfett abgießen, dabei auffangen. Nun die übrige Ananasmischung, die grünen und weißen Zwiebelringe und die Tomaten in den Bräter geben, Ente mit der anderen Seite darauflegen und wieder in den Ofen schieben. Für 1 weitere Stunde goldbraun braten.
6. Die Ente aus dem Bräter heben, Spieße entfernen und warm halten. Das Gemüse in eine hohe Schüssel geben, mit 100 ml Wasser auffüllen, pürieren und mit 1 EL Worcestersauce abschmecken. Den übrigen Reis noch mal erwärmen und mit der Sauce zur Ente reichen.

Zeit: 2 Std. 45 Min.
Pro Portion: 1 339 kcal, 51 g F, 103 g KH, 114 g E, 2 671,25 mg NaCl, 1 068,5 mg Na, 2 549,5 mg K
Pro 100 g: 76,9 mg Na und 188 mg K

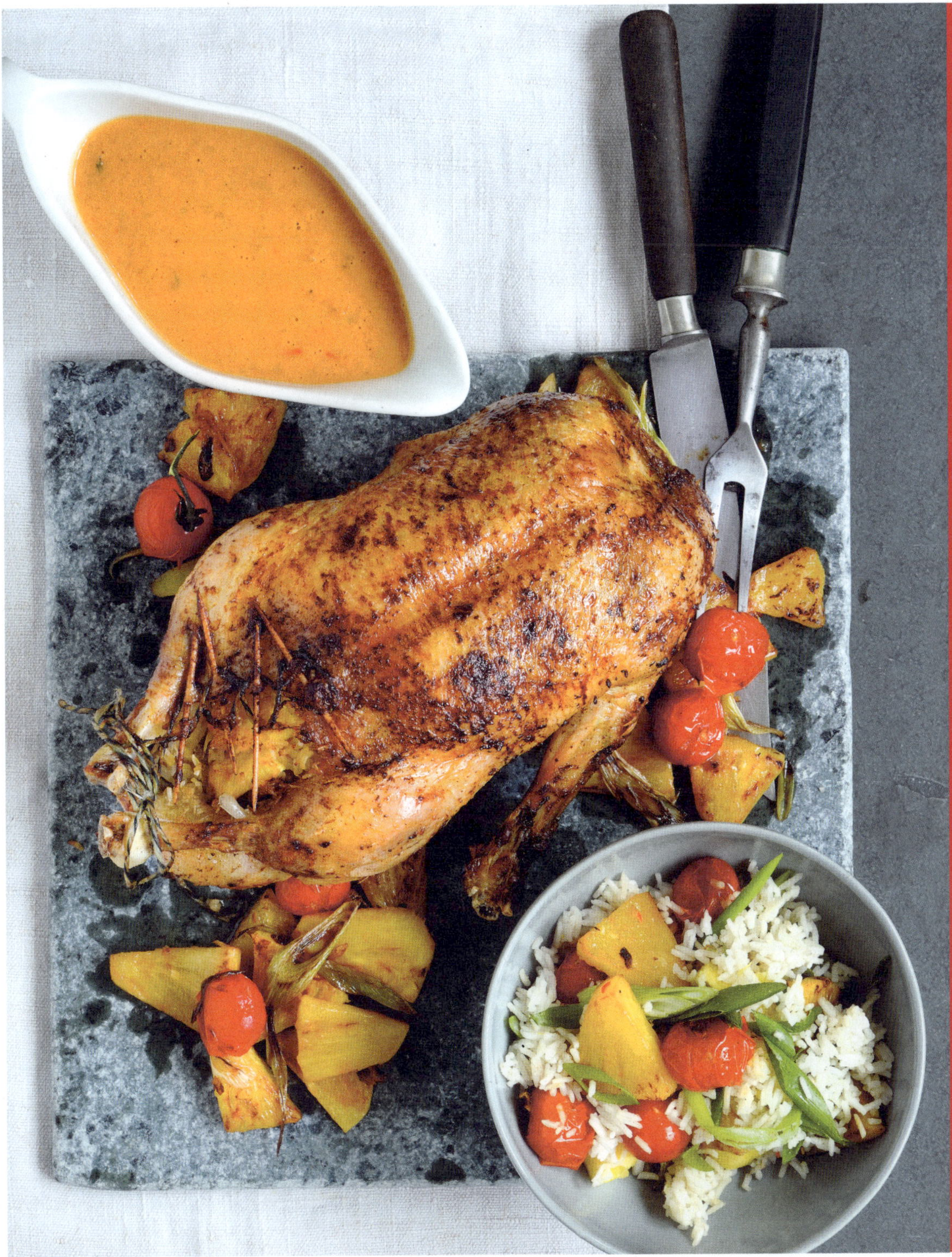

Putenröllchen

Für 4 Portionen
4 Putenschnitzel (je ca. 100 g)
1 gute Handvoll frische Salbeiblätter
1 Gemüsezwiebel, 1 Knoblauchzehe
5 EL Rapsöl
60 g ungesalzene Erdnüsse
2 EL Tomatenmark
1 TL mildes Paprikapulver
1 Dose gehackte Tomaten (400 g)
1 EL Sojasauce

1. Die Putenschnitzel waschen, mit einem Küchenkrepp trocken tupfen und mit der glatten Seite des Fleischklopfers plattieren. Die Salbeiblätter waschen und trocken schütteln. Zwiebel und Knoblauch schälen. Die Zwiebel grob würfeln und den Knoblauch fein hacken.
2. Salbeiblätter in einer beschichteten Pfanne in 2 EL Öl kurz anbraten, beiseitestellen. 1 EL Öl mit den Erdnüssen und dem Tomatenmark im Blitzhacker pürieren. Die Putenschnitzel mit dem Mix bestreichen und die Salbeiblätter bis auf wenige darauf verteilen. Zusammenrollen, mit Rouladennadeln oder Zwirn fixieren.
3. Restliches Öl in der Pfanne erhitzen. Zwiebel, Knoblauch und Paprikapulver darin 2 Minuten anbraten. Putenröllchen hineingeben, von allen Seiten braun braten. Restlichen Salbei hineingeben und mit den Tomaten angießen. Zugedeckt für 12 Minuten leise köcheln lassen.
4. Putenröllchen herausheben, die Sauce mit Sojasauce abschmecken und evtl. etwas einkochen lassen. Dazu schmeckt Reis oder Couscous.

Zeit: 55 Min.
Pro Portion: 306 kcal, 25 g F, 9 g KH, 12 g E, 835 mg NaCl, 334 mg Na, 746 mg K
Pro 100 g: 112 mg Na und 250 mg K

Ausgebackene Putenschnitzel

Für 4 Portionen
1 Ei
1 EL Tomatenmark
1 TL mildes Paprikapulver
120 g Mehl, 160 ml Milch (1,5 % Fett)
1 Knoblauchzehe
Pfeffer, Chiliflocken
½ EL Sojasauce
4 Putenschnitzel (je ca. 100 g)
6 EL Rapsöl

1. Das Ei mit Tomatenmark, dann mit Paprikapulver und im Wechsel mit 90 g Mehl und der Milch verquirlen, bis der Teig dickflüssig ist. Knoblauchzehe schälen und in den Teig drücken, mit Pfeffer, Chili und Sojasauce würzen. Etwa 15 Minuten ruhen lassen.
2. Putenschnitzel waschen, trocken tupfen und mit der glatten Seite des Fleischklopfers flach klopfen, in kleine Stücke teilen und im übrigen Mehl wenden.
3. Öl in eine beschichtete Pfanne geben und erhitzen. Ist das Öl heiß genug, die Schnitzel durch den Pfannkuchenteig ziehen und nach und nach in dem heißen Fett ca. 3 Minuten von jeder Seite ausbacken. Sind sie schön braun, herausnehmen und auf einem Küchenpapier abtropfen lassen. Mit Ofenkartoffeln oder Paprikareis und Salat servieren.

Varianten: Dieses Gericht klappt auch mit festen Fischfilets, z. B. von Seelachs oder Kabeljau. Sie können auch Gemüse im Teig ausbacken. Dazu eignen sich Zucchini, Tomaten, Kürbis, Pilze oder Paprika.
Zeit: 45 Min.
Pro Portion: 347 kcal, 23 g F, 25 g KH, 12 g E, 625 mg NaCl, 250 mg Na, 446 mg K
Pro 100 g: 118 mg Na und 212 mg K

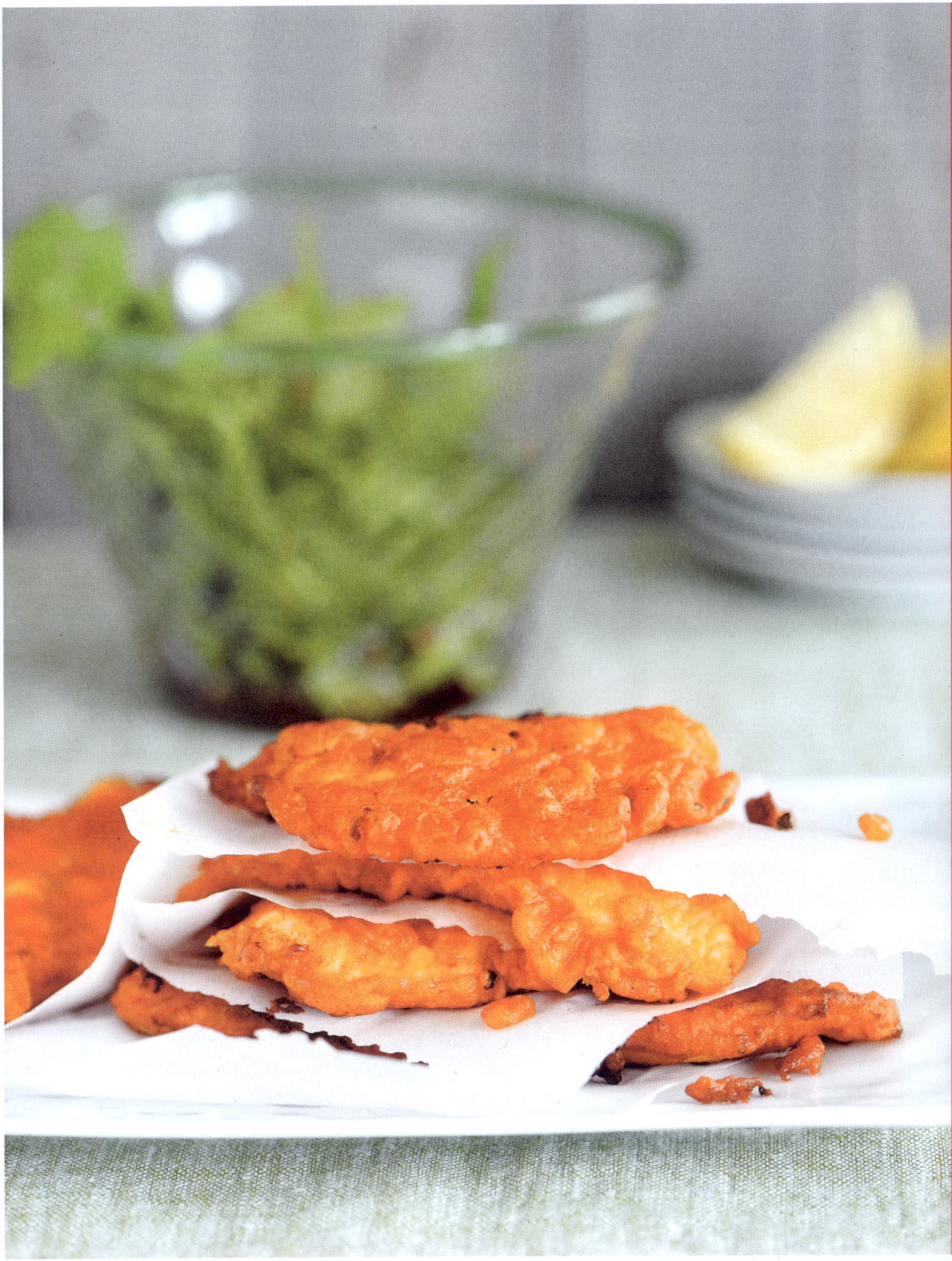

Rotweinbraten

Für 6 Portionen
1,6 kg Rinderbraten
1 Bund Suppengemüse
2 Zwiebeln
250 ml Rotwein, 250 ml Rotweinessig
2–3 Zweige Thymian und Rosmarin
2 Lorbeerblätter, 12 Wacholderbeeren
1 TL milde Chiliflocken
1 TL Salz
3 EL Öl oder Schmalz
100 ml süße Sahne
2 EL Sojasauce
2 TL Honig

Für das Rotkraut:
1 kleiner Kopf Rotkohl (ca. 1 kg)
2 EL Öl oder Butterschmalz
2 TL Lebkuchengewürz
2 Äpfel (Boskop)
200 g gegarte, geschälte Maroni
4 EL Johannisbeergelee
½ TL Salz (1 TL Leichtsalz)

1. Den Rinderbraten von Sehnen befreien. Das Suppengemüse waschen. Möhren und Sellerie schälen, putzen und in etwa 1 cm große Würfel schneiden. Den Lauch putzen und in Ringe schneiden. Petersilie anderweitig verwenden. Zwiebeln schälen und grob würfeln.
2. Gemüse mit Rotwein, Essig und den Kräutern, Lorbeerblättern, Wacholderbeeren und Chili etwa 5 Minuten kochen, vom Herd nehmen und mit 1 l Wasser verdünnen, abkühlen lassen. Den Braten darin einlegen und im Kühlen 2–3 Tage durchziehen lassen.
3. Den Rinderbraten aus der Beize nehmen, trocken tupfen und mit Salz einreiben. Die Beize durch ein Sieb gießen, den Sud auffangen. Fett in einem Bräter erhitzen und den Braten von allen Seiten kräftig anbraten. Das Gemüse zufügen und ebenfalls kräftig anbraten.
4. Backofen auf 180 °C vorheizen und den offenen Bräter auf die mittlere Schiene schieben. Etwa 1½ Stunden schmoren. Dabei alle 20 Minuten mit etwas Beize übergießen. Nach der Halbzeit den Braten wenden.
5. Inzwischen den Rotkohl waschen, in dünne Streifen hobeln. Im Fett anschmoren, Lebkuchengewürz zufügen und zugedeckt etwa 45 Minuten schmoren. Bei Bedarf etwa 100 ml Wasser und 100 ml Beize zufügen. Die Äpfel waschen, achteln und das Kerngehäuse entfernen, in dünne Scheiben schneiden. In den letzten 20 Minuten mitgaren. Zum Schluss die Maroni zugeben und alles mit 50–100 ml Beize, Gelee und Leichtsalz abschmecken.
6. Rinderbraten aus dem Fond heben, in Alufolie gewickelt nachziehen lassen. Den Fond mit 100 ml Beize lösen, Kräuterstiele entfernen und alles pürieren. Sahne, Sojasauce und Honig zugeben und mit 100 ml Wasser und der übrigen Beize verdünnen. Das Fleisch aufschneiden. Sauce aufkochen und darübergießen. Den Rotkohl dazu servieren.

Zeit: 50 Min. + 1 ½ Std. Garzeit
Pro Portion: 637 kcal, 20 g F, 42 g KH, 63 g E, 2 600 mg NaCl, 1 040 mg Na, 1 810 mg K
Pro 100 g: 117 mg Na und 203 mg K

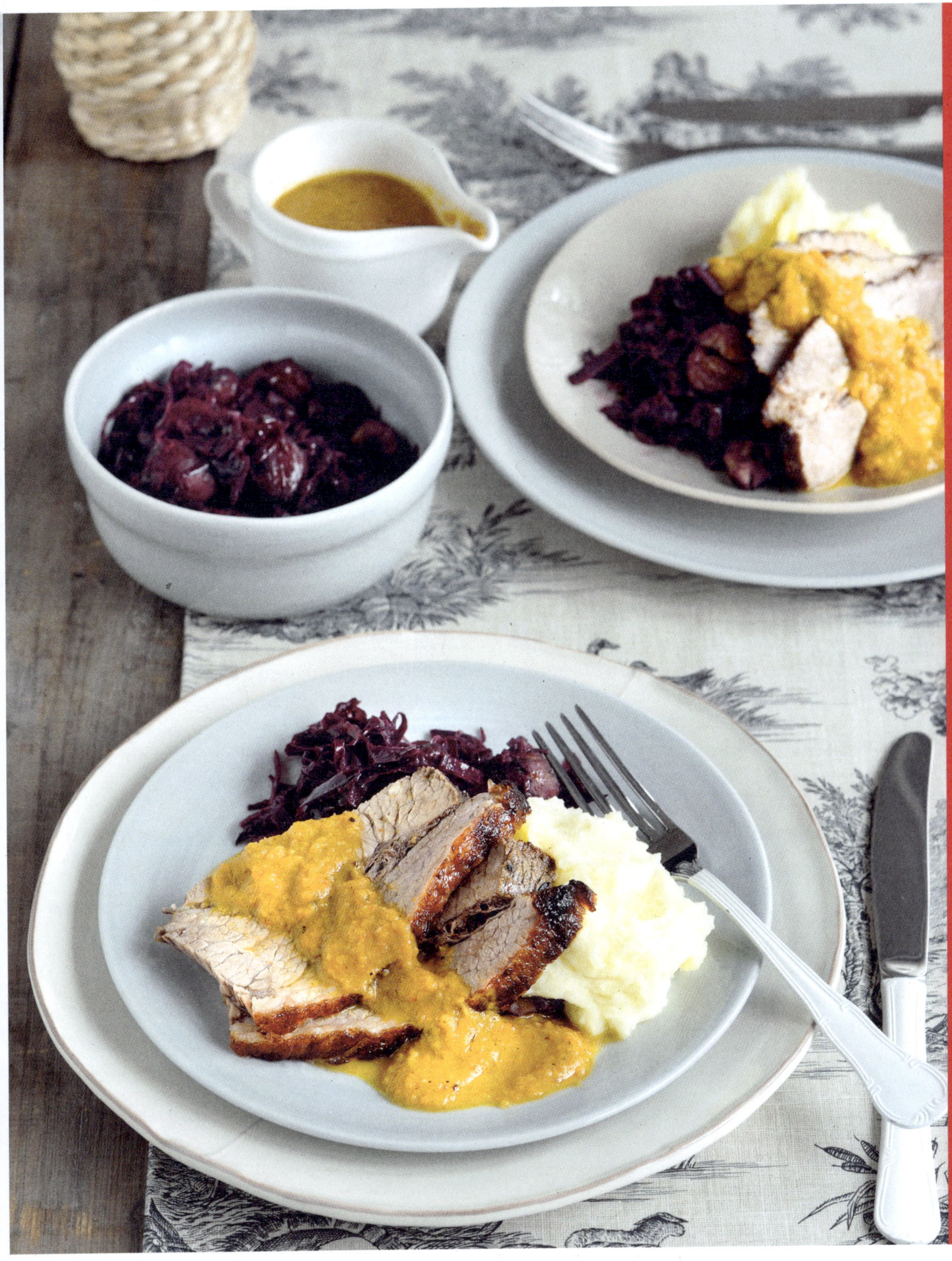

Kräuter-Limetten-Lachs

Für 4 Portionen
4 Stück Lachsfilet ohne Haut (ca. 500 g)
je 1 Bund Radieschen mit Grün, Schnittlauch, Dill, 1 Bio-Limette, schw. Pfeffer
2 EL Sahnemeerrettich aus dem Glas
ca. ½ TL Salz (2 g), 1 Zwiebel
2 EL Kürbiskernöl, 2 EL Schmand

1. Den Lachs waschen und eventuell vorhandene Gräten entfernen. Die Radieschen samt Grün und Kräuter waschen und abtropfen lassen. Das Radieschengrün abschneiden, grobe Stiele entfernen und mit den Kräutern im Blitzhacker fein hacken.
2. Radieschen in dünne Scheiben hobeln, Limette heiß waschen, samt Schale erst in dünne Scheiben schneiden, dann in Würfel. Den Backofen auf 180 °C vorheizen.
3. Die Hälfte der Radieschen und der Limette sowie 2 EL Kräuter auf einem großen Stück Alufolie verteilen, mit Pfeffer würzen. Den Fisch darauflegen und mit 1 EL Meerrettich bestreichen. Nochmals pfeffern, mit dem Salz bestreuen und die übrigen Radieschen und Limettenwürfel sowie 2 EL Kräuter darauf verteilen. Alufolie an den Rändern zu einem Päckchen verschließen. Das Lachspaket im heißen Backofen 10 Minuten garen. Im abgeschalteten Ofen 15 Minuten ziehen lassen.
4. Die Zwiebel schälen und fein würfeln, im Öl glasig dünsten. Dann den übrigen Radieschengrün-Kräutermix zugeben und mitdünsten. Mit 100 ml Wasser ablöschen, mit Schmand und dem übrigen Meerrettich abschmecken, zum Lachs reichen.

Zeit: 45 Min.
Pro Portion: 326 kcal, 22 g F, 5 g KH, 27 g E, 982,5 mg NaCl, 393 mg Na, 840 mg K
Pro 100 g: 113 mg Na und 242 mg K

Forelle frisch geräuchert

Für 4 Portionen
800 g festkochende kleine Kartoffeln
4 küchenfertige Forellen (à ca. 200 g)
1 unbehandelte Zitrone
1 gehäufter TL 50 % Leichtsalz (8 g)
Pfeffer aus der Mühle, Kräutergewürz ohne Salz, 1 Bund Thymian oder Bohnenkraut
25 g Räuchermehl, 60 g Butter
30 g Sauerampfer

1. Kartoffeln waschen, in der Schale knapp gar dämpfen oder in wenig Wasser garen.
2. Die Forellen gründlich waschen und trocken tupfen. Die Zitrone waschen, die Schale dünn abreiben und beiseitelegen. Zitrone halbieren und den Saft auspressen. Die Hälfte Saft in und über die Forellen träufeln. Die Fische mit etwas Leichtsalz, Pfeffer und Kräutergewürz einreiben. Kräuter waschen, 1 Thymianzweig beiseitelegen, die übrigen in die Forellen legen.
3. Wok mit Alufolie auslegen und das Räuchermehl mit dem Thymianzweig auf dem Boden verteilen. Gitter oder metallischen Dämpfeinsatz einölen, daraufsetzen. Den Fisch darauflegen. Wok mit geschlossenem Deckel stark erhitzen, bis das Räuchermehl kräftig raucht. Dann bei kleiner Hitze zugedeckt ca. 30 Minuten räuchern.
4. Inzwischen die Kartoffeln abschrecken und pellen. Sauerampfer waschen, trocken schütteln und in Streifen schneiden. Die Butter in einer Pfanne schmelzen, Zitronensaft und -schale zugeben, Kartoffeln darin schwenken und Sauerampfer zugeben. Mit dem restlichen Salz und etwas Kräutergewürz bestreuen.

Zeit: 1 Std. 30 Min.
Pro Portion: 481 kcal, 18 g F, 33 g KH, 44 g E, 1 305 mg NaCl, 522 mg Na, 1 600 mg K
Pro 100 g: 113 mg Na und 346 mg K

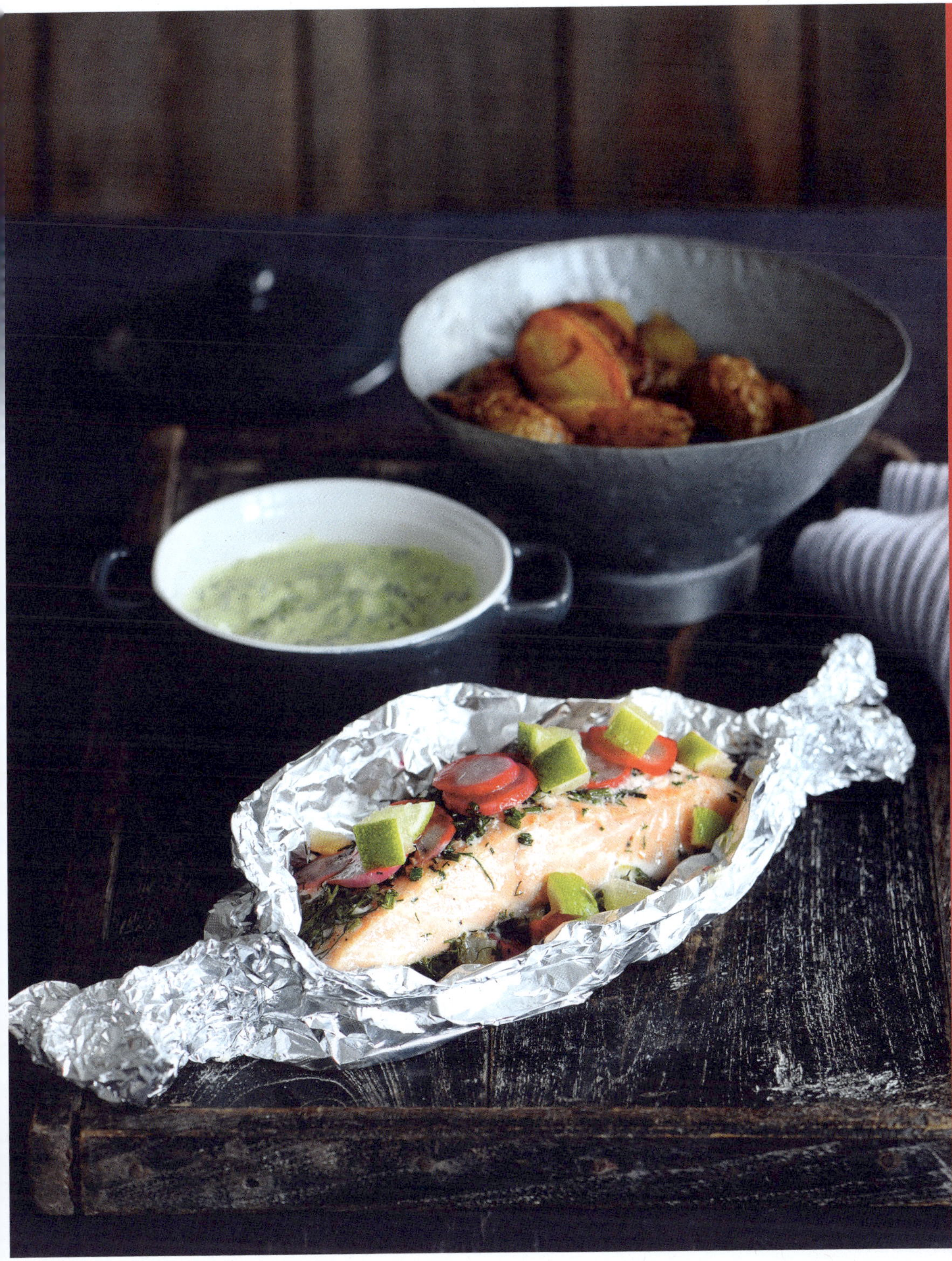

Blumenkohl mit grüner Sauce

Für 4 Portionen
1 Blumenkohl (ca. 1,2 kg)
2 Schalotten
1 Bd. Frühlingskräuter (z. B. Petersilie, Kerbel, Schnittlauch, Portulak, Sauerampfer)
3 hart gekochte Eier, 2 EL Butter
50 ml Noilly Prat (Wermut)
2 EL mittelscharfer Senf
100 ml Sahne
Pfeffer aus der Mühle, 5 g 50 % Leichtsalz

1. Den Blumenkohl putzen, derbe Blätter entfernen, zarte Blättchen stehen lassen. Den Strunk von unten kreuzweise einstechen. Blumenkohl im Ganzen in ausreichend Wasser oder einem Dämpfeinsatz in etwa 20 Minuten bissfest garen. Den Garsud aufheben.
2. Die Schalotten schälen und fein würfeln. Kräuter waschen, trocken schütteln. Eier schälen und grob teilen.
3. Butter in einem Topf erhitzen, Schalotten darin glasig dünsten. Blumenkohlsud mit Wasser auf 250 ml auffüllen, zusammen mit dem Noilly Prat angießen und aufkochen. Senf, Eier, Sahne und Kräuter dazugeben und fein pürieren. Erhitzen und mit Pfeffer und Salz abschmecken.
4. Den Blumenkohl auf einer großen tiefen Platte anrichten und mit der Sauce übergießen. Mit ein paar Kräuterblättchen garnieren. Dazu passen Ofenkartoffeln oder Kräutercouscous.

Zeit: 40 Min.
Pro Portion: 269 kcal, 19 g F, 9 g KH, 12 g E, 1 087,5 mg NaCl, 435 mg Na, 775 mg K
Pro 100 g: 102 mg Na und 181 mg K

Grüner Nudelsalat

Für 4 Portionen
1 kleiner Kopfsalat
600 g Zucchini
150 g Rigatoni
50 g Buchweizen
50 g Parmesan
2 EL Olivenöl
3–4 EL Balsamicoessig
Salz, frisch gemahlener Pfeffer

1. Den Salat putzen und in mundgerechte Stücke zupfen. Die Enden der Zucchini abschneiden und in dünne Scheiben schneiden. Die Nudeln al dente kochen.
2. Den Buchweizen in einer kleinen Pfanne ohne Fett rösten, den Parmesan grob reiben, darüber streuen und schmelzen lassen. Dann abkühlen lassen und in kleine Stücke brechen.
3. Das Öl in einer großen Pfanne erhitzen. Die Zucchinischeiben ca. 5 Minuten unter Rühren anbraten, mit Balsamico ablöschen, vom Herd nehmen, dann salzen und pfeffern. So viel Wasser zugeben, dass genug Dressing entsteht.
4. Die Zucchini mit dem Dressing in eine Schüssel geben. Nudeln und Salat unterheben. Mit den Parmesan-Buchweizen-Splittern bestreuen.

Zeit: 35 Min.
Pro Portion: 367 kcal, 13 g F, 45 g KH, 16 g E, 200 mg NaCl, 366 mg Na, 795 mg K
Pro 100 mg: 89,2 mg Na und 194 mg K

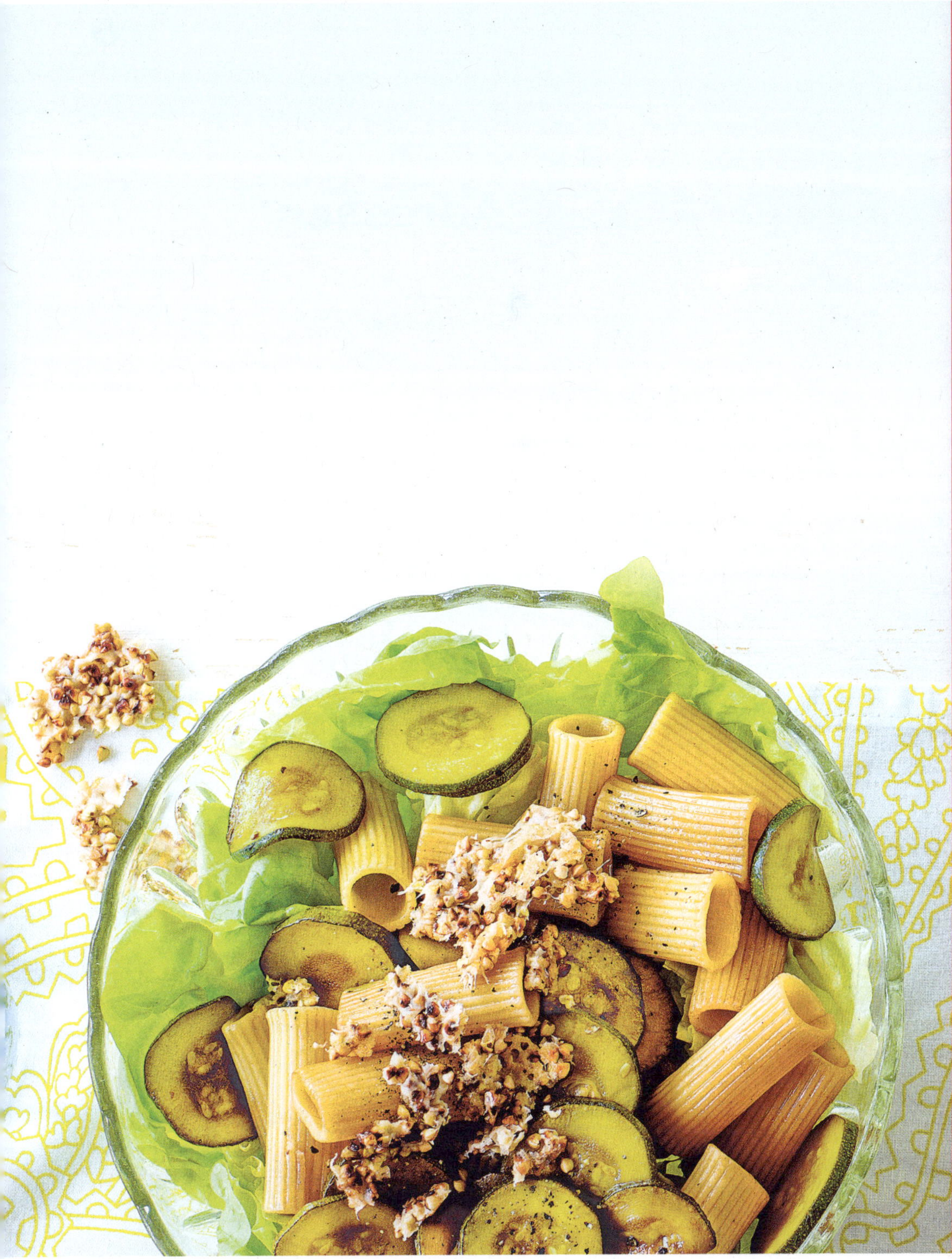

Hilfe

Adressen

Ärztesuche

Deutsche Hochdruckliga (DHL)
https://www.hochdruckliga.de/zertifizierte-hypertensiologen-hochdruckliga.html

Internetseiten zu Mineralstoffen

Kaliumreiche Lebensmittel:
https://www.dge.de/wissenschaft/weitere-publikationen/faqs/kalium/#c4125

Natriumreiche Lebensmittel:
Salzgehalt verarbeiteter Lebensmittel
https://www.dge.de/wissenschaft/weitere-publikationen/faqs/salz/#c2611

Natriumreiche oder -arme Lebensmittel:
https://www.dge.de/wissenschaft/weitere-publikationen/faqs/natrium/#c4072

Mineralstoffe allgemein

Beispielhafte Auswahl einzelner Lebensmittel, um den Tagesbedarf zu decken
https://www.gesundheit.gv.at/leben/ernaehrung/info/mineralstoffe-tagesbedarf

Stichwortverzeichnis

Rezeptregister

Die Stiftung Warentest wurde 1964 auf Beschluss des Deutschen Bundestages gegründet, um dem Verbraucher durch vergleichende Tests von Waren und Dienstleistungen eine unabhängige und objektive Unterstützung zu bieten.
Wir kaufen – anonym im Handel, nehmen Dienstleistungen verdeckt in Anspruch.
Wir testen – mit wissenschaftlichen Methoden in unabhängigen Instituten nach unseren Vorgaben.
Wir bewerten – von sehr gut bis mangelhaft, ausschließlich auf Basis der objektivierten Untersuchungsergebnisse.
Wir veröffentlichen – anzeigenfrei in unseren Büchern, den Zeitschriften test und Finanztest und im Internet unter www.test.de

Die Autorinnen:

Anke Nolte ist freie Medizinjournalistin mit Büro in Berlin. Bei der Stiftung Warentest hat sie mehrere Bücher über Bluthochdruck geschrieben sowie einen Ratgeber über Essstörungen.

Dagmar von Cramm ist Ernährungswissenschaftlerin mit praktischem Koch-Know-how. Seit über 30 Jahren publiziert sie Rezepte, die gelingen und gut tun, gibt Tipps für den gesunden Alltag und Einblick in die bunte Welt der Lebensmittel und der Ernährungswissenschaft.

2., aktualisierte Auflage

Stiftung Warentest
Lützowplatz 11–13
10785 Berlin
Telefon 0 30/26 31–0
Fax 0 30/26 31–25 25
www.test.de
email@stiftung-warentest.de

USt-IdNr.: DE136725570

Vorstand: Hubertus Primus
Weitere Mitglieder der Geschäftsleitung:
Dr. Holger Brackemann, Julia Bönisch, Daniel Gläser

Programmleitung: Niclas Dewitz

Autorinnen: Anke Nolte (Theorieteil),
Dagmar von Cramm (Die angepasste Ernährung und Rezepte)
Projektleitung/Lektorat: Veronika Schuster

Mitarbeit: Merit Niemeitz
Korrektorat: Susanne Reinhold, Berlin
Fachliche Unterstützung: Prof. Dr. Manfred Anlauf
Titelentwurf: Josephine Rank, Berlin
Layout: Büro Brendel, Berlin
Grafik, Satz, Bildredaktion: Anna Bakalovic
Bildnachweis: Jörn Rynio, Hamburg (Titel); thinkstock (S. 8, 40); gettyimages/Ray Pietro (S. 32); fotolia (S. 52); shutterstock (S. 72); gettyimages/Westend21 (Seite 83)
Fotografien Rezepte: Peter Schulte, Hamburg, Jörn Rynio, Hamburg (Seite 185)

Produktion: Vera Göring
Verlagsherstellung: Rita Brosius (Ltg.), Romy Alig, Susanne Beeh
Litho: tiff.any, Berlin
Druck: Rasch Druckerei und Verlag GmbH & Co. KG, Bramsche

ISBN: 978-3-7471-0276-3

Wir haben für dieses Buch 100 % Recyclingpapier und mineralölfreie Druckfarben verwendet. Stiftung Warentest druckt ausschließlich in Deutschland, weil hier hohe Umweltstandards gelten und kurze Transportwege für geringe CO_2-Emissionen sorgen. Auch die Weiterverarbeitung erfolgt ausschließlich in Deutschland.